KB178696

Magnetic

磁氣 자기치료건강법

저자 中川恭一
편역 이병권

- 고혈압 · 전신피로
- 불면증 · 만성변비
- 근육통 · 갱년기장애
- 생리통 · 요통
- 울혈증 · 냉증
- 팔저림 · 코막힘
- 목덜미 땅김

 지성문화사

머리말

인체를 포함한 생체의 자기작용에 관한 연구가 일본내외에서 번창하고 있다. 특히 일본에서는 자기치료기(磁氣治療器)가 약사법의 적용에 따라 후생대신의 허가를 받아 여러 종류가 시중에 나와있고 1974년 이후에는 인기품으로 팔리고 있다. 따라서 자기치료기가 어떤 종류의 증상에 확실히 치료된다는 사실을 알고 있는 사람이 일본에는 수 백만명에 달할 것이다.

왜, 자기가 이와 같은 치료효과를 나타내는 것일까? 자기치료기는 어떠한 증상에 유효한 것일까? 등등에 대해서 많은 질문을 받았다.

자기의 의학적 연구에 관한 결과는 1957년에 처음 발표하였는데 그 후 오늘에 이르기까지 이 연구를 계속하고 있다. 20년 이상 자기치료기의 효과에 대하여 여러 차례 테스트를 해보았다. 그리고 의학분야에서 자기의 응용에 대한 다른 연구도 실행하였다.

이러한 성과는 의학잡지에도 몇 번 실렸으며 자기와 생체연구회는 동호인과 토론도 하였고 이것을 발표도 하였다. 자기의 연구는 자기와 생체심포지움으로 1973년에 출간하였고 자기와 생체연구회에서 발표된 것을 포함하여 근간 재 출간하려는 생각을 하고 있다.

쉽게 알 수 있는 해설서를 쓰는 것이 좋겠다는 요망에 따라 이 책을 쓰게 된 것이다. 될 수 있는 한 쉽게 쓰려고 했지만 아무래도 자기라는 것은 공간현상(空間現象)이며 포착하기 힘든 물리현상(物理現象)이므로 충분히 그 목적을 달성하였는지의 여부는 스스로도 의심하고 있다.

이 책은 정형외과에서 전문으로 하는 요통(腰痛)이나, 내과에도 특수전문의가 있는 신경(神經)에 관한 일, 그리고 혈액에 관한 일 등도 기술하였다. 잘 모르는 것은 기술하지 않았으며, 임상의로서 상식범위에 속하는 일을 적었으므로, 전문의가 볼 때에는 여러가지 고견도 있을 수 있을 것이다. 그러나 이러한 해설은 전문학회에서 논의를 벌릴 만한 성질의 것도 아니고, 임상의가 진찰할 때 환자에게 설명해줄 정도의 것이므로 미리 양해를 얻지 않아도 된다고 생각한다.

본문에서 기술하겠지만, 자기치료기가 어깨결림과 요통에 유효한 것임은 사실이나 이러한 증상치료를 목적으로 자기치료기를 개발하였거나 자기와 생체를 연구한 것은 아니다. 자기의 의학 응용에 대해 연구하고 있는 동안에 우연히 이와 같은 사실들을 발견했을 뿐이다.

어깨가 결린다, 허리가 아프다는 증상이 어째서 오는지에 대한 이유를 설명하는 데는 적임자가 아니다.

그러나 임상의인 이상 이러한 일을 전혀 모른다고 말할 수 없고 또 임상의가 집필한 책인 이상 이와 같은 의학적인 것에 대한 해설도 필요하다고 생각되었기 때문에 전문외(專門外)에 관한 사항이라도 해설을 한 것이다.

이러한 것을 해설했다고 하여 허리 아픈 사람이나 어깨가 결리는 사람은 의사한테로 가지말고 자기치료기나 사용하고 있어도 된다고는 말하고 싶지 않다. 이러한 증상은 의사의 진찰을 받아 원인을 밝혀내고 가능하다면 원인요법을 받아야 마땅할 것이다.

끝으로 본서를 출간하는데 협조해주신 여러분에게 진심으로 감사를 드리고 일반독자 뿐만 아니라 과학도에게도 도움이 되길 바란다.

저자 씀

목 차

제8장 교번자장치료(交番磁場治療) ······························· 282
-제2세대의 자기치료기-

제 **1** 장
당신의 건강을 지배하는 자기

– 현대병의 대부분은 자기요법으로 치료된다 –

1. 알고 놀라는 자기의 효과

현대병이 많은 것은 자기부족이 원인

이스즈병원은 이스즈자동차의 부속병원이다. 다시 말하면, 흔히 있는 기업체내 병원의 하나로써 지역사회의 환자도 함께 치료하고 있기 때문에 다른 병원과 다를 바 없다. 다만 동경 대삼역 부근의 이스즈자동차의 본사 옆에 있다는 것이 약간 다른 점이다. 필자는 1967년부터 1969년까지 이곳 병원장을 하고 있었으나, 현재는 고문으로 있다.

이것을 첫 머리에 말하는 이유는, 이 병원에서는 환자에게 약 대신에 목걸이, 피부에 바르는 반창고, 복대 등을 사용하도록 하고 있기 때문이다.

이 목걸이, 복대(腹帶) 등은 보통 물품이 아니고, 특수하게 고안된 장치인 것이다. 다시 말하면, 자력이 작용하고 있다. 환자들이 이런 목걸이를 목에다 건다든지, 혹은 자석 그

자체를 반창고에 붙여 손이나 어깨등 아픈 곳에 직접 붙인
다든지, 복대로 만들어 허리에 차면 인체에 자력이 작용해
심한 어깨결림과 손의 아픔 등이 10명 중 7명꼴로 나아진
다.

　그러나 환자 쪽에서 볼 때는 병원에 가면 으레 약을 준다
거나 주사를 맞고싶다는 등의 심리가 작용하기 때문에 의사
가 임무를 다하지 못한 것처럼 생각되기가 쉽다.

　그렇기 때문에 이스즈병원에서도 필요하면 약을 주지만
자기치료기를 사용하는 쪽이 좋다고 판단될 때는 "속는다고
생각하고 이 자기복대를 1주일만 사용하여 보십시오. 그래
도 요통이 그치지 않으면 약을 복용하시지요."하고 시험적
으로 사용하는 방법을 쓰고 있다. 1주일간 사용했는데도 효
과가 없다는 환자로부터는 복대 등을 돌려 받고 다른 치료
법을 사용하는 것이다.

　자기복대로 효과가 있었던 사람에게는 이것을 구입하도록
권유한다. 실제로 낫지 않았다고 말하며 돌려 보내온 사람
은 드물다. 의사로부터 권유를 받았기 때문에 낫는 것 같은
기분이 들었기 때문만은 아닐 것이다.

　효과의 폭은 현대병으로 불리우는 자율신경실조증과 부정
수소증후군(不定愁訴症候群) 등의 경우에는 70% 정도가 좋
아지고 있다.

　의사 중에는 참으로 잘 낫기 때문에 약을 조제해 주는 것
과 마찬가지로 병원에서 자기치료기를 환자에게 제공해야
한다는 의견을 말하는 사람도 있을 정도이다.

　그러나 실제로 자기치료기는 약국에서 팔리고 있으며 대

단한 인기를 얻고 있다는 이야기를 듣고 있다. 대부분의 의사들은 자기치료에 대해 그다지 관심이 없고 임상 치료에서 이것을 사용하고 있는 곳은 전국에서 이스즈병원 외에 2, 3개 정도일 것이다.

병원의 사무담당자로 부터 "자기치료기 때문에 물리치료를 하는 환자 수가 줄어들어 곤란합니다. 선생님, 생각 좀 해 주시지 않겠습니까?"라는 농담을 들을 정도이다.

이와 같이 자기치료가 효율성이 높은데도 불구하고, 다른 의사들이 자기치료에 대해 적극적으로 나오지 않는데 그 이유는 다음 3가지를 들 수 있다.

① 자기라는 것이 좀처럼 의사와는 친숙하여 지기가 어렵고, 이것으로 병이 좋아진다는 판단을 얻기 어렵다. 자기치료기의 임상시험을 해본 의사의 논문에도 처음에는 "이런 것이 무슨……"이라는 생각으로 시험을 해본 결과 대단히 효율성이 높은데 놀랐다는 사람도 있다. 그러나 처음부터 "이런 것이 무슨……"이라는 선입견 때문에 시험을 의뢰받아도 얼굴 한 번 돌리지 않는 의사가 많다고 한다

나는 수시로 의학잡지에 자기치료에 대한 논문을 발표하였고 연구회도 개최하고 있으나 좀처럼 다른 의사의 관심을 끌지 못하고 있다.

② 자기치료기는 이미 20년 이상 약품 판매와 마찬가지로 민간 치료기로서 정착되었는데 새삼스럽게 이것을 전문가가 사용한다는 것이 저항감을 느끼게 한다.

③ 일본은 물론이고 외국에서도 의사의 진찰결과에 따라 치료용구까지 처방하는 경우는 자동차와의 충돌 때 강한 충

격으로 인하여 목뼈를 다친 증상에 대한 포리네크라든지,
요통에 대한 고르셋(척추골반을 고정시키는 깁스) 등 특수
한 상황 외에는 거의 않는다.

　일반적으로는 먹을 약을 준다거나 주사를 놓는거나, 또는
병원에 비치되어 있는 기구로 전기치료를 행하는 치료 방법
이 습관처럼 되어 있다. 의사는 진찰, 검사의 결과, 치료 방
법으로 내복약을 주고 이것으로 환자의 동정을 살피는 것이
므로 치료기를 사용하게 함으로써 경과를 관찰해도 좋다고
생각되지만 현재로서는 이러한 일이 거의 아우러지지 않고
있다.

　나는 내과의사로서 물리에 대해서는 풋내기이지만 이스즈
병원의 동료들과 자기치료기의 연구와 자기의 의학에 대한
응용 등, 20년 동안이나 열심히 연구해 왔기 때문에 세계적
이라고 말해도 부끄러움이 없다. 전문잡지와 학회에도 연구
의 결과를 발표하였고, 나 외에도 일본이나 외국에서 자기
의 의학적 응용에 대한 연구는 많다. 그러나 이러한 발표는
전문적이어서 이해하기가 어렵기 때문에 이 기회에 될 수
있는 대로 알기쉽게 설명하려고 한다.

자기치료의 원리

　자기치료기의 원리를 한마디로 말한다면, 인간의 몸에다
어느 정도의 자력을 덧붙여 주는 것이다. 다시 말하면, 인간
의 몸에 지구의 자력을 조금 늘려 주는 셈이 된다. 조금 늘
리는 것이 좋은지 많이 늘리는 것이 좋은지는 증상에 따라

복잡하지만 외부로부터 인공적인 방법으로 자기를 보충하는 것이 자기치료인 것이다.

여기서 자기에 대한 이해를 돕기 위해 지구상의 자기에 대한 일반적인 해설을 참고로 해 두고자 한다.

지구상에서 볼 수 있는 서로 비슷한 물리현상으로서 중력과 지자기가 있다. 중력이란 공 모양으로 된 지구가 그 주변에 있는 물체를 끌어 당기는 힘을 말한다. 이러한 힘에는 두 가지가 있는데 그 하나는 만유인력이고 또 하나는 지구의 자전에 의한 원심력이다. 이 두 가지를 합친 것을 중력이라고 한다.

요컨대 지구에 의해 물이 당겨지는 힘(만유인력)과 지구의 자전에 의한 원심력과의 벡터, 크기와 방향을 가진 양(속도, 힘 등)의 차이가 중력이 되는데, 이때 원심력은 지구가 갖는 만유인력의 약 290분의 1에 지나지 않으므로, 지구의 중력은 만유인력 그 자체라고 보아도 좋다.

중력에 대한 많은 예가 우리 주변에 있기 때문에 머리에 쉽게 떠오르지만, 지자기 쪽은 아무래도 이해하기 어렵다. 흔히 중력을 설명하는데 물이 낙하하는 예를 드는데, 이와 마찬가지로 자기의 이해는 방향을 표시하기 위한 자석나침판이 남북을 가리키는 것부터 시작하면 이해가 빠를 것이다. 초등학교 3학년 교과서에는 자석의 성질에 대하여 다음과 같은 기초가 나와 있다.

① 자석은 철을 끌어 당긴다.

② 같은 극은 서로 배척하고 다른 극은 서로 잡아 당긴다.

③ 자침은 남북을 가리키고 멈춘다.

④ 쇠가루를 사용하면 자력선이 보인다.

이러한 자석의 성질을 공부할 때 선생님은 학생에게 "지구는 하나의 커다란 자석이다"라고 함께 말해 준다. 바로 그대로이다. 하이킹 등에서 사용하는 자석이 남북을 가리키고 멈추는 것도, 지구가 커다란 자석이기 때문이다. 현재, 지구의 북극 가까이는 자석으로서의 S극이 남극 가까이에는 자석으로서 N극이 있기 때문에, 자기콤파스의 N극은 북극 쪽으로 잡아 당기고, 반대로 자기콤파스의 S극은 남극 쪽으로 잡아 당겨진다.

지구 그 자체가 거대한 자석이라 함은 지구 가운데 그 주위에도 자력선이 통하고 있다는 말이 된다. 자력선이 있는 장소를 자장이라고 부르는데, 그러므로 지구의 주위에도 자장이 있는 것이다. 우리들은 이러한 생활환경 속에서 생활하고 있으므로 이것을 환경자장이라고 부른다.

지구의 나이는 45억년. 지구상에 인류가 최초로 나타난 것이 지금으로부터 2백수십만년 전이라고 하는데, 먼 옛날부터 인류는 자력이 있는 곳에서 생활하여 왔다는 말이 된다. 그러므로 만약 지자기에 어떤 변화가 일어난다면 인간생활에도 그 영향이 나타나리라는 것은 충분히 예측할 수 있는 일이다. 실은 우리의 자기생물학 및 자기의학의 연구 출발점은 여기에 있었으나 이와는 별도로 지자기의 변화로부터 지구전체의 변화에 단서를 잡으려고 하는 것이 지구물리학자이다.

지구의 자력은 매년 줄고 있다.

최근 지구 물리학의 연구성과는 놀라운 것이다. 지진의 예지와 대책의 필요성이라는 것도 연구결과의 하나라고 생각된다. 지자기에 대한 지구 물리학의 최신연구도 이와 비슷한 실적을 얻고 있다.

그들의 연구에 따르면, 지구의 자력 강도는 계속 줄어들고 있으며 발표된 숫자는 학자에 따라 다소의 차이는 있으나 500년 전 자력의 강도에 약 반이며, 최근 100년 사이에 5% 줄어 들었고 2000년 후에는 지구의 자력이 0이 될 것이라고 한다.

사람의 생활환경에 있는 자장을 환경자장이라고 한다고 앞에서 말했다. 이 환경자장의 크기는 지구 어디에서나 같은 것이 원칙이지만, 장소에 따라 시대에 따라, 예외는 있다. 현재 일본 부근은 0.5가우스 라는 일정치를 가지고 있다.

가우스는 자장의 강도를 나타내는 1종의 단위(정확하게는 자속밀도를 나타내는 단위)이다.

그러나 지자기는 변화하고 있다. 긴 세월 동안 지구의 자력강도가 자연히 감소되고 있음은 자기 화석인 암석 등을 단서로 하여 고지자기학적(古地磁氣學的) 방법에 의해 알아냈다. 역무(力武) 동경공대 교수, 천정대판대(川井大阪大) 교수, 하야동대(河野東大) 교수 등 일본의 전문가는 물론이고 P·V샤마라는 덴마크의 학자가 쓴 책에도 같은 내용이 기술되어 있다. 샤마는 저서에서 과거 약 1만년동안 지구자장의 변화도를 기술했는데, 다음 〈도표 1〉에서 보는 바와 같이 확실히 감소하고 있다. 즉, 1만년 전의 일은 용암을 단서로 하여 과학적으로 조사한 결론인 것이다.

2000년 후에 0이 된다고 한 것은 성급한 소리라고 할지 모르겠으나, 이에 대한 견해는 학자에 따라 다소간 차이가 있는 것 같다. 2000년 후에는 지자기가 0이 되는 것이 아니라 재차 상승하는 시기가 될 것이라고 예상하는 학자도 있기 때문이다.

그러나 과거 약 1세기 동안에 지자기가 5% 자연 감소되고 있고, 또 여전히 감소하고 있음은 의심할 여지가 없는 사실이다.

[도표 1] 지구자장의 자속밀도의 변동

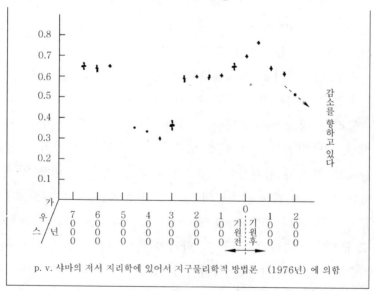

p. v. 샤마의 저서 지리학에 있어서 지구물리학적 방법론 (1976년) 에 의함

지자기가 현재는 감소하고 있지만 2000년 후에는 또 상승하리라는 것이 사실 같으므로 나는 자기치료기의 메이커들에게 "당신들의 기업도 앞으로 2000년 밖에는 못할 것이요"하고 농담을 하기도 한다.

자기의 역전(逆轉)이 생물의 진화를 가져온다.

지구의 자력은 참으로 기묘한 것이어서 오랜 세월 동안 커다란 변화를 하고 있는데 그것은 약 40만년에 1회라는 주기로 남북이 역전하고 있는 일이다. 그리고 지자기의 방향이 역전을 시작하여 이것이 완전히 끝날 때까지는 수천 년이 걸린다고 한다.

다시 말하면, 우리가 사용하는 방향을 가리키는 자석의 침이 40만년에 1회의 주기로 반대 방향으로 되풀이 된다는 것이다. 따라서 수만년이나 2, 30만년 후에는 나침반이 아무 소용없게 될 시기가 수천년 동안이나 될 것이다. 이때에는 자석에 의지하는 나침반과 지도로 목적지를 찾아가는 경기는 할 수 없게 되겠지만, 지금의 우리들은 그다지 걱정하지 않아도 좋다.

그러면 이와 같은 몇 10만년 전의 지자기에 관한 일을 어떻게 해서 알 수 있을까? 설마 그 당시 살아있던 사람이 측정하여 위대한 자료를 남겨 놓은 것이 아닐 것이기 때문이다. 그것이 근대과학의 위대한 점이며, 고지자기학이란 학문의 힘인 것이다. 이 학문도 수년만에 대단한 진보를 이룩하였다. 이런 지자기의 역전과 생물의 진화 관계를 논한 사람이 있다(동경대학 이학부 인류학과의 진가(眞家)씨의 논문에서 인용).

그것은 J·D 헤이즈란 사람이며 1967년에 지자기의 역전이 생물의 돌연변이의 원인이 되었다는 설을 제창하였다. 헤이즈는 뉴질랜드 남쪽에 있는 다스만 해저의 진흙을 조사하여 방산충(放散蟲)이라는 원생동물을 조사한 결과 지금으로부터 200수십만년 전에 돌연변이를 일으키고 있음을 발견하였다. 그리고 그것이 지자기의 역전 시기에 해당되며, 호모·사피엔스(사람의 선조)의 출현과도 일치한다. 그래서 헤이즈는 지자기의 역전과 생물의 돌연변이를 관련시켜 인류의 발생도 그의 일부라는 논문을 발표하여 일약 유명하게 되었다.

그러나, 이 설은 그 후에 다른 학자들이 더 자세히 연구한 결과 현재는 부정되고 있다. 당연히 학문의 세계에서도 역사는 되풀이되고 있으며, 장래에는 이러한 사항의 연구가 다른 관점에서 진전되어 새로운 것들이 발견될지도 모른다.

당신도 자기가 부족하다.

빽빽히 들어선 맨션 주택단지를 조금만 거닐면 금방 그럴듯한 건축현장에 부딪치게 되는데 한번 걸음을 멈추고 위를 바라보면, 철골을 조립하는 것만으로도 건너편이 보이지 않게 된다. 이것은 철이 자력선을 흡수하기 때문인 것은 말할 것도 없다.

도시에 사는 샐러리맨은 대부분 맨션주택을 나와 차나 지하철로 회사에 가서 큰 건물 속에서 일하는 것이 보통이다. 최근 우리들은 철근과 철골로 만들어진 콘크리트의 건물 안에서 생활하는 것이 상식으로 되어 있다. 철은 공기에 비하면 수백배에서 수천배 정도 자력을 통과시키기 쉽다고 한다. 따라서 지자기의 대부분은 철 가운데를 통과하면서 흡수됨으로써 우리들이 생활하는 실내는 대단히 감소되어 있는 것이다. 그래서 현대인은 지자기의 자연감소와 인위적 감소로 자기부족을 일으키고 있는 것이다.

이것은 누구나 곧 알 수 있는 일이지만 철근건물 안에서 자석을 사용하고 있으면 점점 자석이 무력해지는 것을 알 수 있다. 나침판이 나침판으로서의 구실을 못하게 된다는 것은 지구가 자력의 강도와 방향성에 상당한 변화를 받고 있다는 증거가 된다.

이 점에 대해서 필자는 무장공대의 전중(田中) 교수와 함께 동 대학구내, 이스즈 병원, 그리고 이근천(利根川)의 제방 위와 하천부지 등에서 자장을 측정하여 보았다.

이근천, 소패천(小貝川)의 제방과 하천부지처럼 철은 전혀 사용되어 있지 않고 고압선으로부터 멀리 떨어진 벌판에서 조사해본 결과, 0.5가우스 라는 지구상의 자기와 현재 평균적인 수치가 꼭 일치하였다. 이와 같이 철근 건물 등이 없는 장소에서는 지자기가 약 0.5가우스 였으나 자동차 안에서는 약 반으로 줄어 들었다.

그리고 무장공대의 구내와 이스즈병원 내에서 측정을 해보니 지구상의 자기의 평균 보다도 30~40%나 낮았다. 특히 엘리베이터 안에서는 40~50%의 감소를 나타냈다. 엘리

베이터는 철로 만든 바구니이고 보면 당연할지도 모르지만
흔들의자도 역시 그랬다.

나의 주거도 5층 건물의 맨션인데 우리들이 살고 있는 2
층 거실도 역시 30~40% 정도 지자기가 줄어들고 있었다.
줄고 있을 뿐만 아니라 특히 기둥과 기둥으로 둘러싸인 철
골 부근에서는 북에서 남으로 흐르는 자력의 방향이 변하고
있었다. 본래는 똑바로 남북을 가리키기 마련인데 자석이 철
있는 쪽으로 끌려가고 있었던 것이다.

[표 1] 환경자장의 측정치(단위 : 가우스)

1. 호외(戶外)
(1) 제방위에서 (이근천) ⋯⋯⋯⋯⋯⋯⋯⋯⋯⋯⋯⋯⋯⋯ 0.50
(2) 제방위에서 (소패천) ⋯⋯⋯⋯⋯⋯⋯⋯⋯⋯⋯⋯⋯⋯ 0.54
(3) 하천방에서 (이근천) ⋯⋯⋯⋯⋯⋯⋯⋯⋯⋯⋯⋯⋯⋯ 0.50
(4) 하천방에서(소패천) ⋯⋯⋯⋯⋯⋯⋯⋯⋯⋯⋯⋯⋯⋯ 0.52
(5) 농가의 뜰에서 (자역현)
A ⋯⋯⋯⋯⋯⋯⋯⋯⋯⋯⋯⋯⋯⋯⋯⋯⋯⋯⋯⋯⋯⋯ 0.52
B ⋯⋯⋯⋯⋯⋯⋯⋯⋯⋯⋯⋯⋯⋯⋯⋯⋯⋯⋯⋯⋯⋯ 0.48
C ⋯⋯⋯⋯⋯⋯⋯⋯⋯⋯⋯⋯⋯⋯⋯⋯⋯⋯⋯⋯⋯⋯ 0.50
D ⋯⋯⋯⋯⋯⋯⋯⋯⋯⋯⋯⋯⋯⋯⋯⋯⋯⋯⋯⋯⋯⋯ 0.52
2. 자동차의 내부
(1) 소, 중형승용차
A ⋯⋯⋯⋯⋯⋯⋯⋯⋯⋯⋯⋯⋯⋯⋯⋯⋯⋯⋯⋯⋯⋯ 0.25
B ⋯⋯⋯⋯⋯⋯⋯⋯⋯⋯⋯⋯⋯⋯⋯⋯⋯⋯⋯⋯⋯⋯ 0.26
C ⋯⋯⋯⋯⋯⋯⋯⋯⋯⋯⋯⋯⋯⋯⋯⋯⋯⋯⋯⋯⋯⋯ 0.24
D ⋯⋯⋯⋯⋯⋯⋯⋯⋯⋯⋯⋯⋯⋯⋯⋯⋯⋯⋯⋯⋯⋯ 0.24
(2) 소형트럭 ⋯⋯⋯⋯⋯⋯⋯⋯⋯⋯⋯⋯⋯⋯⋯⋯⋯⋯⋯ 0.28

시험삼아 짚으로 이은 목조농가 4채의 뜰에서 재본 결과 대체로 이근천의 제방이나 하천부지와 같은 수치가 나왔다.

이와 같이 건물에 철을 많이 사용하게 되면 지자기에 의한 자력선은 천정, 벽 속으로 흡수되어 생활하는 곳에 자력이 적어짐으로써 일종의 자기를 가로막은 바구니 속에서 생활하고 있는 것과 같게 된다.

철을 많이 사용하는 자동차도 같은 것이다. 승용차 내에서도 조사하여 본 결과 4대 모두 농가의 뜰에 비하여 절반 정도로 자기는 적었고, 소형 트럭도 대체로 같았다.

지하철과 선박도 자기가 차단된 공간임은 틀림이 없으므로 현대인은 자기차폐실 속에서 생활하고 있다고 해도 과언이 아니다.

지자기의 자연감소에 대해서는 풋내기인 내가 측정할 수 없지만 환경자장에 대해서는 실지로 가우스 미터라는 측정기를 사용하여 조사해본 결과, 현대인에게는 자기결핍이라는 현상이 있다는 것을 분명히 알았다. 자기부족이 현대병인 자율신경실조증과 부정수소증후군 등 일부 원인이 되고 있는 것이 아닐지……

2 . 자기결핍증후군(磁氣缺乏症候群)이란 무엇인가?

미국, 소련은 이렇게 진보하고 있다.

지자기는 최근 100년 동안에 5%의 율로 급속히 자연감소 (지구 물리학적인 현상으로서는 급속히라고 말할 수 있다)

되고 있는데, 다시 철근콘크리트 건조물 등의 증가에 따라, 철에 의한 인공적인 자기가 늘어나고 있다. 이것은 사람이 생활하는 곳에서 지자기의 저하가 최근 실제로 일어나고 있다는 것을 입증하는 것이 된다.

원래, 인간은 옛부터 중력과 지구의 자기 영향을 받아 그에 지배되면서 계속 살아왔다. 중력은 변화하지 않지만 지자기는 해마다 변하고 있다. 또 중력과 인체와의 관계는 우주여행의 연구로부터 무중력 상태에서의 인간에 미치는 영향에 이르기까지 상세하게 연구되어 있다.

그리고 무자기 상태가 인체에 어떤 영향을 미치는지에 대한 연구가 전혀 없다고는 말할 수 없지만 어쨌든, 명확한 결론은 내리지 못하고 있다. 인간을 무자기 상태로 긴 세월 동안 생활하게 놓아둔다는 것이 실제로는 불가능하기 때문이다.

그러나 미국과 소련에서는 자기차폐실이란 것을 만들어 의학상의 검사, 예컨대 심자도(心磁圖)의 측정 등에 이용하고 있다. 심자도란 인간의 심장으로부터 나오는 1억분의 1 가우스라는 미약한 자기를 측정하여 기록하고 심전도와 같이 병 진단에 이용하는 것이다.

그것을 위해서는 지자기가 방해가 된다는 것이다. 그러므로 어떤 공간을 2인치 폭의 철로 에워싸고, 또 그밖에 알루미늄이나 동으로 2인치 폭을 싸고 다시 철로 에워싼다. 그리고 이 속에다 사람을 넣고 검사를 한다. 이 속의 자기는 거의 0인데 그것은 완전히 철바구니 속이기 때문이다. 그러나 이와 같은 자기차폐실은, 인간을 넣어 놓고 무자기 상태의 영향을 조사하려는 것이 아니라, 검사를 위해 일시적으로 자기를 차단하는데 지나지 않는 것이다.

지구상에 중력이 없는 곳, 즉 중력차폐실을 만든다는 것은 무리이다. 그곳에서는 물의 중량이 0가 되어야 하기 때문이다.

그렇다면 어떻게 해서 무중력 상태에서 시험을 할 수 있었을까? 미국 플로리다주 펜사코라에 있는 해군항공의학 연구소의 도쿠타-국구의 말로는, 비행기로 1만m 이상의 고공에 올라가 급강하하는 동안만 물이 공중에 떠 있어 무중력이 된다는 것이다. 따라서 시험이 가능한 시간은 수분간서부터 10분 정도이다. 시험자료를 얻기 위해서는 이러한 일을 되풀이하였다는 것이 된다.

그러면 전파는 어떤가? 긴 터널이나 지하실 등에서는 전파가 들려오지 않기 때문에 라디오가 들리지 않는다. 그러므로 전파차단실은 가능한 것이다.

자기결핍증후군의 성립

현대인은 철근, 철골 콘크리트 속에서 생활하는 사람이 많기 때문에 이곳에 들어가는 것만으로도 자기차폐실과 비슷하다는 것은 이미 논술하였다. 완전한 무자기 상태는 아니지만 철의 바구니인 맨션과 빌딩과 자동차와 지하철 속에서 생활함으로써 지자기를 받지 않으므로 이상을 일으키리라는 것은 쉽게 상상할 수 있다. 그렇기 때문에 자기를 보급해 주면 몸의 상태가 좋아져 건강을 되찾게 되는 것이다.

이와 같은 이론에서 출발하여 자기치료기로 치료하는 연구가 전문가에 의해 많이 발표되고 있다.

본래 인체는 지구자장과 어떤 류의 평형관계를 유지하고 있는 것이다. 그것이 균형을 이루지 못하면 건강이 손상을 입게 되는 것은 당연한 일이다.

사실 몸에 이상을 일으키고 있는 곳에 자기를 작용시키면 다른 방법으로는 좋아지지 않는 여러 가지 질병이 호전된다. 부작용도 전혀 없다.

우리들이 인체에 자장을 인공적으로 작용시켜 치료효과에서부터 자기결핍증후군이란 병적 상태를 찾아내는 것은 이러한 연구결과에서 귀납적으로 추출한 것인데 인간이란,

○ 건강한 사람

○ 병적 상태(반건강)의 사람

○ 병자

등의 세 종류로 나눌 수 있다.

참다운 건강한 사람이란 운동선수 같은 사람으로 그 어디를 보아도 나쁜 데가 없고 항상 원기 발랄한 사람이다. 이만큼 건강하지도 않고, 그렇다고 항상 치료를. 받을 정도의 병도 아닌데 "요새는 자주 피로하다, 어깨결림이 심하다, 잠을 못 잔다"고 느끼는 사람은 병적인 상태이다. 최근에는 이러한 반건강한 사람이 대단히 많다. 자기치료기는 이러한 병적 상태의 사람을 건강한 사람의 상태로 치료해주는 것이다.

우리들은 이러한 사실에 주목하고 자료를 모으는 데 힘썼다. 왜 치료되느냐 하는 것은 후에 연구하면 좋을 것이라고 생각하였다. 지금 세상에서 자기치료기로 치료가 된다는 사

람이 많다는 것은 자기와 인체 사이에 본래의 형평관계가 무너져 인간에게 자기결핍증후군이 나타나고 있다는 증거이다. 또 인체에는 개인 차이가 있어 지자기의 자연감소가 없더라도 현재의 자기로는 부족한 사람도 있기 마련이고 반대로 지나치게 많은 사람도 있을지 모른다.

의사가 처치 곤란해하는 병의 다수

도대체 자기결핍증후군이란 어떤 병, 또는 증상을 말하는 것일까?

그것은 어깨결림, 요통, 경견완(頸肩腕)증후군, 습관성변비, 불면증, 두통, 두중감(頭重感), 원인불명의 흉통(胸痛), 수족의 부정기적인 아픔, 원인불명의 현기증, 발의 무거움, 왠지 모르게 몸이 나른하는 것 등이다.

여기에는 자율신경실조증과 부정수소증후군의 일부도 포함될 것이다. 이러한 증후군은 혈압의 이상, 당뇨병, 소화기 질환, 위장과 신경병의 수반증상으로도 나타나는 것이 있으나, 이러한 것이 병의 결과에 대한 증상은 아니다.

이러한 원인은 어디서부터 오는지 알 수 없으나, 증상은 일진일퇴하는 수가 많고 병원에서 검사를 해 보아도 아무 데도 나쁜 곳은 발견되지 않는다. 그러나 당사자에게는 전술한 자각증상이 강하다. 의사도 치료의 가망이 없어 포기하고 적당히 약이나 주지만 조금도 좋아지지 않는다. 이러한 증상을 하나 혹은 여러 가지를 가지고 있는 사람 중에 자기결핍증후군이 있는 것이다.

증후군으로 이름 붙인 것은 병과 증상의 혼혈아이기 때문
이다. 병의 본능이 아직 해명되지 못하고 있기 때문에 자기
부족으로 인한 것을 병이라 말하기는 어려우나 여러 가지
증상이 모인 것만은 사실이다.

마찬가지로 증후군이 붙는 것에 파킨슨 증후군과 메니엘
증후군과 경견완 증후군 등이 있다.

자기결핍증후군 가운데는 자율신경실조증과 부정수소증후
군의 일부가 포함되며 어깨와 등과 목덜미의 결림이 그것의
대표적인 병이다.

세상에는 "병원돌기"를 하고 있는 사람이 많다. 저쪽 병
원, 이쪽 병원과 유명 병원, 명의라고 이름 붙은 사람을 찾
아다니는 것을 취미로 하는 것은 젊은 사람에게도 많이 있
는 일이다. 철도로 전국 방방곡곡을 여행 다니듯 자랑하면
서 병원을 찾아 떠돌아 다니는 것은 어떨까 생각한다.

치료하는 쪽에서도 어깨결림이라든지 자율신경실조증과
부정수소증후군의 사람을 반갑게 상대하여 주지 않는 점에
도 문제가 있다.

지금까지 열거한 것과 같은 증후군은 이때까지 없었던 것
이 아니다. 다만, 이러한 만성병의 빈도가 최근 많아졌으며
"현대병"으로서 한 마디로는 결말낼 수 없는 중요한 문제가
있다는 것이다.

이러한 증상에 자기를 작용시키면 좋아지는 점으로 보아
치료효과는 속으로 판단하는 것이며 쉽게 말하면 자장을 작
용시켜 좋아지는 병이 자기결핍증후군이라고 말할 수 있다.

자기결핍증후군의 체크포인트

자기결핍증후군에는 어떠한 증상의 병이 있으며 또 그에 대해 어떤 자기치료기를 사용하면 좋은가에 대하여 간단히 언급한다.

(1) 어깨결림

제일 많은 증상은 양 어깨가 졸아드는 것 같고 뻐근한 느낌이다. 때로는 목 뒤까지 미치는 수가 있다. 이런 증상은 자질구레한 일을 하는 사람이나 하루종일 쉬지 않고 일하는 사람 등에 많으며 일반적으로 여성에게 많다. 뻐근한 곳을 누르면 아플 때도 있으나, 기분 좋게 느낄 때도 있다. 이와 같은 어깨결림에는 자기목걸이와 피부에 바르는 자기치료기가 효과적이다.

(2) 요통

허리의 아픔은 일생 동안 누구나 경험한다고 말할 정도로 많은 것이지만, 특히 공장노동자, 보모와 여객기의 여자 승무원 등에게 많이 발생되므로 직업병이 아닐까 하는 문제가 되어 있다. 때로는 허리아픔 등 의사에 의한 고도의 치료나 수술을 받지 않으면 낫지 않는 경우도 있다.

개개인의 환자에 대해 요통의 원인과 병명과의 사이에 인과관계가 있는지 상당히 어렵다. 그 이유는 변형성척추증의 결정에 대한 것은 거의 중년 이후의 사람에게만 일어나고 있기 때문이다. 따라서 요통이 이와 같은 골의 상태와 인과관계가 있는지의 결정은 어려운 경우가 많다.

뒤에 소개할 덴마크의 K·M 한센도 요통 치료에 전자석
을 사용하고 있는데, 이 경우도 척골에는 아무런 이상이 없
고 달리 원인이 될 만한 병이 발견되지 않을 때 대단히 잘
낫는다고 발표하였다.

그리고 요통이 있는 사람은 자기복대 등을 한번 사용해보
는 것도 좋을 것이다.

(3) 경견완증후군

일반적으로 한쪽의 목, 등, 팔에서 일어나는데 저린 감과
아프며, 때로는 운동의 마비 등을 수반하기도 한다. 글쓰는
사람, 컴퓨터 카드의 천공기를 다루는 사람, 전화교환수 등
한쪽 손을 많이 쓰는 사람에게 일어난다.

이것은 직업병이 아니냐고 말하지만 경추에 이상이 있는
경우도 있다. 이상이 없는 경우일지라도 생활의 불규칙, 무
절제 등이 원인이 되어 발생하기 때문에 그점에 있어서는
개선이 필요하다. 그에 대해 자기 목걸이와 피부에 바르는
자기치료기(자기반창고)를 사용하는 것도 좋다.

(4) 신경통

몸 각부의 신경통으로 원인이 뚜렷하지 않은 것도 있다.
이것도 자기의 결핍이 있는 것 같으므로 그 장소에 따른 자
기치료기를 사용하여 보는 것도 하나의 치료방법일 것이다.

(5) 습관성 변비증

변비도 악성에 걸리면 몹시 애를 먹는데 이러한 경우에도
자기복대를 사용하여 보면 좋을 것이다.

(6) 불면증

아무 이유없이 잠이 안 올 경우에는 자기목침이나 자기요 등을 사용하여 보는 것도 하나의 방법이다.

(7) 전신의 나른증

대단한 병이 아닌 데도 몸이 나른한 경우를 말하는 데 특히 샐러리맨 등이 오후 3시경이면 몸이 나른해지는 것도 자기결핍에서 오는 수가 있다. 이런 증상에도 자기목걸이와 자기복대를 사용하는 것이 하나의 방법이다.

자율신경의 구조

자기결핍증후군에 자기로 치료가 된다는 것은 마치 비타민 결핍증에 비타민을 먹으면 좋아지는 것과 같은 것이다. 그리고 순조롭지 않은 혈액에도 효과가 있는데 이 혈액 순환을 담당하는 중요한 것의 하나가 자율신경인 것이다. 그렇기 때문에 자율신경실조증은 혈액순환장애를 수반하는 것이다. 그러므로 어깨결림도 그러하다.

여기서 자율신경의 구조에 대하여 간단히 설명해 보자.

인간의 신경계는 여러 가지 기능을 하고 있지만 크게는 다음 세 가지로 나눌 수 있다.

① 여러 가지 정보를 전하는 신경계통

② 운동을 담당하는 신경계통

③ 내장의 기능과 혈액순환을 콘트롤하는 자율신경계통

①의 지각을 담당하는 신경계통은 무엇을 눈으로 보거나 귀로 듣고, 혀로 맛을 본다. 아픔과 따뜻함, 손을 대면 느낌

을 전하는 것과 같이 지각한 내용을 토대로 우리들은 여러 가지 일을 인식한다. 이러한 정보에 의거하여 인식하는 기능은 대뇌피질에서 행하여지는 것이다.

한편 우리들은 여러 가지 동작운동을 한다. 손과 발을 뻗고 굽히거나 사람 앞에서 자세를 단정히 하는 운동은 뇌의 명령으로 자유롭게 하는데 이러한 기능을 하는 것이 ②의 운동신경이다.

운동신경과 지각신경은 각각 독립된 것이지만 실제로는 협조해서 활동한다.

③의 자율신경은 내장의 활동 등을 콘트롤하고 있다. 다시 말하면 위와 장의 활동, 땀을 내는 활동, 혈관을 팽창시키거나 오그리는 활동을 주로 한다.

구체적으로 더운 물에 손을 넣으면 충혈이 되어 빨갛게 되고 찬물에 손을 담그면 혈관이 수축되어 하얗게 된다. 위나 장의 움직임은 그 사람의 의지대로 자유롭게 되지 않으며 일정한 리듬으로 자연히 움직이고 있다. 이러한 것은 자율신경이 지배하고 있기 때문이다. 예컨대 눈을 감거나, 입을 벌리는 것은 자유로 할 수 있으나 위장의 움직임은 자신의 의지대로 멈추게 할 수 없는 것이다. 이렇게 몸의 자동적 통제를 하고 있는 것이 자율신경이다.

이 자율신경은 교감신경과 부교감신경 두 개의 계통으로 나누어진다. 차에 비유하면 교감신경은 가속장치이고 부교감신경은 브레이크의 구실을 한다. 어느 한쪽이 고장이 나면 차는 순조롭게 달리지 못한다. 인체의 신경계통의 활동을 도표 2에 표시해 둔다.

[도표 2] 인체의 신경계통

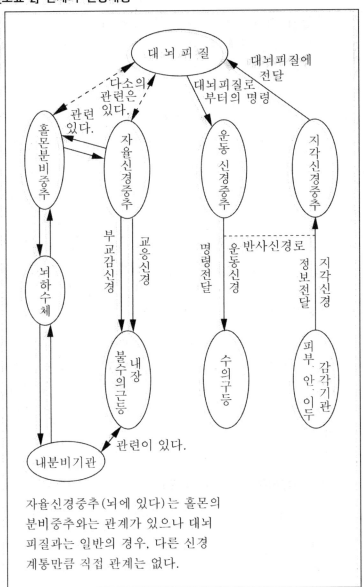

대뇌피질

대뇌피질에 전달

다소의 관련은 있다.

대뇌피질로 부터의 명령

관련 있다.

홀몬분비중추

자율신경중추

운동신경중추

지각신경중추

부교감신경

교응신경

명령전달

운동신경

반사신경로

정보전달

지각신경

뇌하수체

불수의 근등

내장

수의구등

피부·안·이두

감각기관

내분비기관

관련이 있다.

자율신경중추(뇌에 있다)는 홀몬의
분비중추와는 관계가 있으나 대뇌
피질과는 일반의 경우, 다른 신경
계통만큼 직접 관계는 없다.

같은 몸 속에 있는 신경계통이므로 대뇌피질 기능과 자율
신경 기능이 전혀 무관계하다고는 말할 수 없다. 그것은 정
신적 스트레스가 길게 계속되면 자율신경 기능의 균형이 무
너져 자율신경실조증의 상태로 변경되는 것을 보아도 알 수
있다.

큰 병원에서 정밀검사를 받은 결과 아무 이상이 없다고
들었는데 몸의 상태가 도무지 바람직하지 못할 때에는 제일
먼저 자율신경에 이상이 있다고 생각해도 좋을 것이다.

그런데 이러한 증상에 대해서는 의사도 친절하게 상대를
해주지 않는다.

기분 탓이거나 가벼운 노이로제 등으로 취급하는데 사실
은 의사도 이와 같은 증세의 경우 병명파악에 곤란을 느끼
고 있는 것이다. 무슨 근거로 자율신경실조증이라고 말하는
지 확실하게 진단하는 것은 매우 어렵다.

내가 말하는 자기결핍증후군은 자율신경실조증이나 부정
수소증후군과는 서로 다른 것이다. 이러한 증후군과 중복되
는 부분도 있지만 다른 것도 포함되어 있으므로 다르다고
보아야 한다. 각각의 병과 증상에 대해서는 다음 장에서 설
명한다.

자기는 자율신경에도 영향을 준다.

자기가 인체에 어떻게 작용하는가? 한 마디로 말하면 자
율신경의 기능을 조절하여 주는 것은 확실하며, 그 때문에
피의 흐름이 사람 몸에서 좋은 방향으로 향하게 한다.

자기를 인체에 작용시키면 자율신경의 기능이 변한다는 것을 처음으로 주장한 사람은 필자가 아니다. 1938년부터 1949년에 걸쳐 덴마크의 K·M 한센이란 사람이 이미 연구, 발표한 문헌에 의하여 알게 된 것이다. 한센은 전자석을 사용하여 자율신경기능에 대해 시험하였다.

1963년에 우연히 덴마크의 코펜하겐에 갔을 때 나는 한센 박사를 처음 만나게 되었는데 뜻밖에도 한센 박사는 여성이었다.

그는 이미 연구생활에서 떠나 가정부인이 되어 있었으며 의학연구에서도 떠나 있었다.

한센 여사가 여러 가지로 테스트한 것은 지금 일반이 사용하고 있는 직류전자석 치료기인 것이다.

만약 한센 여사의 후계자가 있었다면 일본보다도 빨리 자기치료기가 덴마크에 등장하였을 것이다. 그러나 1979년 당시 자기치료기는 일본 이외에서는 아직 어느 나라도 법적으로 인정되지 않고 있다.

인체에 자기를 작용시키면 자율신경 기능이 좋아지고 혈액 순환이 좋아진다는 증거는 뒤에 쓰기로 한다.

3. 생각할 수도 없던 자기의 작용

왜 작물의 작황이 좋은가?

내가 자기와 인체의 연구에 착수하였을 무렵에 다음과 같은 재미있는 이야기를 들었다.

"자기를 쬐며 생활하는 사람은 모두 건강합니다. 고혈압 환자가 없습니다. 그런데 여자 아이가 태어나는 경우가 많다고 하는데 어째서 그렇습니까? 고압선 밑에서는 작물의 작황이 좋습니다. 보리 등이 대단히 잘 자라는데 어째서 그렇습니까? 자기폭풍이 많은 해에는 작물의 작황이 좋다고 하는데 왜 그렇습니까?"

이 연구를 착수한 때는 마치 가느다란 실로 수백 킬로의 돌을 낚아 올리려는 가능성이 없는 시험을 무모하게 시행하고 있는 것이나 아닐까 하고 고민하고 있었는데 이러한 이야기를 들을 때마다 기분은 크게 흥분되었던 것이다.

그런 질문을 여러 사람들로부터 받아도 그 무렵 나에게는 아직 대답할 힘이 없었다. 임상의사의 입장에서 진찰의 사이사이에 조금씩 자장의 특성과 물리적 현상에 대해 공부하는 정도였기 때문이다.

자기를 쬐며 일하는 사람은 건강?

이 질문에 대하여 다시 대답하여 보려고 한다. 강한 자력이 있는 장소에서 생활하는 사람이란, 자석 공장에서 작업을 하는 사람, 자석을 나란히 세우거나 포장하는 사람 등이다. 한편 자력이 강한 경원소(원자의 공인파괴장치) 옆이라든지 알루미늄의 전해공장에서 일하는 사람들과 발전소에서 일하는 사람도 여기에 속한다.

이러한 곳에서는 지구자장보다도 훨씬 많은 자기를 쬐는 것이 확실하다. 자석공장은 말할 것도 없고 알루미늄의 전해공장에는 대전류를 흐르게 하고 있으므로 상당히 강한 자력이 있다. 최근에는 뇌감자속(기계 등에서 흘러나오는 자력선)을 없애기 위해 여러 가지 방법을 쓰고 있으나 보통 장소에 비하여 강한 것이다. 화력발전소는 주로 도시에 있고 수력발전소는 산속에 있으나 어느 곳이든 강한 자장에서 일하는 사람들이다.

이러한 강한 자장을 쬐고 있는 사람들을 조사해 보면 자기가 지나치게 많으면 어떻게 되는지도 알게 된다.

그것을 조사하는데 제일 좋은 방법은 자석을 만들고 있는 사람들이다.

그래서 어느 자석메이커 공장 종업원 104명에 대해 건강 상태를 조사하였다.

자각증상에 대한 조사와 손에 대한 조사를 시행하고, 소변, 혈액의 검사를 시행하였으나 아무런 이상을 발견할 수 없었다. 특히 작업기간을 2년간, 4년간, 6년간, 8년간 등 4군으로 나누어 검사한 결과를 비교해 보니 자장을 쬔 기간이 길어져도 통계학적으로 특이한 변화를 발견할 수 없었다. 이러한 사람들은 근무 중 계속해 일한 것은 아니지만 지자기를 4~13개의 자장을 쬔 사람들이었다.

또, 이스즈병원의 간호원 32명에 대해 강한 자기목걸이(700가우스와 1,300가우스의 것)를 달게 하여 시험하였다. 목걸이를 달기 전의 소변, 혈액, 심전도 등을 검사해 놓고, 2주일 후에 다시 한번 같은 검사를 하여 비교하여 보았다. 그러나 통계학적으로 아무런 변화도 발견할 수 없었다.

또 3,300가우스라는 비교적 자속밀도가 큰 영구자석 사이에 30분간 손을 넣고 그 전후의 혈액검사를 시행하였는데, 이 시험도 이 병원의 간호원 14명을 대상으로 하였다. 이 시험결과와 다미(전기한 영구자석의 형과 크기가 같으며 자기가 없는 것)를 사용한 동일시험 결과를 동일인에 대해 비교하여도 아무 변화가 없었다.

이 시험으로 우리들은 생활현장에서 만나는 정도의 자기로는 건강을 침해당하지 않음을 알게 되었다.

필자도 1973년부터 특별히 만든 2,200가우스의 자기밴드를 오른손에 항상 끼고 있으나 건강에는 아무 영향이 없다. 곤란한 것은 왼손에 차고 있는 시계가 빨리 가는 것이다. 디지털 시계는 전자회로를 사용하였기 때문에 영향을 받지 않지만 태엽식 시계는 빨리 가므로 무심코 팔짱을 낄 수도 없다.

자기를 쐬는 사람이 특별히 건강한 탓이라서 그런지, 심한 고혈압의 사람이 드물어서 그런지는 이 조사와 시험으로는 알 수 없었다.

태양흑점과 자기와의 관계

고압선 아래서는 작물이 왜 잘 자랄까?

고압선 아래서 작물이 잘 자라는 이유는 어찌된 일인지, 이 점에 대해서 전문이 아니기 때문에 명백하게 말할 수 없으므로 독자 가운데 그 방면에 전문가가 있으면 꼭 고견을 들어보고 싶다.

나의 추측이지만 작물이 잘 자라는 것이 사실이라면 자장도 있고 또 전기장의 영향도 큰 것이 아닐까 생각한다. 전류는 자기를 수반하므로 고압선 근처에는 자장이 있게 마련이고, 고압선과 대지와의 사이에는 전장도 이룩되어 있기 마련이다. 그렇기 때문에 자장, 전기장 그 어느 쪽의 영향이라고 확실히 말할 수 없는 것이 아닐까…….

자기폭풍과 작물은 관계 있나?

자기폭풍이 강한 해는 작물의 작황이 좋다는 설은 어떠한가?

태양으로부터 태양풍이라는 프라스마류가 항상 지구에 불어닥치고 있다. 태양면에서 폭발이 일어나 대량의 프라스마류가 지구에 불어닥치면 지구자장의 변동과 전리층의 소탄, 오로라의 발생 등 일련의 현상을 일으키는 것이다. 지자기는 여러 가지 변동에 부닥치게 되는데 그 중에서 가장 뚜렷한 것이 자기폭풍이며, 이것은 태양풍에 원인이 있는 것이다.

자기폭풍이 많다는 것은 지구의 자력이 크게 변화하고 있다는 증거이다. 여기까지는 나도 알고 있지만 작물의 작황이 좋아지는 것은 자기와 어떤 관련이 있는지 잘 모르겠다.

언젠가 궁지원(宮地元) 동경천문대장을 소개해 주는 사람이 있어 만나 뵙고 그것에 대해 질문하여 보았다. 궁지(宮地) 선생의 견해로는 자기폭풍은 태양의 흑점에 원인이 있어 태양 활동도가 클 때 태양의 흑점은 크게 되고 증가도 하지만 그때에는 우주선(방사선의 일종)도 대단히 변화하고 있다는 것이다. 자기폭풍이 많은 해에 작물이 잘 자라는 것이 사실이라면, 그것은 자기의 변화보다도 태양의 활동이 왕성하기 때문이다. 이렇게 보면 자기폭풍이 많은 것은 태양활동이 왕성하여 작물의 작황이 좋다는 결과가 아니겠느냐는 것이었다.

먼저 흑점에 대해서인데 하얗게 보이는 태양도 때로는 검고 조그마한 점이 나타나는 수가 있다. 이것을 흑점이라고 하는데 온도는 둘레보다 낮아 4,000도 밖에 안 된다. 흑점에는 지구보다 대략 10,000배나 강한 자력이 있다. 이 흑점은 지구와 중대한 관계가 있으나, 왜 태양에 흑점이 생기느냐에 대해서는 명백한 원인이 알려지지 않고 있다.

이상과 같은 궁지 선생의 설명은 상당히 설득력이 있었으므로 우선 납득할 수 있었다.

지자기의 변동이 기후를 바꾼다.

그 후(1976)에 출판된 대판대 천정(川井)교수의 저서 〈지자기의 수수께끼〉에서 지자기는 기후를 제어한다는 부제가 붙어 있었으며 저자는 지구상의 기후변화가 지자기의 변동으로 일어난다고 주장하였다.

이러한 학설에는 그에 상응하는 근거도 있고 그것을 설명하는 메카니즘도 명기되어 있는 것으로 알고 있으나 내가 주목하는 것은 남극과 북극의 가까운 곳, 빙하가 발달한 2, 3백년 전에 지자기의 커다란 변화가 있었다고 하는 점이다.

궁지(宮地) 선생의 사고방식과 천정(川井) 교수의 설에 있는 것처럼 서로 상반된 두 개의 사고방식이 존재하기는 하나 지자기가 생물의 생활과는 무엇인가 인연이 있는 것 같이 생각된다.

그런데 천정 교수의 주장과 같이 지자기가 기후를 제어하는 것이라면 지자기의 변동→기후의 변화→인체에의 영향이라는 순으로 사람의 몸 상태도 변화할지 모른다는 의문이 생길 것이다.

그러나, 이러한 원인에 의해 몸 상태의 변화가 있었다 할지라도, 이것은 전술한 자기결핍증후군 가운데는 포함시킬 수 없다고 생각한다. 왜냐하면 이러한 몸 상태의 변화는 어디까지나 기후의 변화가 원인이므로 기후가 원상태로 돌아가지 않는 한 회복되지 않을 것이며 인체에 대한 자기의 보급으로는 해결할 수 없으리라고 생각된다.

이상으로도 자기와 생체의 연구가 물리학, 의학, 생물학, 그밖의 학문 경계영역에 새로운 분야라는 것을 알 수 있을 것이다.

생체라 함은 생명을 가진 물체의 전부를 말하기 때문에 인체에 한하지 않고 동식물의 세균과 곰팡이까지도 포함된다. 우리들이 1955년경부터 시작한 연구는 이 생체와 자기 관계를 파악하는 일이었다. 다만, 나는 임상의사이므로 자장을 사람의 병치료에 응용할 수 없을까 하는 것이 관심이었다.

자기와 생체에 관한 최초의 연구발표

자기와 생체가 전혀 무관계하다는 것이 일본에서는 정설

이었다.

이 일에 관해서 정설을 운운할 만큼 연구가 시행하여졌던 것이 아니며, 오히려 전혀 관심이 없었다.

그러다가 우리들이 자기와 생체의 관계에 대해서 1958년에 최초로 발표를 하였는데 그때의 결론은 다음과 같은 것이었다.

(1) 페라이트 자석을 이용해 여러 가지 시험을 한 결과, 자기가 생체에 영향이 있다는 것을 알아냈다.

(2) 그 작용은 자장내를 운동하는 생체 또는 그 일부에서 발생하는 기전력에 의한다고 추정하였다.

(3) 자기를 어떤 종류의 병치료에 이용하면 유효하다는 것을 알게 되었다.

이 결론은 그 후 조용하였으나 현재는 통용되고 있으며 그후 20여년 동안은 기전력에 의한다고 추정하였다고 한다. 이로써 연구 발표한 우리들에게 오류가 없었음을 조그마한 자랑으로 생각하고 있다.

제 2 장
증상별 자기치료를 처음 공개

-당신의 초조한 상태를 해소한다-

1. 불쾌한 어깨결림에는 큰 효과

어깨결림에는 세 가지 형이 있다.

평소에 아는 신문기자 한 사람이 어리둥절 하고 있었다.

"작년 봄에 무리하게 일을 한 탓인지 어깨결림이 너무 심해 대학병원에 갔다가 야단만 맞았습니다. 대학병원 의사들은 바쁜 몸들이니 어깨결림 정도로는 오지 말라는 것이었습니다. 오른손이 위로 올라가지 않을 정도로 심하다고 해도 진찰해 주지 않아 그냥 돌아왔습니다."

그 사람은 다른 병원에 가 진찰을 받았는데 간단한 어깨결림이 아니고 오십견이라고 부르는 견갑관절주위염으로 어깨의 관절병이었던 것이다. 나중에 간 병원 의사의 말로는 관절 주위에 염증이 심하고 악화되어 있었다는 것이다. 그 의사의 권유로 마사지 치료원을 약 6개월간 다니고 나서 오십견이 완쾌되었다는 것이다.

이와 같이 어깨가 결린다는 느낌과 견갑관절주위염에 의한 아픔과 두견완증후군에 의한 증상 등은 의사로서도 상당히 구분하기 힘들다.

이런 증상은 누구에게나 흔하게 있는 어깨결림이지만 결코 무시할 수 없는 것이다.

내과의사들은 환자가 어깨결림을 호소하면 우선 다음 세 가지 경우를 머리 속에 그리면서 진찰한다.

① 경추와 견갑관절 등 국소적으로 이상은 없는가?

② 간장, 위장, 폐 등과 내장에 내과적인 질환은 없는가?

③ 전기한 ①과 ②도 아니고 뚜렷한 원인을 찾을 수 없을 때에는 습관성인 것으로 생각한다.

자기치료기가 유효한 것은 ③의 경우인데 습관성 어깨결림의 설명에 들어가기 전에 ①과 ② 같은 증후군의 어깨결림에 대해 간단히 설명하려고 한다.

① 국소적인 이상에 의한 것

목의 뼈(경추)가 굽었다는 등의 이상과 그것이 원인이 되어 생기는 신경의 아픔이라든지 딱딱해지는 등의 느낌을 주는 경우이다. 머리의 표면과 경완, 손의 아픔을 전하는 신경은 경추의 틈으로부터 나가기 때문에 뼈에 대한 이상은 강한 아픔을 느끼게 되는 것이다.

또, 견갑관절과 그 주변에 이상이 있을 때에는 목뿌리부터 어깨에 걸쳐 폭넓게 아픔을 느끼게 된다. 오십견 등도 이런 관절 주위의 아픔이며 끈을 뒤에서 멜 수 없을 정도로 어깨가 아프거나 한밤중에 소용돌이를 칠 정도의 증상은 사람에 따라 다른데 이러한 경우의 치료는 정형외과의 영역이 된다.

② 내과적인 질환에 의한 것

오른쪽 어깨에 결림이 나타나게 되면 주로 간장의 기능이 나빠져 있을 때가 많다. 이것은 간장에 와있는 자율실경의 변화가 몸쪽으로 가는 척수신경에 전하기 때문이다. 어깨결림이 심하다고 호소하는 당신은 혹시 술을 지나치게 마시지는 않는지?

양쪽 어깨가 똑같이 결리는 것이 아니고 오른쪽 어깨가 결리는 것은 오른쪽 기관지와 폐, 조골이 나쁠 때에도 그러한 증상이 있는데 몸은 내장과 기관의 반사경 같은 것이다.

반대로 왼쪽의 심장과 복부의 내장에 이상이 있을 때에는 왼쪽 어깨에만 결림이 나오지만 양쪽에서 결림이 일어나는 수도 있다.

심장에 관계되는 것으로는 협심증과 심근경색을 포함한 관부전(冠不全)의 경우 왼쪽 어깨에서부터 팔에 걸친 아픔과 짓눌린 것 같은 괴로움이 일어나는 수가 있다. 내과의사도 좌견완증상(左肩脘症狀) 환자의 치료에 대해서는 주의를 하고 있다.

이와 같이 병변(病變)에 따라 일어나는 어깨결림에는 위장병이 원인이 되어 일어나는 것도 있다. 경도제일일적(京都第一日亦)의 의사가 인간(人間)독(단시간에 신체 각 부의 정밀검사를 받는 일)들기를 한 사람으로 어깨결림이라고 대답한 100명에 대해 검사한 결과 위장병이 발견된 사람이 92

명으로 제일 많았다는 것이다. 위가 나쁘면 왼쪽 어깨가 결린다는 것을 잘 나타낸 것이다.

또 혈압의 이상과 당뇨병이 있어도 어깨결림이 있다고 하는데 이에 대한 관계는 아직 명백하지 않다. 결론적으로 내장의 질환에서 오는 어깨결림이 심한 사람은 속히 그 원인을 잡아 근본치료를 해야 할 것이다.

[도표 3] 어깨결림의 성립(成立)

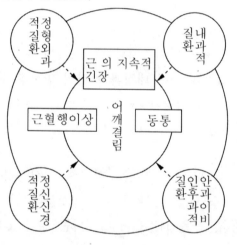

안쪽의 원은 어깨결림의 병적소견, 바깥의 원은 원인, 점선은 바깥쪽의 원과 안쪽의 원과 관계가 있음을 표시하는 것.

어깨결림은 어깨근육의 울혈증상

습관성의 어깨결림이란, 내과적 질환과 목 부근의 관절

뼈에 이상이 없이 일어나는 결림인데 이러한 어깨결림이 제일 많다.

즉, 어깨와 목과 무릎 근처가 결리고, 오그라 들며 아프다, 몸이 부어서 부석부석하다, 혹은 근육이 당긴다, 동작이 부자연스럽고 불편한 느낌이다, 항상 결리는 것이 아니고 일과 활동에 따라 발생하는 정도가 달라진다, 어느 때에는 약하고 얼마 지나면 심해지는 성질도 있다.

이러한 습관성 어깨결림은 그 본능을 잘 파악하기가 어려우며 또 어깨 부분에 어떠한 병리학적인 변화가 일어나고 있는지에 대해서도 알려지지 않고 있다.

당사자가 어깨가 결린다고 말하지 않으면 객관적으로는 파악하기가 어렵기 때문에 어떻게 해볼 방법이 없는 것이다.

침사(針事)와 양재 혹은 원고쓰기와 독서 등 몸을 앞으로 구부리는 자세로 너무 열심히 하면, 근육이 부자연하게 사용됐기 때문에 피로해 근육의 경결이 일어난다. 이 경결(硬結)과 아픔 같은 느낌을 종합한 것이 결림인 것이다.

전화 교환수, 무선통신사, 컴퓨터 카드를 다루는 사람의 손과 팔 등 일부분의 근육밖에 사용하지 않는 직업인이 부자연한 자세로 작업하는 직업에서 오는 어깨 결림도 많다. 수퍼마켓의 경리사원 중에도 이를 호소하는 사람이 많은 것 같은데 이것을 경견완증후군이라고 한다.

이러한 직업적인 습관에서 오는 이외에 정신적인 스트레스에서 오는 것도 있다. 시험이 끝나자마자 이때까지 받아왔던 어깨와 등의 고통이 씻은 듯이 나았다는 경우도 있다.

이것은 마치 어깨의 짐을 내려놓은 것과 같은 셈이다.

사람이 살아가면서 아무 일도 하지 않더라도 어깨가 결려 고통을 받는 경우도 여러 가지가 있다.

또, 몸의 불균형에서 오는 것도 있는데 이런 경우는 안경의 도수가 맞지 않거나 충치로 인해 일어나는 어깨결림이다.

습관성 어깨결림은 어깨의 승모근(僧帽筋)에서 생기는 혈액순환장해인데 어깨근육의 작혈증상으로 보아도 좋지만 병리학적인 것을 모르기 때문에 명백하지는 않다.

어깨에는 많은 근육이 복잡하게 붙어 있지만 어깨결림을 일으키는 근육을 주로 승모근이라고 말한다.

문헌을 여러 가지 조사해 보았으나 어깨결림에 대한 것을 파악하기란 매우 어렵고 의학잡지 등에도 여러 가지가 기재되어 있었으나, 그 본능을 파악하기는 매우 어렵다.

따라서 병의 본래 형태를 파악하지 못하였으므로 그 치료법이 있다고 해도 없는 것과 마찬가지이다.

지금까지 어깨결림에는 어깨근육에 직접 주사를 하였다. 그런데 주사에 의한 대퇴사두근단축증(大腿四頭筋短縮症)이 문제가 되어 현재에는 근육주사를 좀처럼 사용하지 않고 있다.

설사 주사를 했다 하더라도, 일시적 효과에 지나지 않는다. 그 밖의 치료방법으로는 내복약, 맛사지, 침술약, 더웁게 하는 것, 한증 등의 방법이 있고 별도의 치료도 잘 이행되고 있다. 그러나 어느 것이든 일시적으로 어깨결림을 풀 수 있지만 결정적 치유는 되지 않는다.

　그런데 지금까지 감춰진 확실한 구세주가 있다. 그것이
곧, 자기치료기이다. 100% 유효하지는 않으나 대체로 70~
80%의 유효율로 발표되고 있다. 더구나 손쉽게 할 수 있으
므로 이 방법을 일석이조라고 해도 좋을 것이다.

　그러나 어깨결림에 자기치료기만 사용하면 무조건 완치
된다고는 할 수 없다. 여기에는 일상생활의 절제도 필요하
고 운동을 하면서 사용하면 더욱 효과적일 것이다.

[도표 4] 어깨 부분의 근육

고빈정언 박사의 논문에서

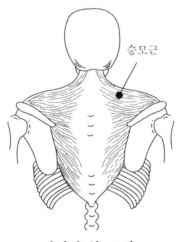

뒤에서 본 그림

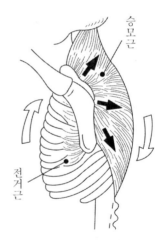

옆에서 본 그림

[도표 5] 어깨결림에 대한 자체운동(고빈박사에 의함)

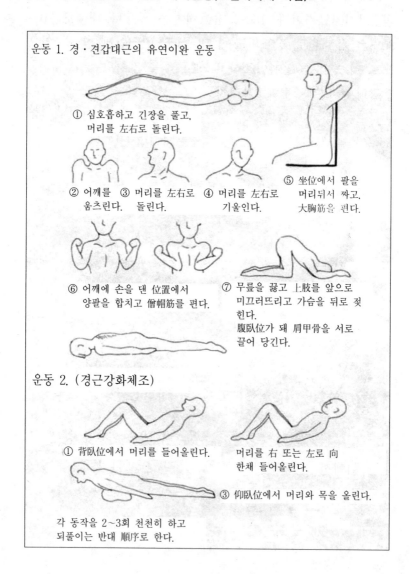

운동 1. 경·견갑대근의 유연이완 운동

① 심호흡하고 긴장을 풀고,
  머리를 左右로 돌린다.

② 어깨를
  움츠린다.

③ 머리를 左右로
  돌린다.

④ 머리를 左右로
  기울인다.

⑤ 坐位에서 팔을
  머리뒤서 짜고,
  大胸筋을 편다.

⑥ 어깨에 손을 댄 位置에서
  양팔을 합치고 僧帽筋를 편다.

⑦ 무릎을 꿇고 上肢를 앞으로
  미끄러뜨리고 가슴을 뒤로 젖
  힌다.
  腹臥位가 돼 肩甲骨을 서로
  끌어 당긴다.

운동 2. (경근강화체조)

① 背臥位에서 머리를 들어올린다.

머리를 右 또는 左로 向
한채 들어올린다.

③ 仰臥位에서 머리와 목을 올린다.

각 동작을 2~3회 천천히 하고
되풀이는 반대 順序로 한다.

자기목걸이의 치료효과

자기치료기의 효과 중에서 제일로 꼽히는 것은 어깨결림이다. 그것은 나 혼자 주장이 아니고 자기의 치료효과에 대해 연구하고 있는 의사가 공통으로 인정하는 바이다.

어깨결림은 어깨근육에서 혈액의 순환장해로 일어나는 것이므로 빨리 울혈증세를 해소해 주지 않으면 안 된다. 혈행을 좋게 하거나 나쁘게 하는 것을, 바꾸어 말하면 혈관을 열거나 움츠리거나 하는 동작인데 모두 자율신경에 의한다. 이 신경은 자동적으로 조정역할을 하고 있으며 위장과 심장의 기능도 이것에 지배를 받고 있다.

이 자율신경에다 자기가 어떤 작용을 일으키기 때문에 혈행의 호전이 일어나 어깨결림을 해소하는 것이다.

어떤 작용이란, 자기가 인체에 국소작용과 원격작용을 스스로 하는 것을 말한다. 즉, 국소작용이란 자기를 작용시킨 곳의 혈액순환을 좋게 하는 작용을 말한다.

또 하나의 원격작용이란, 혈관에 전류를 작용시켜 혈액에 이온이 늘도록 하여 이 혈액이 전신을 순환할 때 자율신경의 상태를 변경해 그 장소의 혈행을 좋게 함으로써 어깨결림이 없어지는 전신적인 작용을 말한다. 어깨 결림의 메카니즘은 이것을 시험으로 증명하는 것은 무리한 일이다. 치료에 대한 것은 당사자의 자각증상에 의할 수밖에 다른 확인 방법이 없다.

만약 어깨결림이 동물에도 나타난다면 문제는 간단하게 풀리지만 이 병은 사람 이외에는 없다. 동물시험이 불가능하므로 파고드는 시험은 불가능하다.

나로서도 어깨결림을 고치기 위한 연구를 한 것도 아니고, 자기가 어디에 치료되느냐를 조사해 본 즉, 결과적으로 어깨결림에 가장 효과가 있다는 것을 알게된 것 뿐이다.

그리고 어깨결림에 좋은 것은 먼저 자기목걸이가 있다. 목걸이는 어깨에도 접촉하므로 국소작용이 있음과 동시에 목에는 커다란 동맥이 얇은 곳에 많이 있으므로 그곳에 분극전류(分極電流)가 발생해 원격작용도 한다.

이와 같이 자기 목걸이는 국소나 원격의 양쪽 작용을 가지고 있으므로 어깨결림에는 대단한 효과가 있다.

원형반창고에 조그마한 자석을 고정시켜 피부에 붙이는 자기치료기(자기플라스틱)도 어깨결림에 잘 낫는다. 가장 결린다고 판단되는 곳에 1~3개를 붙인다. 증상에 따라 수를 적당히 조절해준다. 양어깨가 결릴 경우는 다음 도표처럼 붙이면 좋다. 피로 등 몸의 불균형에서 오는 어깨결림은 먼저 양쪽이 결리게 된다.

그밖에 자기반지와 자기팔찌도 어깨결림에 효과가 있다. 이러한 것은 오로지 원격작용을 기대하는 것이다. 전자는 팔목시계처럼 사용하는 것이고, 후자는 반지와 같이 사용한다. 자속밀도 800가우스의 반지는 어깨결림에 대한 유효율이 76.3~97.3%인데 하평 박사 등에 의하면 이것은 80.2%로 되어 있다.

〔도표 6〕 어깨결림에 자기치료기를 사용하는 경우의 첨부법

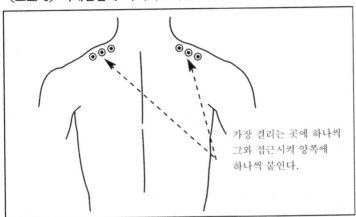

가장 결리는 곳에 하나씩
그와 접근시켜 양쪽에
하나씩 붙인다.

정형외과 의사의 건강 열 가지 교훈

세계의 정형외과 의사회의에서 다음과 같은 제안이 있었는데 전문의사도 어깨결림과 요통 예방을 위한 운동을 권고하고 있다.

정형외과 의사들이 권하는 건강 열 가지 교훈을 본다.

① 건강은 올바른 자세로부터(이것은 건강의 기본이다.)

② 뼈의 노화를 방지하는 우유 한 잔(뼈는 살아 있다. 잠자기 전 우유 한 잔으로 칼슘 보충)

③ 어깨결림 요통방지에 5분간 운동(매일 5분간의 운동이나 줄넘기 50회 정도가 이상적이다.)

④ 무거운 물건은 무릎을 굽히고 들어 올린다.(몸에 대고 무릎을 굽히고 들어 올린다.)

⑤ 원인 불명으로 뼈가 아프면 먼저 X레이로 진단하는데

아픔은 골절 외에 중창, 신진대사의 장해에서 오는 경우도 있다.

⑥ 생후 3개월까지 수록의 검진(선천성 고관절탈구(股關節脫臼)는 조기치료로 완치되며 뇌성마비도 가벼운 증상일 때에는 완치된다.

⑦ 고관절탈구의 예방에는 다리를 벌린 상태로 기저귀를 채우지 말며 등에 업을 경우도 같다.

⑧ 어린이에게 스포츠 외 지나친 운동과 고도의 기술은 위험하며 어린이의 뼈에 울트라C(운동의 기술에서 가장 어려운 E급 이상의 기술)는 위험하므로 뼈, 관절의 발달 단계에서 연습하는 것이 가장 이상적이다.

⑨ 넘어져 일어서지 못할 경우는 골절을 의심하라.(특히 노인의 경우)

⑩ 안정은 국부에 한한다.(노인의 지나친 보호는 치료를 늦춘다.)

2 . 원인불명의 요통증상에 효과

요통해소의 세 가지 포인트

허리를 반정도 들고 일어서려는 자세로 작업하는 사람이 많은 탓인지 농촌에는 허리아픈 사람이 많다. 또, 공장에서 작업을 하는 사람들 중에도 요통으로 고생하는 사람이 많다. 농촌이나 도시할 것 없이 나이가 많으면 허리 아픔과 어깨결림을 나타내는 것이 당연한 것처럼 생각되고 있으나 요통을 가볍게 넘겨서는 안 된다.

한 마디로 허리 아픔에도 여러 가지 원인이 있다. 이 병의 원인은 매우 복잡하지만 대체로 다음 3가지 중의 하나일 것이다.

① 내장질환에서 오는 것

② 요추의 병에서 오는 것

③ 전기한 ①과 ②가 원인이 아니고, 주로 근육의 피로에 의한 것인데 ③에 속하는 것이 자기치료기를 사용함으로써 효과를 기대할 수 있는 것이다. 이렇게 보면 요통과 어깨결림은 일어나는 부분이 다를 뿐 대단히 비슷하다는 것을 알 수 있다. 뒤에서 이것에 관해 언급하겠지만 우선, ①, ②의 순으로 요통의 원인에 대해 간단히 설명한다.

① 요통의 원인이 내장의 질환에 있을 경우

먼저 큰 병으로써, 췌장에 이상이 있어 요통을 일으키는 수가 있다. 위와 장에 질병이 있을 경우에도 허리가 아프다. 위의 경우는 등의 아픔이 많을 것이다.

여자의 경우는 자궁과 난소 등의 질환에 의해 일어나는 수도 있다. 그밖에 신장과 뇨관의 이상에서도 요통이 일어난다.

이러한 내장 질환이 원인이 되어 일어나는 허리아픔은 요통이 계속되는 것이 특징이다.

장시간 허리를 굽히는 작업과 몸에 익숙하지 않은 작업을 했던 기억도 없고, 허리를 다친 일도 없는 데도 허리가 만성적으로 아플 경우에는 내과, 부인과, 비뇨기과 등을 찾아 전문의사의 진단을 받아야 할 것이다.

[도표 7] 척추(좌측면)

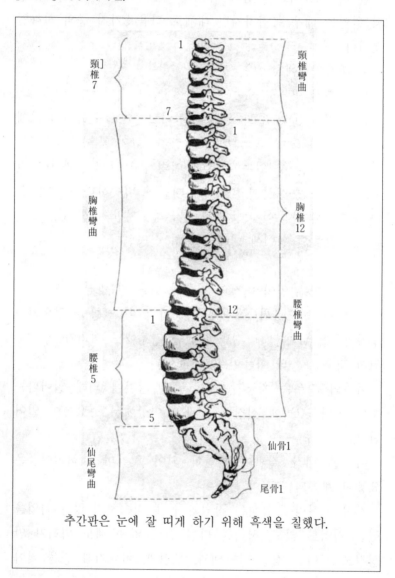

頸椎] 7	頸椎彎曲
胸椎彎曲	胸椎 12
	腰椎彎曲
腰椎 5	
仙尾彎曲	仙骨1
	尾骨1

추간판은 눈에 잘 띠게 하기 위해 흑색을 칠했다.

② 요추의 병이 원인이 되어 일어나는 요통의 경우

인체의 뼈는 크게 나누면 ① 척추를 구성하는 것 ② 흉부를 고정하는 것 ③두개골을 구성하는 것 ④ 상지골을 구성하는 것 ⑤ 하지골을 구성하는 것으로 나뉜다. 이러한 것은 서로 근육, 어깨, 인대 등으로 이어지며 관절로 연결되어 골격을 형성하고 있다. 이중 ①의 척추는 경추, 흉추, 요추, 선추, 미추 등 5개의 추골군으로 성립되어 있다(도표 참조).

척추는 절구 같은 추체골(椎體骨)이 연속적으로 형성되어 있으며 경추에는 7개, 흉추에는 12개, 요추에는 5개, 선추에도 5개, 미추에는 3~4개의 뼈가 있다. 그리고 전신을 관장하는 척추가 그 가운데를 달리고 있고, 그 곳에서 운동신경과 지각신경이 절구와 같은 뼈 사이로부터 나와 있다.

척추는 사람의 몸을 지탱하는 대흑추와 같은 것이며 여기에 많은 부담을 주고 있으므로 척추병에서 일어나는 요통은 여러 가지이다.

그 중에서도 가장 일반적인 것이 물건을 들 때 갑자기 허리가 삐끗하면서 아프고 움직일 수 없게 되는 돌발성의 요통일 것이다. 이 아픔은 대단히 심한 것으로 그 원인에는 여러 가지가 있다.

헤루니아도 많은 병의 하나인데 이것은 척추뼈와 척추뼈 사이에 있는 추간판이란 연한 뼈가 옆쪽으로 삐져나오기 때문에 척추신경이 압박되어 허리가 아프게 되는 병으로 정형외과 의사는 추간판 헤루니아라거나 추간연골 헤루니아라고 부른다.

요통에는 이러한 뼈와 연한뼈의 이상에서 오는 것뿐만 아니라 요통의 근육 및 근막(筋膜), 밑 건(腱) 등의 연한 부분의 조직 등이 염증을 일으키거나 또는 손상을 받거나 해서 일어나는 경우도 있다. 서가에서 책을 내리려고 허리를 폈다거나 냉장고를 열려고 허리를 굽히는 순간 갑자기 허리가 뜨끔하고 울리며, 그대로 그 자리에 털석 주저앉아 움직일 수 없게 되는 수가 있는데 이것이 돌발성 요통의 증상인 것이다.

그밖에도 염증이 서서히 일어나 언제라고 할 것 없이 점차로 허리가 아파지는 경우도 있다.

추간판 헤루니아 등에서는 X레이로 찍어보면 요추 사이에 있는 파킹모양의 연한 뼈가 뛰쳐나와 있는 경우도 있다. 비교적 진단을 내리기는 쉬우나 X레이 검사로는 원인을 알 수 없고 요통이 있을 수도 있다. 반대로 척추 뼈에 이상한 느낌은 있으나 요통 원인으로 되어 있지 않은 것도 있다. 이와 같이 일반적으로 요통 원인의 결점은 상당히 어려운 경우도 있다. 내과, 외과, 부인과, 정형외과 등에서 미확인된 병명으로 고생하는 환자는 상당히 많은 것이다.

허리에도 결림이 있는가?

허리가 아프다는 환자는 먼저, 내과적인 검사를 한다. 만약 내장의 질환이 원인인 경우 반드시 다른 내과적 증상과 그에 상응한 검사 결과가 나온다. 이것은 요도, 혈액, 혈압 등의 기능을 조사해 보면 비교적 쉽게 알 수 있다. 그러나 이러한 환자를 요통만의 환자로는 처리하지 않는데 이유는 내과적 질환에서 요통을 호소하는 환자는 매우 소수이기 때문이다.

내과적으로 이상이 없을 경우 그 환자에게 간단한 동작을 시켜본다. 몸을 눕힌다, 앞으로 구부린다, 비튼다, 이러한 동작을 통해 허리의 아픔이 강해진다면, 먼저 요추에 병이 있다는 것이 판단되므로 정형외과에 의뢰하여 아픔의 원인을 잘 진찰하도록 권유한다.

내장의 질환이나 요추에 병도 없는데, 허리가 아프다는 환자에게 자기치료를 하도록 하였다.

요통의 원인으로서, 척추의 병명이 명확할 경우에는 당연히 그 원인을 제거하는 치료를 받아야 하는 것이다.

이기적인 생각으로 나의 방법으로 환자의 아픔이 없어지기만 하면 좋다는 생각을 해서는 안 된다.

다소 척추뼈의 변혁은 있으나 허리아픔과는 연결이 안 된다, 췌장 등의 복부장기에는 중대한 병의 변화는 없다, 원인은 명백하지 않으나 근육에 피로가 오는 것 같은 사람들이 대단히 많기 때문이다.

인류는 그 옛날 나무 위에서 생활→두 다리로 걸으면서 생활→손을 자유로이 활용→언어를 만들어 사용→인격을 형성하는 과정을 거쳐 진보해왔다. 그런데 네 다리에서 부터 두 다리로 될 때, 척추 뼈에 대한 아무 관심도 없이 멋대로 일어서서 활동했기 때문에 지금까지 우리 인간들은 척추에 이상이 가장 많다. 서서 걸어다니는 자세에 충분히 익숙하지 못하기 때문에 요통 등을 일으키는 것이다.

습관성의 어깨결림과 근육피로로 일어나는 요통은 일어나

는 장소가 다를 뿐 증상은 매우 흡사하며 두 증상은 서로 함께 존재하는 경우가 많다.

임상생리학(臨床生理學)이란 생리학 교과서 중에서도 어깨결림이란 말의 내용은 복잡하며 목, 어깨, 등, 상완(上腕) 등의 긴장과 아픔이 포함되어 있다. 요컨대, 어깨결림이란 아픔을 포함한 복잡한 느낌으로 변태적인 아픔이라고 말할 수 있다.

평림경대(平林慶大) 의학부는 어깨결림에 해당하는 말이 독일어에는 있으나, 영어에서는 발견할 수 없으므로 영어권의 사람은, 아무래도 아픔의 일종으로 생각하고 있는 것 같다고 말한다.

결림의 느낌은 장소에 따라 다르지만, 어깨 등의 결림과 허리의 아픔과는 대단한 차이가 있는 것이 아니다. 여기서 말하는 요통은 허리의 결림이라는 것인데 사실은 자기치료기가 어깨결림에 대해서나 허리의 아픔에 대해서도 잘 치료된다. 자기목걸이와 자기팔찌 등이 무조건 요통에 좋다는 것은 아니고 제일 잘 치료되는 것은 자기복대이다. 이 자기복대는 허리아픈 곳에 두루는 것인데 자석이 들어 있는 쪽을 허리에 대도록 하는 것이다.

유효율 70%의 실증

유효율이 70%로 실험결과 증명되었다.

자기복대를 요통 있는 사람에게 사용해본 결과, 어깨가 결리는 사람에게 자기목걸이를 사용하여 나은 경우와 그 유효율에 있어, 거의 틀리지 않았으며 유효율은 70%정도였다.

이와 같이 자기복대가 잘 낫는 것은 자기의 영향이 아니고 복대의 효용이 있기 때문이 아닌가 하고 의문을 갖는 사람도 있을 것이다.

정형외과에서는 뼈의 이상에서 오는 요통증의 환자에게 깁스를 붙여준다. 이 깁스는 가슴에서 배의 주골을 떠 받치고, 배를 죄는 기능이 있으므로 요통에 확실한 효과가 있다. 충격이 정면으로 척골(脊骨)에 오지 않고 깁스가 방파제의 구실을 하는 것이다. 그런데 두르는 것이 귀찮고, 여름에는 답답하고 거북스러워 견디어 내기가 어렵다. 답답한 것이 싫어서 지속적으로 사용하는 사람이 드문 것 같다. 답답한 것은 당연한 일이다. 깁스는 의사의 지시에 따라 가봉까지 하여 몸에 꼭 맞도록 만들고 있기 때문이다.

깁스를 사용하는 일은 매우 귀찮은 일이지만 의사의 지시가 있는 동안 붙여 두도록 해야 할 것이다.

자기복대의 폭이 넓으면, 깁스의 역할을 겸하고 있을지 모른다. 이와 같은 생각에서 시판 중인 18cm 폭 이외에도 10cm, 5cm 폭의 것도 만들어 시험해 보았다. 현재 시험 중인 앞의 두 사람 사이에서는, 유효도에 그다지 차이가 나오지 않았다. 결국 자기복대의 효과는 오직 자기효과 쪽이 요추의 지주(支柱)효과 보다 크다고 생각된다.

자기목걸이의 어깨결림에 대한 유효율과 18cm 폭의 복대가 요통에 미치는 유효율과는 거의 다름이 없었다. 이와 같은 사실을 생각해 보더라도 자기복대의 유효율은 지주효과 보다 자기가 부착된 것이 더욱 효과적이라는 사실을 알 수 있었다.

다음에는 사용할 때 주의할 점을 몇 가지 설명한다.

자기복대를 처음 사용하는 사람은 당분간은 항상 붙여 두도록 하는 것이 좋다. 얼마 지나서 낮에는 붙이고 잘 때에는 풀어놓는다거나, 또는 자신에게 알맞은 사용법을 선택하는 것이 좋다.

그리고 매직테이프로 감아 둘레의 조절을 자유롭게 할 수 있도록 만들어졌기 때문에 너무 지나치게 조이면 거북스러워 오래 계속하지 못한다.

근육의 사용방법에 문제 있다.

요통을 치료하는 것은 자기복대 뿐만 아니다. 어깨결림에 사용하는 피부에 붙이는 자기치료기(자기플라스틱)도 효과가 있다

[도표 8] 강한 요통에 붙이는 자기치료기

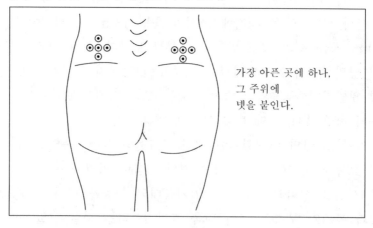

가장 아픈 곳에 하나,
그 주위에
넷을 붙인다.

어느 결혼식에서 친척 노인을 만났는데 70세로 아직 건강했어야 하는데 지팡이를 짚고 있었다.

"안녕하십니까, 어디 불편하십니까?"

"허리가 아파 1년전부터 병원에 다니며 전기치료를 받고 있는데 조금도 좋아지지 않아서…"하고 말끝을 흐렸다. 마침 피부에 붙이는 자기치료기를 가지고 있었기 때문에 "양쪽 다리가 모두 아픕니까? 잘 나을지 모르겠습니다만, 이것을 붙여보십시오"하고 자기치료기를 주었다.

앞의 그림과 같은 반창고가 붙어있는 자기치료기를 건네준 것이다.

자신이 제일 아프다고 생각되는 곳에 하나 붙이고 아픈 곳과 겹쳐져 있는 그 주변에 십자처럼 붙이고, 같은 방법으로 반대쪽에 붙이면 결국, 양 쪽에 10개를 붙이는 셈이다.

그로부터 일주일쯤 지났는데 노인으로부터 전화가 왔다.

"붙이는 자기치료기로 치료가 잘 되어 거짓말처럼 허리 아픔이 없어졌습니다."라는 것이었다.

"참 잘 됐습니다. 그러면 같은 것을 또 보내 드리겠습니다. 그러나 아프지 않을 때에는 붙이지 마십시오. 다시 허리가 아프기 시작할 때 붙이도록 하십시오, 목욕도 그대로 해도 됩니다. 만약 피부가 손상되었더라도 그것은 자기의 탓이 아니라 반창고의 탓이므로, 붙이는 위치를 조금 이동하여 주시면 됩니다."

그후, 노인을 여러 번 만났는데 아주 건강하게 되었다.

젊은 사람도 허리가 아프면 등을 굽히고 턱을 내밀면서, 발을 끌며 걷기 때문에 나이보다 늙어 보인다.

장시간, 걸터앉아 일하는 사람은 바른 자세가 중요하다. 한쪽 근육만 과로해지지 않도록 주의해야 한다. 일을 할 때에는 될 수 있는 대로 가슴을 펴고, 고양이 등이 되지 않도록 하여 요통을 유발시키지 않도록 해야 한다.

골프를 치거나 장시간 원고를 쓸 때에는 도표와 같은 운동을 하는 것이 좋다. 이 운동은 요통이 재발할 우려가 있는 사람에게 권하고 싶다.

[도표 9-1] 근육을 푸는 운동

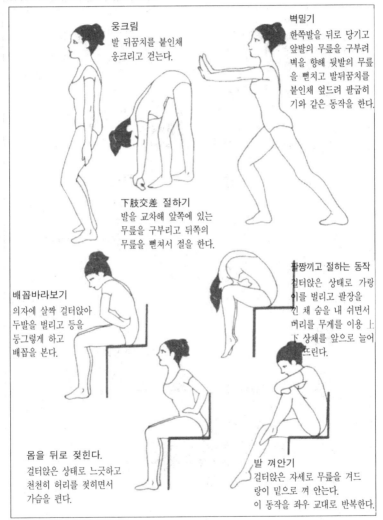

웅크림
발 뒤꿈치를 붙인채
웅크리고 걷는다.

벽밀기
한쪽발을 뒤로 당기고
앞발의 무릎을 구부려
벽을 향해 뒷발의 무릎
을 뻗치고 발뒤꿈치를
붙인채 엎드려 팔굽히
기와 같은 동작을 한다.

下肢交差 절하기
발을 교차해 앞쪽에 있는
무릎을 구부리고 뒤쪽의
무릎을 뻗쳐서 절을 한다.

배꼽바라보기
의자에 살짝 걸터앉아
두발을 벌리고 등을
둥그렇게 하고
배꼽을 본다.

팔짱끼고 절하는 동작
걸터앉은 상태로 가랑
이를 벌리고 팔장을
낀 채 숨을 내 쉬면서
머리를 무게를 이용 上
下 상채를 앞으로 늘어
뜨린다.

몸을 뒤로 젖힌다.
걸터앉은 상태로 느긋하고
천천히 허리를 젖히면서
가슴을 편다.

발 껴안기
걸터앉은 자세로 무릎을 겨드
랑이 밑으로 껴 안는다.
이 동작을 좌우 교대로 반복한다.

[도표 9-2] 근육을 푸는 운동

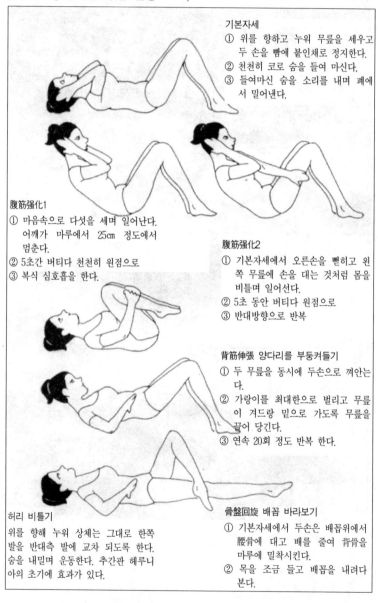

기본자세
① 위를 향하고 누워 무릎을 세우고 두 손을 뺨에 붙인채로 정지한다.
② 천천히 코로 숨을 들여 마신다.
③ 들여마신 숨을 소리를 내며 폐에서 밀어낸다.

腹筋强化1
① 마음속으로 다섯을 세며 일어난다. 어깨가 마루에서 25cm 정도에서 멈춘다.
② 5초간 버티다 천천히 원점으로
③ 복식 심호흡을 한다.

腹筋强化2
① 기본자세에서 오른손을 뻗히고 왼쪽 무릎에 손을 대는 것처럼 몸을 비틀며 일어선다.
② 5초 동안 버티다 원점으로
③ 반대방향으로 반복

背筋伸張 양다리를 부둥켜들기
① 두 무릎을 동시에 두손으로 껴안는다.
② 가랑이를 최대한으로 벌리고 무릎이 겨드랑 밑으로 가도록 무릎을 끌어 당긴다.
③ 연속 20회 정도 반복 한다.

허리 비틀기
위를 향해 누워 상체는 그대로 한쪽 발을 반대측 발에 교차 되도록 한다. 숨을 내밀며 운동한다. 추간판 헤루니아의 초기에 효과가 있다.

骨盤回旋 배꼽 바라보기
① 기본자세에서 두손은 배꼽위에서 腰骨에 대고 배를 줄여 背骨을 마루에 밀착시킨다.
② 목을 조금 들고 배꼽을 내려다 본다.

3. 통증으로 아픈 병에 효과가 있다

통증으로 아픈 데는 해명할 수 없는 것이 있다.

인류의 탄생과 더불어 질병과 고통은 동반해 왔다. 이런 것을 생각할 틈도 없이 고통이 심한 것이 합병증에 의한 아픔의 병이다. 얼마전에, 중년 남자가, "일주일째 가슴이 터질 것 같이 아프다." 고 찾아왔다.

근무 중에는 더욱 심하다는 것이었다. 가슴 앞쪽이 아프다는 것으로 보아 우선, 심장이나 폐의 병으로 생각됐다. 그래서 심전도와 X레이를 찍어 보았으나, 심장과 폐의 이상은 없었으며, 다른 검사에도 이상이 없었으므로, 근육통일지 모른다고 생각되어 소염 진통제로 시작해 그 상태를 보았으나 이상이 없었다.

그로부터 3주일 후에 다시 찾아온 환자는 역시 아픔이 계속되고 있다고 하였다. 이번에는 내복약을 그만두고 정맥주사를 놓아주었다.

그로부터 3일쯤 지났는 데도 아픔은 없어지지 않고, 가슴 근처가 고통스럽다는 호소를 되풀이하였다. 늑간 신경통과는 다른 것이 명백하므로 이번에는 피부에 붙이는 자기치료기를 사용해 보도록 하였다.

"이것을 일주일쯤 붙이고 결과에 관계 없이 다시 한번 오십시오"하고 돌려보냈다. 그로부터 일주일쯤 지나 그 환자가 왔다. "덕분에 아픔이 깨끗하게 없어졌습니다."하며 밝은 얼굴이 되어 있었다.

[도표 10] 흉통에 대한 피부에 붙이는 자기치료기의 첨부방법

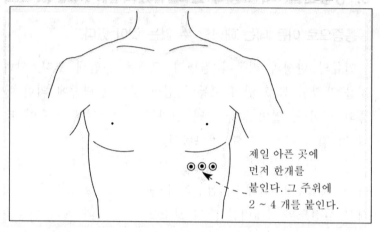

제일 아픈 곳에
먼저 한개를
붙인다. 그 주위에
2 ~ 4 개를 붙인다.

이런 환자처럼 검사를 해봐도, 심장, 폐, 늑막 등에 아무런 이상이 없는 데도 환자는 자각적으로 아픔을 호소하는 경우가 많다. 여름방학에 아이를 데리고 시골여행을 마치고 돌아오는데 비행기 속에서 갑자기 왼쪽가슴이 아프다는 중년부인을 만났다. 원인을 조사하기 위한 검사에서 "이상 없다"고 나왔으므로, 이번에는 피부에 붙이는 자기치료기를 일주일 동안 사용하도록 하였더니 "거짓말처럼 나았다."는 것이다.

아픈 장소에 병이 있는 것이 아니고 몸 전체의 피로에 의한 아픔에서 오는 증상이므로, 피부에 붙이는 자기치료기는 대단히 잘 낫는다. 이러한 예와 같이, 피로 때문에 일어나는 흉통은 자기결핍증후군으로 보아도 좋을 것이다. 이 경우는, 가장 아픈 곳에 먼저 한 개, 그 옆에 2 ~4개를 붙이면 좋을 것이다.

경견완증후군(頸肩腕症候群)이 급증하고 있다.

십여년 전 어느 통계자료에 의하면 천공기를 다루는 사람이 경견완증후군에 의해 보험의 급부를 받은 사람이 2050건으로 전년보다 배나 증가했다는 것이다.

경견완증후군이란 병도 이제는 익숙해지고 있는데, 간단한 어깨결림이 아니고 목에서 어깨와 윗팔에 걸쳐 아픔과 결림이 만성적으로 오는 것이다. 직업적으로는 천공기를 다루는 사람, 전화교환수, 컴퓨터의 기사와 단말기를 사용하는 은행의 예금계 등이 잘 걸리는 점으로 보아 직업병이라고까지 말하고 있다.

손끝을 많이 사용하고, 단일동작을 되풀이함으로써 일어나는 병을 경견완장해라고 한다.

원인은 직업에서 오는 몸의 불균형인 것이다. 즉, 한 쪽으로 몸을 기울게 사용하기 때문에 피로가 누적되어 생긴 것이다.

또 경견완증후군은 불규칙한 생활과 무절제하고 무리한 식생활, 즉 젊은 여성이 뚱뚱해지지 않으려고 먹는 것을 고의로 줄이는 것 등도 원인이 되므로 주의할 필요가 있다.

경견완증후군에는 자기목걸이와 피부에 붙이는 자기치료기가 가장 효과적이다.

피부에 붙이는 자기치료기는 어깨결림의 그림처럼 붙이는 것이 좋다.

삼우신경증(三又神經症)이 경쾌하게 낫는다.

일생동안 고질적으로 사람을 괴롭히는 병은 보편화된 문구처럼 신경통으로 되어 있다.

"삼우신경증"은 속칭 안면신경통이라고도 말하는데 이것은(안면신경은 아픔을 느끼는 것이 아니고, 운동신경이다…) 얼굴에 오는 아픔이다.

이 아픔은 살을 도려내는 것처럼 심한 것이며, 이것이 일정한 시간을 두고 쉬었다 일어났다 하며 통증을 일으킨다.

중년 이상의 여성에게 비교적 많은 병으로 내과 의사들이 원인을 찾아내는 것이 첫째의 일이다.

원인불명의 경우에는 환자에게 피부에 붙이는 자기치료기를 권유한다.

아픈 곳이나 혹은 자신이 얼굴을 눌러보고, 제일 아프다고 생각하는 곳의 피부에 붙이는 자기치료기로 회복한 예는 많이 있다.

그리고 환자에게 "붙일 곳은 자신이 발견해 주십시오"하고 말하면 "뜸자리에 붙이는 것입니까?"하고 묻는다. 뜸자리란 동양의학에서 말하는 경구를 가리키며 침과 뜸을 하는 곳으로 삼리(三里), 견정(肩井)이라는 독특한 명칭이 붙어 있다.

나는 동양의학을 연구하는 사람이 아니므로, 지금 뜸자리와 자기치료기와의 관계에 대해서는 아무 말도 할 수 없다. 뜸자리와는 관계없이 가장 아픔을 느끼는 장소를 찾아 사용할 것을 권하고 있다.

'좌골신경통'도 많이 사용하는 말인데 이것도 갑자기 일어나는 경우도 있고 서서히 일어나기도 한다. 먼저 허리와 발이 아프기 시작하고 심하면 똑바로 앉을 수도 없고 걷는 것조차 불편을 느낀다.

원인은 여러 가지가 있는데 예로서 만성화된 추간판 헤루니아와 요추의 병에 의해서도, 좌골신경통은 일어난다. 이러한 추골의 병이 신경에 전해져 일어나는 아픔이다.

그러나 허리뼈 등에 이상이 없고, 급성의 경우는 피부에 붙이는 자기치료기가 효과를 보는 경우가 많다. 좌골신경통의 경로는 요부에서 좌골쪽을 통해, 대퇴부로 내려가 다리로부터 발목 근처까지를 말한다. 아픈쪽 발의 경로를 따라, 아픔이 심한 곳을 목표로 해서 붙이는 것이 좋으며 사람에 따라 약 10개쯤 붙이는데, 대단히 유효하다.

관절통과 근육통은 일주일 정도면 완치된다.

류머티즘이란, 뼈와 관절과 근육통에 일어나는 아픔을 가리키는 총체적인 증상인데 이것도 20~40세의 여성에게 많다.

류머티즘도 복잡한 병이다. 유사한 병으로는 만성 관절염 및 근육 류머티즘과 변형성 관절염 등이 있는데 특히 후자의 환자들이 만성병이 된다. 어떠한 종류의 병이든 결정적인 치료방법이 될 만한 근치법은 없다고까지 말하기 때문에 무슨 병이든 귀찮은 것이다.

[도표 11] 슬(膝)관절통 경우에 붙이는 자기치료기의 첨부표

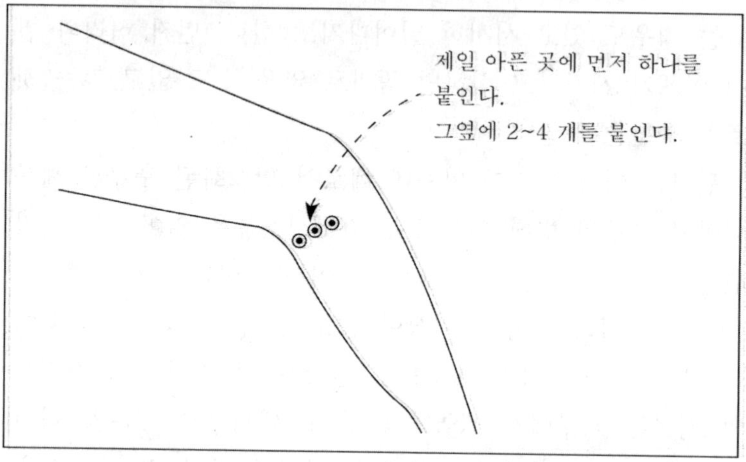

제일 아픈 곳에 먼저 하나를 붙인다.
그옆에 2~4 개를 붙인다.

여기에서는 관절류머티즘과 비슷한 병으로 무릎과 손목 손가락 발 등의 단순한 관절통이라든지 근육통에 대해 한정시켜 이야기하기로 한다. 즉, 본래의 상태는 류머티즘이 아닌 경우이다.

이러한 관절과 근육의 아픔을 방치해 두는 사람도 있으나, 좀처럼 잘 낫지 않는다. 그러한 사람은 피부에 붙이는 자기치료기를 사용해 보는 것도 좋을 것이다. 붙이는 방법은 자신이 아프다고 생각되는 곳 또는 손가락으로 눌러 아픈 곳에 붙이며 아픈 곳 주위를 에워싸 붙이는 것도 좋다. 위 도표는 슬(膝)관절통의 경우이다.

붙인 상태로 놓아두면 적어도 아픔 그 자체는 일주일쯤 되면 급속히 가벼워진다.

보통 관절통과 근육통은 생명에는 별로 이상이 없다 하여 방치하는 경우가 있는데 이것은 좋지 않다. 이와 같은 증상이 계속될 때에는 전문의사에게 진찰을 받아야 한다.

4. 현대병에 효과

자율신경실조증이란?

초조하다, 나른하다, 땀이 난다, 잠을 못잔다, 현기증이 난다, 두통이 난다, 이러한 것들이 자율신경실조증의 대표적인 증상이다.

자기결핍증후군은 자율신경실조 또는 그의 부분적인 증상을 포함하는 것이다. 이 장에서 말하는 여러 가지 병과 증상은 자율신경실조증이라 해도 좋은 것도 있겠으나, 자기를 사용하여 좋아졌다는 점으로 보아 반대의 의미로 자기결핍증후군이란 이름을 붙인 것이다.

다른 병원에서 자율신경실조증이란 병명으로 진단을 받고 치료해 왔으나, 전혀 좋아지지 않았다고 말하며 나의 병원을 찾아오는 환자가 많다.

39세의 가정주부도 그 중 한 사람이었다.

그녀는 전에 갑상선의 병을 앓았는데 갑상선의 병 기능이 고조되면, 반드시 자율신경의 실조를 수반한다. 그녀는 갑상선의 부기도 내렸기 때문에, 대체로 정상적인 상태로 되돌아가 있었으나, 갑상선 기능이 고조되었을 때 자율신경의 실조증이 남아 있었다. 그것 때문에 증상을 호소하고 있었는데 목이 제일 아프다는 것이었다.

그래서 그녀에게 자기목걸이를 사용하도록 했더니, 목의

아픔은 물론이고 자율신경 실조의 증상도 거의 없어졌다.

자율신경실조증도 몸의 불균형에서 오는 병이므로 몸을 무리하게 사용해서는 안 되는 것이다.

이러한 경우의 환자에게는 정신 분석적인 치료법, 암시적인 치료법, 약물투여법 등 여러 가지가 있으나, 나는 자기치료법도 하나의 훌륭한 치료방법이라고 생각하고 있다.

만성변비에 특별한 치료효과

속칭, 만성변비의 대부분은 이완성변비로서 대장의 기능이 약하기 때문에 일어나고 있다.

변비의 구조를 다음과 같이 간단히 설명한다.

먹은 음식은 장에서 영양분이 흡수되고 대장에서 수분이 흡수되어 대변이 되며, 점점 S자형의 결장(結腸)에 괴었다가 직장(直腸)으로 보내진다. 직장의 내압(內壓)이 30∼40mmHg 이상이 되면 직장에 와 있는 지각신경의 흥분이 척수(脊髓)를 중개로 해 대뇌에 전달되며, 반사적으로 항문 괄약근(括約筋)이 느슨해 지면서 배변이 일어난다.

그런데 직장에 와 있는 지각신경의 감각이 둔해지거나 반대로 항문 괄약근이 충분히 늘어나지 않을 때에는 변비가 일어난다.

아침식사 후 변을 보고싶은 생각을 억제하고 배변을 참는 버릇도 만성변비에 속한다.

변비에는 거대결장증(巨大結腸症)과 장협착증(腸狹窄症) 등 장의 이상으로 일어나는 경우도 있으므로, 변을 못보고

기분이 나쁠 경우에는 의사의 진단을 받아 원인을 밝혀두어
야 한다.

여기에서 대상으로 하는 만성변비는 대장의 긴장이 약해
졌기 때문에 일시적으로 일어나는 변비인 것이다.

이에 대한 예방으로는 우선 적당한 운동과 식이요법이다.
가벼운 마라톤이나 줄넘기 등의 운동을 하고 식사는 수분과
섬유가 많은 음식과 과일을 많이 먹어야 한다.

약보다는 습관성이 되지 않도록 주의를 요한다. 이러한
상태에서는 자기복대를 사용해 보는 것이 좋다.

자기복대는 반대 방향으로, 자석이 들어있는 쪽을 배에
대고 있으면 만성변비가 완치된다. 이것은 자기작용 때문인
지 복압(腹壓)이 멈추었기 때문인지는 분명하지 않으나 냉
증이 완치된 사람도 있다.

자기에는 피부온도를 높이는 기능이 확실하므로, 허리와
복부가 따뜻해지는 것도 당연하나 생리적인 원인은 아직 확
실하지 않다.

예방으로서 하루에 한번은 화장실에 꼭 간다는 올바른 배
변 습관을 익히는 것을 잊어서는 안 된다.

불면증을 해소하기 위해

도시 사람들은 소음 공해로 피로하지 않는 사람이 없다.
그리고 일이 바쁘기 때문에 잠자는 시간이 충분하지 못하
다.

정해진 수면시간이 별도로 있는 것이 아니다. 보통사람은

나폴레옹과 같은 천재가 아니므로 7시간 정도를 자지 않으면 수면 부족이 된다. 속히 잠들고 수면을 잘 하려면 자기목침과 자기요의 이용을 권하고 싶다. 그리고 자기의 작용으로 자고 있는 동안에 어깨 결림과 목덜미의 아픔도 낫는다.

자기목침의 재료는 유리와 도기(陶器)인데 예로부터 목침은 부드럽지 않고 오히려 딱딱한 쪽이 좋다고 하였다. 그 이유는 부드러우면 혈관을 직접 눌러 혈액 순환을 방해하기 때문이다.

자기목침의 높이는 13cm 정도가 적당하다. 예로부터 "장명삼촌 악사촌(長命三寸 樂四寸)"이라는 말과 같이 목침은 지나치게 높은 것이나 얕은 것도 좋지 않다.

자기요는 두터운 홑이불 속에 자석을 수 십개 정도 넣은 것이다.

수면 부족을 호소하는 사람에게 문의해 본즉 낮잠 자는 습관이 많이 있다.

수면시간의 깊이에는 개인차가 있지만 낮에는 피로해 질 때까지 몸을 움직여야 한다. 그 밖의 마음가짐으로는 기분을 여유있게 가지고 초조하지 않고 천천히 일을 하는 생활리듬을 만드는 것이다.

적당한 운동은 물론이고 목욕을 하거나 너무 자극적인 식사를 주의한다.

이것만으로도 불면증으로 병원에 갈 일이 없어질 것이다.

만약 불면증이 오래 지속될 경우에는 신경과 병원에 가서 진찰을 받아보는 것이 좋다.

진료기록 카드가 가르쳐 주는 자기의 효과

두통과 두중감으로 고생하는 사람이 대단히 많다. 이러한 사람은 자기목걸이가 잘 치료된다. 최근에 진찰기록카드에서 몇 가지 예를 찾아 보았는데 환자는 모두 여성들이었다.

35세의 여자가 가끔 두통이 난다고 호소하여 뇌파검사를 하고 머리 X레이를 찍어 검사를 해봐도 아무 이상이 없었다. 혈압도 정상이었고 그밖에 눈과 귀 등의 신체적인 병도 발견되지 않았다.

이렇게 되면 상습성 두통이라고 밖에 생각할 수 없으므로 병의 상태가 악화되는 것은 아니다.

이러한 환자에게는 두통을 없애기 위한 진통제를 주고 아플 때에만 복용하도록 지시하는데 그 여자에게도 이와 같이 하였다. 그러나 구리스를 마시면 잠시 두통이 가라앉는데 조금 지나면 머리가 아파온다고 해서 1300 가우스의 자기목걸이를 걸어보도록 하였다. 그 후 3일째 되는 날에 여자로부터 두통이 깨끗하게 나았다는 소식을 들었다.

또 41세의 한 여자는 일찍 아이들의 뒷받침도 끝나고 한가롭게 지내는 환경인데도 머리가 꾹꾹 쑤시고 두중감이 심하다는 것이었다.

그 여자의 경우도 두중감이 심하다 해서 앞의 여자와 같이 여러 가지 검사를 해 보았으나 별다른 이상이 없었고 정신적인 고민 같은 것도 없었다. 그래서 같은 자기목걸이를 사용토록 해 보았는데 사용한지 4일쯤 되니까 두중감이 없어졌다는 것이었다. 그녀에게는 진통제도 함께 주었으나 그것은 거의 복용하지 않았고 그 후 두 여자의 건강은 매우 좋아 보였다.

"현기증"은 먼저 원인 해명을

얼마 전에 정강현(靜岡縣)에서 왔다는 중년여성이 "중천(中川)선생에 관한 소문을 신문에서 보고, 현기증 치료를 받으려고 왔습니다."하여 놀랐다. 、

먼저 이비인후과에서 귀의 장애가 있는지를 조사의뢰해 보았으나 이 사람에게는 평형감각의 이상은 발견되지 않았다.

현기증의 전형적인 것은 메니엘씨증후군이다. 이 병은 현기증 이외에도 귀와 목과 난청을 수반하는데 이것은 매우 고질적인 병이며 발작적으로 일어나고 또 완치되기 어렵다.

그러나 이 환자의 경우는 현기증이라 하지만 메니엘씨증후군 등 귀속의 질환으로 인한 것이 아니고 가벼운 것임을 알았다.

그래서 그녀에게 자기목걸이를 사용하도록 권유하였고 현기증을 진정시키는 약도 같이 주었는데 얼마 후 엽서로 증상이 좋아졌다는 소식을 전해왔다. 그후 아무 말도 없는 것을 보면 경과는 좋은 것 같으나 약이 효과가 있었는지 또는 자기목걸이에서 효과가 있었는지 아니면 둘을 함께 사용해서 효과가 있었는지는 확인하지 못했다.

이밖에도 자기목걸이에 의해 현기증이 일어나지 않게 됐다는 경우는 많이 있었다.

왜, 족저판이 좋은가?

나는 하루에 몇 걸음씩 걷고 있는가를 조사해 보았다. 허리에 보행계기를 달고 집에서 병원까지, 그리고 병원에서 집으로 돌아갈 때까지의 보행수를 약 일개월 동안 계산해 보았는데 평균 하루에 4,500보 정도로, 걷는 운동이 조금 부족하지 않나 생각하고 있다.

일본 사람들의 하루 평균 보행수는 5,000보 정도라는 것이다.

그러므로 일본 사람들의 발이 약해졌다는 것이고, 또 몸의 노화는 발에서부터 온다고 하는데도 걷는 것을 현대인들은 지나치게 싫어한다.

발이 무겁다거나 나른하다고 하는 사람들은 자동차나 승강기를 되도록 사용하지 말고, 발을 사용할 것을 권하고 싶다.

아무래도 발이 나른하다고 하는 사람에게는 자기족저판을 사용하는 것이 좋다. 이것은 부드러운 자석이 들어 있고 상당히 섬세하게 만들어져 있으므로 이 족저판을 양쪽 발에 대면 발바닥 장심에 자석이 살짝 닿는다. 발바닥 장심이란 발밑의 움푹패인 부분이며 이곳은 용수철 같은 기능을 하고 있다. 발바닥에 장심이 되어 있지 않은 발을 편평발이라고 한다.

발바닥 장심은 유아기에 형성되는데 최근 도시 어린이들의 형성율은 농촌 어린이에 비하여 늦어지고 있다. 그 이유는 자유로이 활동할 수 있는 곳이 없기 때문이다.

그리고 족저판은 신을 신고 발을 살짝 밟으면 자석에 꼭 닿으며 발을 들면 발바닥과 자석이 조금 떨어지므로 걸을 때마다 인체에 작용하는 자석의 강도는 변화하게 된다.

자기족저판을 대고 자는 사람도 있다. 이런 경우에는 발의 나른한 것은 물론이고 냉증에도 효과가 있다고 한다.

그 밖에 골프를 치는 사람에게도 애호가가 많다. 이 자기족저판은 16년 전에 제조, 판매허가를 받고 있었는데 다음 해 대만에서 열린 만국박람회 때 넓은 회의장을 많이 걸어도 이것만 대고 있으면 피로하지 않아 평판이 아주 좋았다.

자기족저판이라 해도 구두 안쪽과 자기샌들에 대해 아직 테스트해 본 적은 없으나 편평족의 사람들에게도 좋을 것이다.

전신 피로는 이렇게 극복한다.

나의 근처에 사는 사람으로 어느 대학 수광학(手光學)기계 메이커 과장이 아직 40세 전이라고 하는 데도 요사이 원기가 없어 매일 30분 정도 낮잠을 잘 수 있었으면 좋겠다는 말을 나에게 하였다.

"어찌된 일입니까?"

"아니! 매일, 피로하고 더구나 피로가 이튿날까지 남아 있습니다."

성인 세 사람 중 한 사람은 반은 건강하다고 하지만 나머지는 전신피로가 대표적인 증상인 것이다.

내가 진찰을 해본 것으로는 "몸의 여기저기가 이상은 하지만 의사에게 진찰을 받을 정도는 아닌데도, 자신은 건강하지 않다."는 인식을 가지고 있다.

반(半) 건강한 사람은 비교적 많이 있다.

"피로"는 "아픔"과 마찬가지로 당사자 이외에는 아무도 모르는 것이다. 과로와 수면부족으로 피로해 있으면 휴식과 휴양을 충분히 취한다거나 수면을 보충하면 낫겠지만 환경 자장의 부족에서 오는 것이라면, 그것으로는 좋아지지 않는다.

정신적 피로를 호소하는 사람 전부가 자기결핍증으로 인해 일어난다고는 말할 수 없지만 그 가운데에는 자기를 작용시켜보니 좋아지는 사람이 많았다. 만성적으로 전신 권태증을 호소하는 사람은 자기목걸이나 자기복대가 좋으므로 다소의 투자가 되어도 해볼 가치가 있는 것 같다.

또, 이렇다할 병은 없는데도 피로해지기 쉽다는 사람은 정신피로의 탓이므로, 가능한 한 기분전환을 해야 한다. 울적한 마음을 적극적으로 바꾸는 일에 정신을 써야 할 것이다.

즉, 살아가는 방법과 마음가짐을 바꾸어 보는 것도 좋은 방법이다.

정신건강 문제를 설교하는 것 같으나, 현대인들에게는 마음가짐이 중요하다.

한 번 밖에 없는 인생이 전혀 무취미하다고 해서야 되겠는가? 이렇게 말하는 나도 어느 쪽인가 하면 무취미한 외골수로 살아왔는데 최근에는 되도록 골프장에도 다니고, 여행할 때에는 사진 촬영도 하고 있다. 8mm 사진을 다른 사람

에게 보이는 것도 취미의 하나로서 머리를 식히고 몸을 움
직이면 잠을 잘 자게 된다.

또, 한결같은 마음으로 TV나 라디오 방송을 들으며 영어
회화 공부를 시작하였다. 이것은 취미라기 보다 공부가 되
는 것이며 솔직하게 말하면, 최근 국제학회에서 사회를 맡
아보지 않으면 안될 처지이기 때문에 공부를 했지만 유창하
게 말하는 인상을 준다는 것은 즐거운 일이라고 생각한다.

제 3 장
이와 같은 효과는 어떤 원인 때문인가?

– 실증자료에서 나타난 유효율의 증명 –

1. 유효율 70~90% 증명

객관적 자료가 나타내는 효능

모든 것을 의학적으로 검토할 경우 환자에게 사용하도록 하니까 좋아졌다, 또는 몇% 좋았다는 말로는 치료효과의 증명이 되지 않는다. 의사로부터 권유받고 붙여 보았다, 다른 사람으로부터 좋다는 말을 듣고 구입하여 사용해 보았더니 효과가 좋았다고 해도 그것은 일시적인 심리적 기분일 수 있다.

그래서 객관적인 자료로서 자기밴드, 자기목걸이, 자기복대, 피부에 붙이는 자기치료기(자기플라스틱)에 대한 설명을 하려고 한다.

① 어깨결림에 대한 자기밴드의 시험에 의한 유효율은 1959년 10월부터 다음해 10월에 걸쳐 4개의 철도병원 (중앙철도병원, 대궁, 전단, 천엽)의 협력을 얻어 시험을 해보았

다. 즉, 외형상으로는 자기밴드와 같이 보이지만 사실은 자기가 들어있지 않는 위조물의 완(腕)밴드를 만들어 1809명에게 붙이도록 하여 시험해본 것이다.

그런데 위조물을 만들어 비교 실험하려고 할 때 매우 곤란한 일이 일어났다. 자기가 없는 밴드는 환자가 핀을 대보면 즉시 알게 되므로 무엇인가 다른 방법을 찾지 않으면 곧 탄로나게 되어 있었다. 그래서 겉으로는 전혀 변함이 없도록 밖에만 자석이 있고 안에는 자석이 없는 것으로 즉, 인체에 작용하지 않는 동체인형(胴體人形)을 만들어 시험하였다. 내측에 자력이 없으면 몸에 영향을 미치지 않으므로 효과가 없다.

이렇게 해서 470가우스의 진짜를 붙인 사람이 1,163명, 위조물 가짜를 붙인 사람이 646명인데 어느 쪽이나 어깨결림의 증상을 호소하는 사람에게 테스트를 해보았다.

일주일 후에 어깨결림에 대해 들은 바를 집계하니 진짜의 유효율이 40.9%, 가짜는 6.34%로 나와 양자의 차이는 34%나 되었다.

이 차이는 통계학적으로 의미가 있는 차이였다. 즉 자기밴드로서 낫느냐 안 낫느냐의 판정은 나타난 숫자를 통계학적으로 처리해 유효율을 정하는 것인데, 어깨결림에 자기밴드가 효과가 있음이 명백히 나타났다.

동체인형의 밴드가 낫는다는 6.34%의 숫자는 이른바 "심리적 효과"라는 것이다. 동체인형 일지라도 의사로부터 "받았다"는 이유만으로 나은 것 같은 기분이 드는 것이다.

그래서 목걸이의 경우는 다른 방법을 사용할 필요가 있었다. 이에 대해서는 동대(東大) 의학부에서 시행한 시험을 소개하려고 한다.

1,300가우스의 자기목걸이와 200가우스의 것과를 비교한 시험이었다.

어깨결림의 환자가 1,300가우스의 것을 붙이고 '잘 낫다' 및 '낫다'라고 대답한 사람은 60명 중 25명(41.7%)이었고 200가우스의 것을 붙이고 '마찬가지'라고 대답한 사람은 42명 중 8명(19%)이었다. 이것은 통계학적으로 매우 의미가 있는 차이다.

또 다른 테스트 방법으로 다음과 같은 것이 있다. 자기목걸이를 최초 일주일 동안 걸도록 하고, 일주일 후 여러 가지 이유를 붙여 모양은 같지만, 자기가 없는 목걸이로 바꾸고 또 일주일 후에 자기가 있는 목걸이를 걸도록 한다. 이와 같은 일을 되풀이하면서 몇 사람을 테스트하였다.

이러한 테스트로 자기 있는 목걸이의 어깨결림에 대한 작용은 75%이었고, 자기가 없는 목걸이는 24%였다는 보고가 있었다.

이렇게 해서 자기의 효과인지 아니면 심리적인 효과인지에 대해서 더욱 조심스럽게 연구하고 있다.

② 어깨결림에 대한 자기목걸이의 유효율에 대해서는 좀 다르다. 자기의 복(腹)밴드는 환자를 속여 시험해 볼 수 있으나 목걸이로는 곧 폭로되기 때문에 시험이 불가능하다.

1976년 1월부터 5월에 걸쳐 이스즈병원에서 어깨결림이 심한 환자 166명에게 700가우스의 자기목걸이를 걸도록 하고 조사하였는데 이에 대한 회답은 다음 5항 중 어느 하나를 택하도록 하였다.

[표2] 효과가 나타나기 시작한 날

효과가 나타나기 시작한 날	인수	비율(%)
제 1 일	21	12.7
제 2 일	31	18.7
제 3 일	45	21.7
제 4 일	12	7.2
제 5 일	47	28.3
계		88.6

① 대단히 잘 낫다 ② 낫다 ③ 조금 낫다 ④ 별로 낫지 않았다 ⑤ 대답없음

10일 후에 앙케이트를 집계하니, ① 51명 ② 67명 ③ 38명 ④ 10명 ⑤는 0

이로써 ③의 "조금 낫다"는 사람 이상을 유효율이라고 한다면 94%이고 ②의 "낫다"는 사람 이상을 유효율이라고 한다면 71.1%가 된다.

자기밴드의 조사는 지금으로부터 20년 전의 일인데 이 테스트에서는 단순히 낫느냐 안 낫느냐 만을 조사한 것이므로 유효율이 낮은 것이었다. 그리고 일주일 후의 회답을 근거로 했다면 문제도 있다. 또 목걸이는 자력도 강하고 극소작용과 원격작용이 함께 하므로 유효율로서의 숫자가 서로 다르다.

다음에는 작용시간에 대해 설명하려고 한다. 목걸이의 앙

케이트 조사에서 효과가 나타난 날에 대해 조사해 보니 위의 도표와 같이 나타났다.

이 앙케이트는 ③의 "조금 낫다"라고 대답한 것 이상을 유효로 하였다. 유효라고 대답한 사람은 제1일째에는 12.7%였고, 3일간 연속 사용한 결과 비로소 53.1%의 유효율이 되었다. 즉, 짧은 기간의 효과는 그다지 없고 3일쯤 계속 사용하지 않으면 효과가 나타나지 않는 것이다.

심리적 영향을 어떻게 판단하는가?

이 조사에서 자기목걸이는 700가우스의 페라이트자석을 사용했는데, 보다 강한 1,300가우스의 희토류(希土類)자석을 붙인 자기목걸이로 습관성 어깨결림의 환자 120명에게 똑같은 조사를 해보니 "조금낫다" 이상을 유효율이라고 한다면 89.2%로 나왔고 "낫다" 이상을 유효율로 보면 53%가 되며 이것은 일주일 후의 숫자인 것이다.

역시 자기가 어깨결림에는 확실히 유효하다는 것을 알 수 있다.

"낫다"라거나 "대단히 잘 낫다"를 "유효"로 했을 경우 먼저 문제가 됐던 심리적 효과는 최저기준으로 본다. 최근 미국의 FDA(미국식품의약품국)에서도 일본제 자기치료기 효과에 대한 시험을 했는데 유효율은 90%이며 심리적 영향은 13%라고 발표됐다.

이상과 같은 내용을 미국 FDA의 요청을 받아 도미해 시험을 하고 일본의 상황을 설명한 다음 돌아왔다.

그 당시 유효율과 심리적 영향에 의한 효과에 대해서도 일본의 연구결과를 설명했다. FDA로부터는 아직 정식발표는 없으므로 유효율과 심리적 영향은 전술한 바와 같다고 보아야 한다. 모든 자기치료기의 심리적 영향은 이 정도의 효과만 인정해도 충분할 것이다.

자석이 없어도 잘 낫는 사람이 15% 정도는 있는 셈이다. 이 일은 자기치료기에 국한된 일은 아니다. 약제에서나 다른 치료법에서도 상대가 인간인 이상, 반드시 있는 일이다.

③ 복대의 요통에 대한 유효율

자기치료 중에서 복부에 대는 것은 요통 등에 대단히 잘 낫는다. 우리 병원의 사무담당자는 "선생님, 복대를 환자에게 주었더니 그후 다시 오지 않기 때문에 병원은 적자가 나겠습니다."라고 농담을 할 정도였다.

진찰도 받지 않고 무조건 자기복대와 목걸이가 필요하다고 하는 사람이 있다.

병원에서는 환자의 치료를 위해 자기치료기를 사용하고 있는데 "이스즈병원에서는 자기치료기를 나누어 준다."라는 평판이 먼 곳에까지 전파된 것 같다.

나누어 주는 것이 아니라 진찰의 결과, 확실하게 말한다면 처방을 한 것이다.

이것을 팔고 있는 곳은 약국이다.

환자들이 자신의 판단으로 결정해도 좋으나 가능한 의사의 진단을 받고 난 후 결정하면 좋겠다.

어딘가 상태가 나쁜 사람은 당연히 의사의 진찰을 받아야 하지만 자기치료에 이해가 있는 의사는 드물며 전문의의 진찰을 받기 위해 병원을 찾으면 시간이 많이 필요하다.

"3시간 기다려 3분간 진찰"이라는 말이 있으나 이것은 과장된 것이고 보통 한 두 시간은 기다리게 된다.

자각증상이 강하고, 어떤 형태로든 일할 수 없는 경우에는 별문제로 하고 허리가 조금 아픈 정도라면 가볍게 진찰을 받고 원인을 규명해 보는 것이 매번 그와 같은 일이 반복되리라고는 생각할 수 없다.

하는 수 없이 민간요법과 치료기에 의지하게 되는데, 형편이 나쁠 때에는 의사의 진찰을 받도록 권고하고 싶다.

그리고 의사의 지시에 따라 치료를 받는 것과 병행하여 자기치료를 하면 부작용도 없고, 또 다른 치료법의 효과를 약화시키는 일도 없다.

그래서 1970년경부터 이스즈병원은 허리는 아프지만 뼈에 아무 이상이 없는 212명에게 자석이 24개 붙어 있는 800가우스의 자기복대를 두르도록 하고 조사하였다. 5%의 오차로 신뢰계수는 95%였다. 유효율은 62.7~75.1%였다. 신뢰계수가 95%라 함은 이 테스트를 만약 100만명의 사람에 대해 행했다면, 5%정도는 상 하로 편차가 난다는 것이다. 70%의 사람이 잘 낫다는 대답을 했다. 이것은 자기목걸이의 유효율과 대체로 같은 것이다.

④ 피부에 붙이는 자기치료기(자기플라스틱)의 아픔과 결림의 유효율에 대하여

피부에 붙이는 자기 치료기(자기플라스틱)라 함은 반창고의 가운데에 소형으로 직경 22mm, 600가우스 정도의 페라이트 자석을 붙인 것을 말한다. 이것을 아픔과 결림이 있는

곳에 붙인다. 1976년 5월의 조사에서는 1,378명 중 "조금 낫다"이상을 유효율로 한 신뢰계수 %에 의하면 92.1~95.4 %가 되었다. 따로 8,004명의 그룹을 조사한 즉 역시 신뢰계수는 99%이며 93.5~94.9%의 숫자가 나왔다.

수 많은 사람을 조사한 이유는 자기가 없는 것을 만들어 테스트할 수 없는 점을 커버하는 의미인 것이다.

이것도 "조금 낫다"라는 사람도 낫다는 가운데 포함시켰는데 그를 "낫지 않았다"라고 한다면 유효율은 80%가 된다. 피부에 붙이는 자기치료기에 의해 허리와 손이 아프다고 하던 환자가 좋아지고 있는데는 오히려 내가 놀라고 있을 정도이다.

그 밖의 자기치료기에 대한 자료도 많이 있으나 생략하겠다. 곁들여 말할 것은 신제품을 제조판매할 경우 둘 이상의 권위있는 병원의 자료를 갖추어 사업자는 후생대신(厚生大臣) 앞으로 신청을 한다. 이와같은 자기 치료기는 약사법의 대상이 되기 때문이다.

후생성은 임상자료를 '의료용구조사회'에 회부하여 이상유무를 분석한 후 수정을 요하거나 정지를 명령하게 된다. 물론 과학성이 확실하다고 인정될 때에는 허가된다.

의뢰를 받은 의사는 효과와 동시에 부작용과 심리적 효과에 대해서도 엄중한 테스트를 하지 않으면 안 된다.

후생성의 허가기준은 자기의 강도가 500가우스 이상으로 되어 있으며 최고치는 1,500가우스로 되어 있다.

무슨 근거로 그와 같이 됐는지 확실히 알 수 없지만 최대치는 대체로 좋다는 선을 말하고 있다.

〔도표 12〕 자기목걸이의 표면자속밀도와 유효율과의 관계

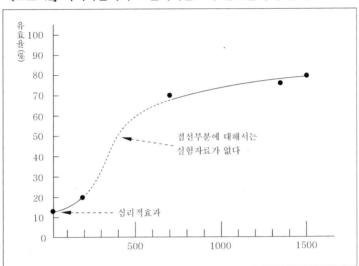

이유는 동대(東大) 물료내과(物療內科)의 시험으로 200가우스의 것이 19%의 유효율이었다. 또 700가우스의 자기목걸이가 70%, 1,300가우스의 것도 70% 정도였다. 심리적 영향이 15%이므로 도표와 같은 그래프가 나타나게 된다.

당분간은 지금과 같은 것으로도 충분하지만 장차 3000가우스 이상의 것이 시장에 나타날지도 모른다. 자성재료(磁性材料) 여하에 따라 달라지기 때문에 부작용 등의 문제에 대해서는 신중하게 검토되지 않으면 안 된다.

현재 민간요법으로 누구나 자유로이 사서 사용할 수 있는 약품과 치료기 가운데 이와 같은 엄중한 의학적 자료에 의한 뒷받침이 요구된 것은 별로 없지 않은가 생각된다.

이와 같이 자기치료기의 효과가 있다는 것, 부작용으로

인한 나쁜 영향은 없다는 것을 증명하는 수 많은 임상자료
가 후생성에 제출되었기 때문에 이 일에 대한 신뢰도는 매
우 크다고 봐야 할 것이다.

2. 부작용의 걱정은 필요없다.

이중맹험법(二重盲驗琺)이란 무엇인가?

자기치료기가 임상적으로 아무리 좋은 것이라도 뇨(尿)·
혈액소견(血液所見)·심전도 등을 조사해 인체에 부작용이
있다면 아무소용이 없으며 대단히 중요한 일이다.

먼저 자기치료기를 테스트할 경우에 유효여부는 무엇으로
결정하느냐 하는 것이다. 현재로는 자각증상에 의할 수밖에
는 없다. 즉 어깨결림이 얼마나 좋아졌느냐 하는 환자의 말
에 의지할 수밖에 없다. 현재 "어깨가 결린다"고 당사자가
말하지 않더라도 객관적으로 어깨결림이 발견되는 방법도
있기는 하지만 확실한 것은 아니다. 장래는 가능하게 될 것
이다.

모든 치료는 반드시 심리적 효과가 일정비율로 작용하는
것이다.

이 일은 유성물질(油性物質)에 대해서는 최근에 2중맹험
법이란 방법으로 조심스럽게 시행하여지고 있다. 이 방법은
유효성분율을 포함한 정제(錠劑)와 유효하지 않은 것(가용
성 전분)등을 포함한 외관상으로는 같은 정제의 두 종류를
만든다.

그리고 각 그룹에 따라 번호를 붙여둔다. 이때 몇 번이

진짜이고, 몇 번이 가짜인가는 유성물질을 주는 의사와 그 것을 복용하는 환자도 모른다. 많은 수에 대해 집계한 다음 진짜는 어느 정도 낫는지, 가짜는 어떠한지를 비교한다. 의 사나 환자도 몇 번이 진짜이고 몇 번이 가짜인지를 모르기 때문에 이중으로 장님이 되는 것이다.

이와 같은 방법으로 심리적 효과는 뚜렷하지만 인간에게 실시하는 이상 곤란한 일이 있다. 환자쪽에서 보더라도 효 과가 없는 유성물질을 몰래 마시게 해서는 안 되는 일이다. 그 때문에 최근에는 동일약효의 유성물질을 테스트할 때에 는 이미 약효가 알려진 유성물질을 기준으로 해 그와의 약 효를 비교하는 일도 있다.

자기치료기에 대해서도 2중맹험법을 실시하면, 대단히 명 백해지지만 자기가 있는지 또는 없는지는 누구에게나 알려 지기 때문에 예외적인 경우(자기 완(腕) 밴드의 경우)가 아 니고는 할 수 없다. 그래서 우리들의 시험에서도 비교시험 등을 시행하고 있다. 그러나 과거의 수 많은 시험으로부터 심리적 효과에 대해서도 다행히 알고 있다.

전기치료에 대해서도 똑같이 말할 수 있는데 전기치료에 서 심리적 효과가 어느 정도인가의 결정은 대단히 어려운데 그 이유는, 전기를 통해야 하기 때문이다.

통하지 않았을 때에는 치료를 받는 환자가 뚜렷하게 알기 때문이다. 그러나 전기치료에도 얼마간의 심리적 효과는 포 함되어 있을 것이므로 오히려 그 효과는 의외로 큰 것이다.

효과가 있느냐, 없느냐는 혈액과 소변검사로 판정하면 좋 다고도 생각할 수 있다. 그래서 이것은 불가능한 일이며 또 대단한 일이기도 하다.

왜냐하면 만약, 외부에서 시행한 치료로 혈액과 소변의 검사결과에 의해서 알 수 있는 정도라면 이것은 중대한 일이다. 하물며 사용 전에 정상이었던 사람이 검사결과, 예컨대 자기치료기를 사용했기 때문에 눈에 띌 정도의 변화가 있었다면, 그것은 바로 중대한 부작용이다. 왜냐하면 정상이 이상으로 됐기 때문이다.

그래서 필자는 자기치료기를 사용하기 전의 소변, 혈액, 심전도 등의 검사를 하고 사용하기 시작에서부터, 대체로 2주일 간격을 두고 같은 검사를 되풀이하여 2, 3회 시행하도록 한다. 그리고 이것이 아무 변동이 없으면 중대한 부작용은 없는 것으로 판단한다. 그리고 자각증상의 변화도 아울러 본다.

이와 같은 방법으로 점검을 해도 현재까지 500가우스~1,500가우스 정도의 자기치료기에는 부작용이 나타나지 않았다. 그런 이유로 현재 사용되고 있는 자기치료기에는 중대한 부작용이 전혀 없다고 주장하는 것이다.

지금, 자기치료기의 제조, 판매를 위한 허가를 얻으려면, 각 품목마다 이와 같은 테스트를 시행해야 하는 것이 기준으로 되어 있다.

자기치료의 과신은 금물이다

이상으로 왜 자기가 인체에 효험이 있는가에 대해 누누히 말해 왔는데, 마지막으로 종합하는 의미에서 자기치료의 특징을 구체적으로 정리해 보고자 한다.

① 만병이 낫는 것이 아니다

자기치료의 적응증은 자기결핍증후군의 경우인데, 그 중에서도 어깨결림과 요통 등에 가장 유효하다. 이러한 병적 상태의 일부는 정신적 변화로 인한 자율신경실조증의 하나가 나타난 것이다. 어깨의 근육과 허리의 뼈에 변화가 있는 것도 있으나 그것뿐만은 아니다. 오랜 시간 열심히 일을 했을 때, 어깨가 결리거나 허리가 아플 경우가 있다. 이것은 쉽게 낫지 않으므로 "나도 나이를 먹었구나……" 등등 투덜대기도 한다. 병원에 갈 정도는 아니지만 그렇다고 해서 좀처럼 좋아지지는 않는다. 결림은 아픔의 시초이다. 두 증상은 본질적으로는 아무런 차이가 없다고 생각한다.

이러한 병적 상태의 사람이 대단히 많다. "일본조사사"란 곳에서 "BBR"이란 레포트를 내고 있는데 거기에 침술에 대한 통계가 나와 있었다.

1975년 1월에서 1976년 6월까지 18개월 동안 조사한 것으로 조금 낡은 것이지만 전국적인 평균으로 보면 매월 28%의 가구에서 침술약을 구입하고 있다.

4개월 정도면 일본의 전가구가 사게 된다는 것이다.

이 침술약을 구입하여 사용하고자 하는 사람이 어깨결림과 요통으로 고생하는 사람들이라고 볼 수 있다.

후생성에서 인가한 자기치료기는 신체각부의 결림과 통증을 완화시키고 혈행을 좋게 한다고 메이커들마다 대대적으로 선전하고 있다.

[도표 13] 자기결핍증후군과 자율신경실조증 및 부정수소증

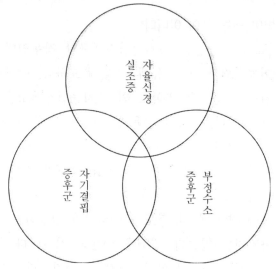

이것은 임상시험을 통해서 입증된 것으로서 결림을 없앤다는 것과 혈행을 좋게 한다는 것과는 다른 의미로 해석되어야 하겠다.

역시 자율신경실조증과 자기결핍증후군 및 최근에 말하는 부정수소증후군과의 관계는 도표를 참고하기 바란다.

위 도표에서 나타난 것 중에 3가지는 서로 중복되어 있지만 조금씩 엇갈리고 있다.

자기를 이용하여 자율신경기능에 변화를 줄 수 있는 것은 한센의 연구를 통해서 알 수 있지만 자율신경실조증이 모두 치유되는 것은 아니다. 자기결핍증후군 속에는 자율신경실조증과 부정수소증후군에 포함되는 것도 있고 포함되지 않은 것도 있기 때문에 이러한 3가지 증상은 각기 구분되어야

할 것이다.

② 유효율은 100%가 아니다.

자기치료기의 유효율은 평균 70~90%로 상당히 높은 효능을 나타내는데 비해 부작용은 20여년 동안의 연구결과에서도 전혀 나타나지 않았다.

③ 즉효성은 없다.

자기치료기는 감기약이나 진통제처럼 속효성은 없으며 적어도 3일 정도 연속적으로 사용함으로써 비로소 효과가 나타나고 대부분 일주일을 전후해 건강상태가 매우 좋아진다.

④ 자각증상은 호전한다.

예로서 자기목걸이를 얼마간 사용하면 심한 어깨결림도 좋아진다. 그러나 이러한 변화를 객관적으로 증명하기는 어려운데 이것이 자기기구의 단점이다.

혈압강하제를 복용하면 180의 혈압이 130으로 내려간 것을 혈압측정기의 눈금을 통해 확인할 수 있으나 어깨결림은 형태학적인 변화가 없기 때문에 단지 자각적으로 증상에 대한 변화를 느낄 수 있다. 이점을 가리켜 비과학적이라 말하는 사람도 있다.

진통제와 같은 약물은 복용효과를 계기로 확인할 수 없듯이 효과를 객관적으로 포착할 수 없다해도 자각 증상이 호전 된다는 것에 중요한 의미를 둘 수 있다.

순 학문적 방법으로서는 객관적 자료도 필요하지만 이러한 종류의 것으로는 그와 같은 것을 기대하기란 매우 어려우며, 아스피린을 먹고 통증이 멈추었다는 식의 객관적 증명은 누구에게도 확인시킬 수 없다.

유감스럽게도 현재까지 자기치료기는 의학계의 고아인 것이다.

때로는 자각증상의 호전만으로 지나친 과대선전이라고 반박하는 쪽도 있는데 우리로서는 충분한 자료를 수집하고 기술축적에 의한 연구로 새로운 치료법을 확립할 때까지 숨은 노력을 계속할 수밖에 없다.

암암리에 인체를 포함한 생체와는 아무런 관련이 없다고 말해 오던 것을 앞에서 논술한 바와 같이 결론을 내린 것이다.

그 후 20년 이상의 세월이 흘러 시험에 합격한 의사의 수도 많아졌으며 우리들의 연구 결과도 많이 발표되었다.

그러나 임상의 의사 수는 아직도 부족하므로 의학계에서 자기응용에 관한 연구가 활발히 진행되지 못하고 있다.

그런 속에서도 한편에서는 민간치료기로서 대단한 양을 보급하고 있는데도 무엇인가 이단자적인 취급을 받고 있다.

그러나 자기는 임상의학 측면에서 치료와 임상검사의 면에서도 필요한 물리현상이므로 의학뿐만 아니라 다른 과학의 영역 속에서도 연구자의 협조를 얻어 궁극적인 것까지 연구해 보고 싶다.

이 일에 대해서는 다행히도 지금까지 개인적으로 주도해 오던 연구회가 사단법인의 분과회로서 운영하게 되었으므로 폭 넓은 연구의 진전도 기대할 수 있다고 생각된다.

3. 자기치료 그 실증효과

사용체험자의 보고서 공개

자기치료기의 효과에 대해서 우리들이 시행한 연구와 경험한 효과에 대해 논술하였다. 그리고 20년 동안 공인된 치료기로써 제조·판매되고 있으므로 사용경험자가 많은 수에 달하고 있다.

이곳으로 의논차 오거나 또는 조언하고 있는 자기치료기의 메이커 관계자와 그리고 그 치료기에 대한 임상시험을 담당한 메이커 책임자에게 판매할 때에는 앙케이트 엽서를 첨부하도록 권고하고 있다.

판매할 때 앙케이트 엽서를 첨부해 이에 대한 사용자의 응답을 듣는 것은 다른 경우에도 흔히 행하여지고 있다.

예로서 책을 출간하고 독자의 감상문과 독후감에 대한 앙케이트를 받는 것 등과 같다.

이러한 방법은 판매한 물품에 대한 소비자의 반응을 알아보고 또 장차 상품의 우수성을 위해 품질개선의 중요한 참고 자료를 얻기 위한 방법이라고 생각된다.

자기치료에 관한 앙케이트 조사에서 나타난 것을 보면 자기치료기의 유효율은 약 70%이므로 30% 정도는 효험이 없었다는 대답이 나올 것이다.

효험이 있다, 없다는 무엇을 기준으로 정해지는가? 이것은 간단한 것 같으면서도 어렵다. 결림에 대해 상당히 낫는 것이 특징이지만 그와 같은 치료기의 효과는 자각증상에 의한 느낌으로 결정할 수밖에 없으므로 유효성에 관한 회답에는 개인차가 심하다.

예로서 "잘 낫다, 낫다, 조금 낫다, 나은 것 같다, 낫지 않다"로 효과의 정도를 분류했을 때 "낫다" 이상을 유효로 하느냐 "조금 낫다"는 대답을 기준으로 하느냐에 따라 유효율의 %는 달라진다.

또 효과의 정도와 사용자 본인이 만족하느냐의 여부와는 아무 문제가 없다. 즉, 조금 낫다는 경우에서 만족하는 경우도 있고 그렇지 못한 경우도 있다.

또 "낫다"인지 "조금 낫다"는 것인지 대답하는 사람에 따라서도 상당한 개인 차가 있다.

따라서 이와 같은 효과의 정도를 통계적으로 관찰하기 위해서는 될 수 있는 한 많은 수에 대해 처리할 필요가 있는데 가장 좋은 것은 이중맹험법에 의하는 것이 가장 과학적이라 말할 수 있다.

그러나 이러한 테스트는 한정된 시간과 범위내의 테스트인 것이다.

이와는 반대로 생산 메이커들이 시행하고 있는 앙케이트 조사는 대단히 장기간에 걸쳐 광범위하고 그 수도 대단히 많다. 따라서 효과에 대한 판정에도 특별한 의미를 가지고 있다.

자기에만 의지하면 부적당한 경우도 있다.

이러한 사정을 과거에도 경험한 일이 있다. 약물 등으로 처음 팔리기 시작할 때는 대단히 유효하고 작용하는 방법도 뚜렷하다. 경우에 따라서는 어떤 병에는 이 약만 있으면 치료되는 것이 아닌가 기대하면서 3년, 5년, 사용하고 있는 동안 어느새 약효가 없어져 사용하지 못하게 된 예가 있다.

이러한 일은 약을 사용하는 의사가 암암리에 유효도를 판정하고 있는 결과에서 벌어진 것이다.

그것을 사용하는 의사가 통계적 관찰을 행하는 것이 아니고 환자의 반응에 의해 판정하는 것이다.

이것이 의사의 사용경험이며 중요한 것인데 자기치료기는 메이커에서 시행하는 조사가 바로 이에 해당하는 것이다.

메이커가 자기제품에 대한 부당한 앙케이트 조사는 무가치한 것으로 생각하여 처음부터 부정할 수 없는 것이다.

특히 사용자는 그 메이커의 제품을 자기 돈을 지불하고 구입한 사람이기 때문에 메이커에 대한 호의적인 말은 할 필요가 없는 사람들이다.

그런 의미에서 어느 정도 평가는 내릴 수 있다고 생각되어 메이커 사람들에게 끈기있게 앙케이트를 수집하고 이를 통계적으로 정리해 이후의 참고자료로 활용하도록 조언하고 있다.

그리고 자기에 의해 혈행이 좋아진다는 실제 효과로서 여러 가지 일이 생각난다. 그것은 혈행이 나쁘다는 것 때문에 일어난 증상의 개선을 위해서 유익하다고 생각되기 때문이다.

예로서 아픔의 일부도 혈행 장애로 인해 일어나고 고혈압증도 협심증과 함께 넓은 의미에서는 혈행장애인 것이다.

그렇다면 위와 같은 병의 치료목적에 꼭 자기치료기를 사용해야만 효과를 기대하느냐 하는 것인데 나는 별로 기대할 것이 못된다고 생각한다.

그 이유는 고혈압과 협심증은 자기치료기에 의할 것이 아니고 전문의의 치료를 받고 상태를 관찰해야 하고, 성급한 판단으로 치료할 것이 아니라 자각증상이 없다고 해서 상태가 좋다고 보아서도 안 된다.

고혈압의 경우는 혈압이 내리면 안심하게 되는데 뇌출혈 신장병 등의 병 발생을 예방하는 것이 더욱 중요하기 때문이다.

또 고혈압 환자에게 자기완밴드를 끼도록 하고 혈압을 내리는 작용이 있는지를 시험한 일도 있었으나 고혈압 환자라도 혈압이 내린 것은 37% 정도로서 정신적 영향에 의한 유효율 15%를 빼면 순수 유효율은 22%가 되므로 실제로는 혈압을 내리는 작용이 아니다.

또 혈압을 내리기 위해서는 식생활과 일상생활상의 절제가 중요하기 때문에 만일 자기치료기에 의해 혈압이 내린다 해도 그것에만 의지할 것은 못된다.

사용자로부터 메이커에 대해 그와 같은 증상에 효과를 보았다는 편지가 수 없이 와 있기 때문에 그 일부를 여기에 싣고 그와 같은 일이 비교적 빈번하게 일어나고 있는지, 또 기대해도 좋은지에 대한 생각을 기술해 본다.

여기에 열거한 자기치료기는 자기복대, 자기목걸이 및 피부에 붙이는 자기치료기(자기플라스틱)이다.

이것은 현재에도 환자에게 사용하도록 하고 있기 때문이다.

4 . 나는 이런 치료방법으로 요통을 완치시켰다.

■ 발의 저림이 없어지고 계단 오르는 것이 어렵지 않다.

나는 주조공으로 회사에 근무하고 있습니다. 1월초부터 허리가 아프고 또 발이 저리는 등 하루일을 끝마치고 취침하게 되면 더욱 통증이 심했는데 친구로부터 자석이 붙은 복대 이야기를 듣고 구입해서 사용해 보니 기분도 좋아지고 사용하는 동안에 허리의 통증도 없어졌고 발의 저림도 사라져 계단을 오르내리는 것도 대단히 편해 매우 기뻐하고 있습니다.

정강현의 H.H(남)

■ 허리가 편안해 졌다.

나의 경우는 대단히 효험을 보았다고 생각합니다. 지금도 매일 자석이 붙은 복대를 사용하고 있습니다.

주위 사람으로부터 소개받아 사용해 본 후 아직 20일 정도 지났는데 허리가 매우 편안합니다. 이후에도 계속 사용하려고 생각하고 있습니다.

청삼현의 K.N(여)

■ 갱년기 증상의 고통에서 해방되었다.

나는 연령이 갱년기로서 항상 어깨결림, 요통으로 고생하고 있었는데 자석이 붙은 복대를 하고 난 후부터는 어깨결림과 요통이 전혀 없었으며 매일매일 쾌적하게 지내고 있습니다. 게다가 겨울에는 따뜻하기도 하여 지금은 착용 안할 때가 없습니다.

자성현의 H.M(여)

■ 편안하게 혼자서 일어난다.

저는 일상생활에서도 그렇습니다만 특히 생리전후 10일간은 아침에 일어나면 허리가 아파서 좀처럼 일어날 수가 없을 정도였습니다.

병원에 한달 가까이 다니면서 전기 침술로부터 주사, 지압까지 받아 보았으나 효과를 보지 못했습니다.

그러나 자석이 붙은 복대를 사용한 후부터는 점점 상태가 좋아지기 시작해 지금은 아주 편안하게 되었습니다.

기구를 이용하지 않고도 거뜬히 혼자서 일어날 수 있게 되었습니다.

장야현강곡시의 S.Y(여)

■ 굽은 허리가 펴졌다 .

저는 대동아 전쟁 때에 등뼈를 부상당해 40세부터 허리가 아파 펼 수 없게 되었습니다. 모든 치료를 해보았지만 별 효과를 얻지 못했습니다.

그런데 작년부터 자석이 붙은 복대를 사용한지 1 년이 되었는데 지금은 씻은 듯 통증이 사라지고 굽었던 허리도 거짓말처럼 펴졌습니다.

북해도상천군의 S.Y(남)

■ 많은 병원 비용에서 해방되었다.

고등학교 다니는 우리 아이가 요통증에 걸려 병원을 전전하며 많은 병원비 지출로 생활에 어려움을 겪었으나 자석이 붙은 복대를 착용하고부터는 아주 좋아져 지금은 건강한 모습으로 열심히 공부하고 있습니다.

저도 긴 세월 동안 요통으로 고생을 겪어 수 없이 많은 병원을 찾아 다녔으나 별 효과를 보지 못한 채 지내왔는데 2개월 전부터 자석복대를 착용한 후 4, 5 일이 지나 효과가 나기 시작하여 갈수록 상태가 호전되어 지금은 한적한 나날을 보낼 수 있게 되었습니다. 아내도 어깨가 결리고 허리가 아파오는 증상이 있어 자석이 붙은 복대를 사용하게 해본 결과 그후 다시는 통증에 대한 이야기가 없었고 딸에게도 권하는 등 자기복대의 효과에 더욱 관심을 갖게 되었습니다.

이와끼시의 M. N(남)

■ 3일째에는 아픔이 없어졌다.

저는 지난번에 구입한 4열 16개의 자석이 붙은 복대를 2개월 전부터 사용하고 있습니다. 처음에는 오른쪽 허리의 신경통 같은 통증을 치료하기 위해 사용했는데 3일째에는 아픔도 없어지고 그후 다시는 요통이 일어나지 않았습니다.

그리고 다리 근육통과 팔 상부로부터 어깨 앞까지 아픔이 올 때는 환부를 자석으로 싸듯이 붙이고 하루 밤을 자고 나면 다음날 아침에는 완전히 나아 있었습니다.

눈에 보이지 않는 자석의 침투력은 실로 신비하다고 생각합니다.

또 하나 놀랄 만한 일이 있습니다. 저는 현재 기관지 천식으로 고통받고 있는 환자입니다. 10년 동안이나 기관지 천식으로 고생하며 병원과 약 등 온갖 치료 방법을 동원했지만 천식을 치료할 수 있는 약은 없었습니다.

계절이 바뀔 때, 기후의 변화, 매연과 공해, 선천적인 유전 등이 겹쳐 이병에 시달리고 있는 본인과 가족이 계속 증가하고 있습니다.

천식은 사망에까지는 이르지 않는다고 하지만 발작하면 그 고통은 다른 사람이 상상하기 어려울 정도입니다.

천식의 발작에는 먼저 가슴에 압박감이 찾아 들며 호흡이 곤란한데 저의 경우는 가슴에 무거운 물건을 올려놓은 것처럼 중압감을 느끼곤 합니다.

그래서 저는 자석복대를 자석이 붙은 곳이 등쪽으로 가게 해서 가슴에 둘러 보았습니다. 그리고 1시간이 지났는데 발작의 시초인 중압감이 조금씩 가벼워지기 시작하는 것입니다. 아직 많은 체험으로 얻어낸 결과가 아니기 때문에 확실한 견해를 말하기는 곤란하지만 신비할 정도의 효과가 있는 것은 틀림없습니다.

동대판시 화원서정의 N.T(남)

■ 1개월로 아픔이 없어졌다.

저는 12년 전부터 요통을 앓아오다 최근에 자기복대를 사용하게 되었습니다.

처음에는 자석 탓인지 매우 무겁게 느껴지기도 했지만 증세는 점점 호전의 기미를 보이기 시작했습니다.

주야간 계속해서 몸에 붙이고 목욕할 때 이외에는 몸에서 떼어본 적이 없었습니다.

사용하기 시작한지 1개월이 지났을 때부터 통증이 점점 없어지고 2개월 째에 접어들어서 완치되었습니다.

그런데 저는 추운 계절이 되면 계단을 오르내릴 때 오른쪽 슬관절이 아파옵니다. 곧장 걷는데는 불편을 느끼지 않지만. 그래서 자석복대를 생각하고 복대로 슬관절(膝關節)을 감싸 보았습니다.

다음날 아침 2층 침실에서 계단을 내려 오면서 깜짝 놀랐습니다.

한 계단 한 계단 내려 오는데 몸이 가볍고 통증도 전혀 느끼지 못했던 것입니다.

동경도 항구의 H.H(남)

■ 허리의 아픔 같은 것은 잊어 버렸다.

저는 18세의 학생입니다.

자석이 붙은 복대를 사용하기 시작한지 벌써 2년이 지나고 있습니다.

저는 14세부터 허리가 아파 고생하였습니다. 무리한 운동도 하지 않았고 부상을 당한 적도 없어서 전혀 원인을 알 길이 없었습니다.

그러는 동안 혹시 낫겠지 하는 생각으로 1년정도 방치하여 두었습니다.

또 2년 동안은 허리가 나른한 정도이고 그다지 심한 상태가 아니었습니다.

그러나 그 뒤부터 점점 허리의 통증이 심해지고 의자에

앉아 있어도 등에서부터 허리까지 나른하면서 통증이 수반되어 견디기가 어려울 정도이고 통증에 못이겨 비명을 지를 정도로 악화되기 시작했습니다.

잠시동안 허리를 구부리고 일을 한 후에는 허리와 등뼈가 아파 곧바로 일어설 수가 없었으며 한참동안은 굽어진 채 서있지 않으면 안 되었습니다.

그런 고통 속에서도 의사를 찾을 생각은 하지 않았는데 그것은 13세 때 오른 손목의 관절을 다쳐 접골원과 침의술 등을 받는데 많은 비용을 들이고도 효과를 보지 못해서 이번에도 효과를 기대하지 않았으며 걱정만 하고 있는 상태였습니다.

그러던 어느 날 어머니께서 저에게 상자를 내놓으시며 이것을 사용해보면 효과를 얻을 것이라고 말씀하셨습니다.

자석이 붙은 복대를 보고 이런 것이 무슨 효험이 있겠느냐 싶어 그냥 장롱 속에 넣어둔 채 사용하지 않았습니다.

다시 추운 겨울이 돌아오니까 허리의 통증은 한층 더 심해졌습니다.

어느날 저녁에 문득 복대 생각이 나서 그것을 두르면 조금 따뜻해질까 하는 생각에 자기복대를 착용하고 잠을 잤습니다.

다음날 아침 자리에서 일어나 세수를 하고 아침식사를 하는 중에 문득 허리의 가벼움을 느끼게 되었습니다. 자신도 모르게 거짓말처럼 없어진 허리통증 때문에 자석복대의 효과에 대해 놀라움을 감추지 못했습니다.

그때부터 학교에 갈 때 이외에는 자기복대를 몸에서 떼어

본 적이 없었고 착용한지 1주일 지나면서 허리의 아픔이 완전히 가시고 지금은 오른 속목도 아프지 않게 되었습니다. 이제는 자석이 붙은 복대가 저의 신체의 일부가 되었습니다.

광도현풍전군의 S.O(여)

■ 잠에서 깨어난 듯 상쾌함을 되찾다.

작년 여름이 끝날 무렵부터 취침 후 오랜시간이 경과되면 복배부(腹背部)로부터 요부(腰部)에 걸쳐 둔통(鈍痛)을 느끼며 누워 있을 수 없을 정도의 상태가 계속 되었습니다.

나름대로 허리운동도 해보고 지압도 해 보았지만 통증은 점점 심해져 갔습니다. 여러 가지 방향으로 누워보았으나 아픔에는 변동이 없어 혹시 간장이라도 잘못 됐나싶어 진찰을 해봐도 별 이상을 발견하지 못해 불안과 초조감으로 고민하고 있을 때 친구로부터 자석이 붙은 복대를 권유받고 이것을 사용해 보았습니다.

처음에는 반신반의였던 나도 3일 후에 아픔이 없어지고 1주일 후에는 깨끗이 나았습니다. 반년 이상이나 고생하던 일이 거짓말처럼 매일매일 즐거운 아침을 맞고 있으며 자기의 위력에 놀라고 있습니다.

동경도판교구의 N.H(남)

■ 근육통에는 특히 잘 낫는다.

자석이 붙은 복대에 대해 저의 효험담을 말씀 드리겠습니다.

자기복대의 효능에 대해 약간의 지식은 알고 있었지만 그렇게 좋은 것인지는 생각하지 못했습니다.

자석이 붙은 복대를 사용한 후부터는 숨쉴 때마다 아파 오던 옆구리의 아픔을 느끼지 못하였고 근육통에 특히 좋은 효과를 나타낸다는 것을 알게 되었습니다.

궁기현도성시 B.S(여)

■ 의사인 나도 애용하고 있다.

나는 현재 68세의 내과의사입니다.

물리요법으로서 양도락(良導洛)의 전기침(電氣針) 치료도 하고 있고 따라서 뜸자리의 연구도 하고 있습니다.

나는 여름이면 좌우의 비복근부의 이상 감각이 심해져 특히 밤에 잠자리에 들면 비복근부의 부분이 화끈해져 괴로워 잠을 잘 수 없기 때문에 좌우 무릎의 아래는 새벽까지 이불 밖에 내놓고 잠을 자고 있었습니다. 그러던 중 자석선의 일이 생각나 어항에 쓰이는 산소공급 펌프에 달려 있는 2개의 자석을 꺼내어 그것을 좌우 장딴지에 한개씩 붙인 결과 대단히 좋은 효과를 나타냈고 그 후에는 양말 위쪽의 고무형 겊의 부분을 절취하여 그 속에 자석을 넣어 사용하고 있습니다.

이번에 자기복대를 구입하면서 전대도 함께 구입하여 그 속에 자석을 부착하여 사용할 계획입니다.

생각해 보면 피부의 신경에 작용하여 혈행을 좋게 하고 또 자율신경을 통해 내장에 좋은 영향을 준다고도 생각하고 있습니다.

자기 목걸이도 사용하고 있으며 자석이 붙은 복대와 자기목걸이는 환자들에게도 사용을 권하고 있습니다.

동경도 정야시에 T.S(남)

■ 생리통에도 효과가 있다.

이때까지 생리통 때문에 다소 괴로워하고 있었는데 이번 만은 무슨 이유인지, 허리로부터 아래까지 무어라 말할 수 없는 기분이며, 혹시나 하는 생각에서 자기복대를 사용해 보았습니다. 2시간에서 3시간 사용으로 대단히 편해졌으며, 이제는 매달 생리 때의 고민도 없어지고, 안심하고 있습니다.

장야현 모야시에 L.S(여)

편지를 읽고 나의 진단 ①

자기복대가 요통에 대해 유효한 것임은 보통 자석이 등뼈의 양쪽에 닿도록 만들어져 있으며, 복대의 폭도 18m로 부터 4~5cm의 것까지 여러 가지가 있다.

그런데 복대를 두른다는 것은 그의 폭이 넓은 때는 당연히 척골에 대한 지주효과(골셋트로서의 효과)도 나타내는 것이다.

그리고, 지금까지 복대를 사용하지 않던 사람들이 허리가 아프다고 해서 자기복대를 사용하여 효과가 있었을 경우에 나온 것은 지주효과 때문인지 또는 자기의 작용 때문인지는 모르고 있는 것이 아닌가 하는 의문이 든다.

이 일에 대해서는 확실히 그대로이며, 이 경우도 자기 없는 복대와, 자기복대의 효과를 맹험법식으로 비교해 보면 명백하지만, 아직 이러한 연구자료에는 접하지 못하고 있다.
그러나 필자의 연구자료로 얻은 결론은 자기의 작용이지,
지주효과가 주력은 아닌 것 같다.

그렇다면 생리통에는 어떨까? 여기에도 요통과 마찬가지
로 유효하게 작용하는 것이다. 특히 이 경우에는 원인도 명
백하고, 아픔으로부터 해방되려는 목적이라면 사용가치는
있다고 본다.

여성의 경우 폭넓은 복대를 두르면 동(胴)둘레가 굵어져
몸매를 망칠 것이 염려된다면, 자력만 충분하고 폭이 좁은
것을 사용하는것이 좋다고 생각한다.

그런데, 앞의 편지에 실려 있는 것과 같이 천식에도 효과
가 있느냐 하는 것이다. 이것은 기관지 천식에 대한 작용인
것이다. 연구 시작 당시, 이미 20년 전에 자기완밴드를 사용
해 기관지천식의 유효여부를 테스트한 일이 있었는데, 이
결과는 자기와 생체심포지움(중천태일편)에 게재돼 있으며,
결론은 가벼운 발작의 경우는 그것을 억제하는데 다소의 효
과가 있다는 것으로 되어 있다. 그러나 심한 발작의 경우는
별로 효과가 없었다. 그러나 비교 시험을 하지 않고 있으므
로 심리적 효과가 아닌가 하는 것은 단언할 수 없다.

기관지천식의 병상태는 계절적인 변동을 수반하는 경우가
많으므로, 어떤 치료법을 가지고 호전됐는지 안 됐는지에
대한 판정을 내리기는 대단히 어렵다.

치료의 결과라기 보다는 기후의 변화로 자연히 병 상태도
경쾌해지고 호전되는 경우도 있기 때문이다.

따라서 기관지천식에 효과가 있느냐 하는 것을 테스트 할

경우에는 적어도 만 1년간의 경과를 보지 않으면 안 된다.

내가 이렇게 해서 시행한 테스트로는 전술한 바와 같은 결과로 나타난 것이다.

기관지천식의 경우도 먼저 전문의의 진찰, 검사를 받아 원인을 규명하고, 필요한 치료를 받아야 하며 무조건 자기 치료기에만 의지할 것이 아니라고 생각한다.

다음은 치질에 대해서인데, 이것도 항문 주위의 정맥(靜脈)의 울혈로 일어나는 경우가 많으므로 이론적으로는 자장 이 유효하게 작용할 가능성은 있고, 실제로 낫다는 말을 들 은 적도 많다. 치질에 대한 민간요법도 행해지고 있다.

치질과 같은 병도 전문의의 진단을 받아야 한다. 최근에 는 근치수술 방법도 진보되고 있으므로, 의사에게 의논해야 할 것이며, 자기치료기에만 의지할 것이 아니다.

자기복대를 낮에는 배에 두르고, 밤에는 무릎 같은 아픈 관절에 동여매고 사용한다든지, 목침 위에 놓고 잔다든지 하는 사람이 있는데, 이것은 매우 재미있는 일이며, 더욱 효 과적인 사용법이라고 생각한다. 이와 같이 하면 1개로 2, 3 가지의 자기치료기로서 사용될 수 있기 때문이다. 자기목침 도 유효하다는 것이 발표되었고, 또 관절통 등에 대한 국소 적 응용도 유효할 것이다.

근육통에도 효과가 있었다는 편지도 있었으나, 근육의 아 픔과 결림 등은 증상으로서도 구별하기 힘들며 나타나는 증 상도 똑같은 성질의 것이라고 생각되므로 이에 대해 자기가 다방면으로 널리 효과를 발휘한다고 해서 그것은 이상할 것 이 없다고 생각한다.

5. 나는 약한 위를 극복했다.

■ 안심하고 사용하라, 효과가 있다.

저는 30세쯤 되었을 때, 밤중에 위가 짓눌리는 것 같은 통증 때문에 흉몽을 꾸거나 설사를 하는 일이 많았습니다.

회사에서의 건강진단 때, 의사에게 의논한 후 당장 X 검사를 받은 결과, 위하수라고 진단되었습니다. 위가 골반이 있는 곳까지 처져 있다고 하면서, 복대의 착용과 왼쪽배를 위로 하고 자도록 하라는 것이었습니다.

즉시 공장의 보건부에 의논했는데, 이때 자기복대를 소개받아 착용해본 결과 대단히 상태가 좋아졌고 위장에 관한 통증은 그 후로는 나타나지 않았습니다.

이후 약 20년 동안 하루도 떼지 않고 착용했으며, 또 회사에서 위생관리자로 임명받은 관계로 위장에 관해 의논하는 사람도 많아 그 사람들에게 자기복대를 권한 즉, 많은 사람으로부터 감사하다는 말을 듣고 있습니다.

약물중독이 문제로 돼 있는 현실에서 이것은 안심하고 사용할 수 있고, 더구나 효과가 높은데 놀라고 있습니다. 몸의 상태가 좋지 않은 분은 '백문이불여일견'이듯이 각기의 증상에 맞춰 확인해 보도록 권하는 바입니다.

추부시야판정에 M.K(남)

■ 체중도 증가했다.

오랜 동안 위가 약하여 고민하고, 한때는 암인 줄 알고 정밀검사를 한 결과 궤양성 질환으로 진단되어, 매년 6개월마다 위 X레이와 내시경에 의한 정밀검사를 실시하고 있었습니다.

주치의의 말로는, 위벽의 궤양은 낫더라도 또 재발한다고 하며, 특히 육류는 피하고, 어류, 야채 등을 섭취하라는 권유를 받았습니다.

그래서 식이요법에 힘을 기울이면서 수년 전부터 자석이 붙은 복대를 항상 착용하고 있습니다.

덕분으로 위하수도 좋아지고, 체중도 늘었는데 지금은 거의 증감도 없어 안심하고 있습니다.

복대의 효과는 하복부의 근육을 강화하고, 위장 등 내장 기관의 기능을 활발하게 하며 쾌식, 숙면, 쾌변의 건강 3원칙을 순조롭게 하고 있습니다.

또 자석의 효과는, 자기에 의한 치료효과 때문인지 다소 과격한 노동을 하더라도 요통 같은 증상은 전혀 나타나지 않아 쾌적한 나날을 보내고 있습니다.

역시, 저의 경험에 의해 보육원의 젊은 보모 2명에게 권유해서 사용하게 해본 결과 보모가 고민하던 요통과 생리불순도 순조롭게 치료됐다는 감사의 편지를 받았습니다.

천엽현서차군에 A.S(남)

■ 위가 약하던 형이 약을 잊어 버렸다.

부모와 자녀들도 애용하고 있습니다. 사용하지 않는 날은 무엇을 잊어버린 것처럼 이제는 손에서 뗄 수 없는 물건이 되었습니다. 위장이 약했던 오빠도 약을 복용하는 것을 잊었다고 말합니다. 앞으로도 날마다 복대와 함께 살겠습니다.

조취현창길시의 U.K(여)

■ 밥맛이 좋아졌다.

퇴원한 후로 식욕이 없어, 하루에 식사는 밥 한 공기가 겨우였습니다. 그러던 것이 자석이 붙은 복대를 사용한 후부터는 밥맛이 좋아져 식사량은 늘어나고 체중도 3kg이 불어났습니다.

추전현탕역시에 L.K(남)

■ 이로써 불규칙한 식사도 바뀌었다.

저희들처럼 장사를 하는 사람들은 대부분 서서 일하는 입장이고, 식사가 불규칙하므로, 아무래도 위장이 약해지기 쉽습니다. 자석이 붙은 복대를 사용하고 난 현재에는 몸도 가벼워진 것 같고, 위장의 상태도 좋아졌습니다.

궁성현율원군 M.S(여)

■ 벌써 2장째를 사용하고 있다.

어느 때부터인지 복통과 위통으로 고민해 왔습니다. 통증이 올 때에는 위와 배 사이를 누르면 약간 통증이 가라앉는 듯 하였습니다. 그런데 자석이 붙은 복대를 사용한 뒤부터는 상태가 좋아졌고 손에서 떼어놓지 못할 정도로 소중히 여기고 있습니다.

삼중현업명시에 K.O(남)

■ 불안증에도 효과가 있다.

저는 작년 여름부터 약 8개월 동안, 여러가지 원인으로 인해 불면증으로 고생하고 있었습니다. 말하자면 긴 터널을

통과하는 것 같은 어두운 경험이었습니다. 하루 밤에 4시간 밖에 잘 수 없는 고통이었습니다.

불면을 극복하기 위해 여러 가지 방법을 써왔습니다. 저녁 식사 전에 목욕을 하고 런닝을 하였습니다. 잠자리에 들기 전에는 약 대신에 약간의 술을 마시기도 해 보았습니다.

제가 가장 두려워한 것은 약을 사용함으로써 증상은 더욱더 서서히 악화돼 난치 상태로 진전되어 가는 것이었습니다. 약에는 여러 가지 종류가 있지만 듣지 않는 약을 사용하면 드디어 폐인이 되는 수도 있다고 들었기 때문입니다. 저의 경우 두뇌를 활용하는 일을 하고 있기 때문에 머리가 더 이상 둔해진다면 만사는 끝장이 나고 맙니다. 결국 병원을 다니며 자기치료와 투약을 받으며 고통스러운 투쟁이 계속되었는데 증상은 서서히 호전되었습니다. 지금은 잠을 자다 도중에 가끔 깨는 일도 없습니다.

저는 최근에 자석이 붙은 복대를 목침 위에 펴고 머리를 대고 자면 신기하게 깊은잠에 빠지는 것을 발견하였습니다. 자석과 머리속의 혈행과의 관계가 잠을 가져오는 것인지 불면으로 고생하는 분들도 한번쯤 시험해 보셨으면 좋겠다는 생각으로 글을 적어봅니다.

불면증으로 고민하는 분들은 초조하게 생각하지 말고, 잠이 올 때에는 조금씩이라도 자는 습관을 갖도록 해야 합니다.

천기시천기구에 Y.S(남)

■ 코의 메임이 없어졌다.

습관성변비를 가지고 있는 아이들을 위해 구입한 자기 복대를 저도 둘러 보았습니다. 배가 따뜻해지며 좋은 느낌이 들어 자주 사용하던 중에, 오랫동안 불편했던 코의 메임이 없어졌습니다. 여름에는 비교적 좋은 편이지만 가을이 되어 쌀쌀한 바람이 일기 시작하면 손이 거칠어 지고 코가 메이는 것이 매년 계속 되었는데 뜻하지 않게 자기복대로 효과를 보게 되어 다행스럽게 생각합니다.

그러나 착용하는 것을 잠깐 잊거나 하면 금방 코가 메입니다. 이비인후과에 2년쯤 다녀 좋아진 것 같은데 2, 3번 감기가 들더니 원상으로 되돌아갔습니다. 한방약도 복용했습니다만, 별다른 효과가 없었고 자석이 붙은 복대가 제일 효과가 있었습니다.

요사이는 두르고 자기만 해도 상태가 좋기 때문에 보고 드립니다.

명고옥시록구에 U.O(여)

■ 신체가 따뜻해지고, 잠도 잘 온다.

저의 경우는 발바닥이 차가워 밤에 이불 속에 들어가도 좀처럼 몸이 따뜻해지지 않았는데, 자석이 붙은 복대를 사용하고부터는 몸이 금방 따뜻해져 잠이 잘 옵니다.

대판부백원시에 A.U(여)

■ 냉병도 잊어버렸다.

저는 시간제로 사무실에 나가고 있습니다. 4시간 정도 계속 앉아서 일을 하고 있지만 자석이 붙은 복대를 하고 있으면, 냉증도 잊고, 또 어깨의 결림도 없어지고 해서 대단히 기뻐하고 있습니다. 다른 사람에게도 권하려고 합니다.

강산현창부시에 H.F(여)

편지를 읽고 나의 진단 ②

위장장애에 대한 자기복대의 효과에 대해 말하려고 한다. 만성위장장애 가운데에는 위하수증과 위무력증 등에 의한 것과, 만성위장염, 위십이지장궤양 등으로 기인하는 것이 있으나 이 가운데에는 복대에 의해 복부를 부축하고, 복압을 높임으로써 경쾌해지는 것도 드물지 않게 있다. 특히, 복부를 보온하는 것도 효과적으로 작용하는 것이 된다. 따라서 자기복대가 아니더라도, 복대만으로도 효과는 기대할 수 있는 것이다.

그렇다면, 복대에 자기가 있으면, 더 유효한가에 대해서는 양자를 시험적으로 비교한 자료를 아직 접하지 못하고 있다. 그러나 자기의 인체에 대한 작용의 메카니즘으로부터 생각하더라도 자기가 붙어 있는 쪽이 좋은 것 같이 생각된다. 특히 자기를 인체에 작용시키면, 그의 국소가 따뜻하게 느껴진다는 사람이 많으므로, 이것으로도 혈행을 개선한다고 생각되기 때문에 효과는 기대할 수 있다고 생각한다. 만성위장 장애가 있는 사람, 특히 변비로 고생하는 사람은 자석이 있는 쪽을 배에다 대고 사용하도록 하는 것이 좋다.

그리고 자기치료기를 막연히 오랫동안 사용하고 있으면, 습관의 현상에 의해 효험이 없게 되는 것이다. 그래서 목적이 달성(증상이 좋아졌다면)됐다면, 일단 떼어놓고 재차 증상이 일어나기 시작할 때 다시 사용하는 것이 좋다. 복대를 떼어 놓으면 어딘지 배에 의지가 없는 것 같은 기분이 드는 것이다. 그래서, 자기복대와 같은 모양의 자기가 없는 복대를 번갈아 사용할 것을 권한다.

불면증에 사용해 효과가 있었다는 보고의 수는 많았다. 자기목침도 유효하다고 말하며 자장의 불면에 대한 효과는 많이 보고 되었고 또 자기복대를 목침 위에 놓고 누우면 잠을 잘 잔다는 보고도 많다.

자기는 뇌에 작용시키면 어느 정도의 작용을 나타낸다. 이점에 대해서는 동물시험이긴 하지만, 소련의 호로도후에서 연구를 했다.

코의 메임이 좋아졌다는 편지도 있으나, 이점에서는 자기복대의 효과인지 또다른 작용인지 명백하지 않다. 다음에 허리로부터 하지에 이르는 냉증에 대한 효과인데, 이것은 비교적 자주 경험한 것이다. 오히려 자기 치료기의 효과로서 혈행을 좋게 한다는 것을 강조하는 것은 이런 결과들이 많이 있었기 때문이다. 자석이 닿고 있는 곳이 따뜻하게 느낀다는 보고도 많이 받았다.

하지만 차게 느끼는 것은 저혈압의 사람과 또, 달리 척추에 병이 있는 사람에게도 나타나므로 의사의 진찰을 받아 원인요법을 행하는 것이 원칙이지만 그와 병행해서 자기복대를 사용하는 것도 하나의 방법일 것이다.

임산부의 사용은 금물이다.

다음은 임신한 사람이 사용해도 좋으냐 하는 것인데 이점에 대해서는 자세히 기술하려고 한다.

나는 메이커와 판매하는 사람들에게 임신한 여성에게는 권해서는 안 된다고 주장하는데 그것은 다음과 같은 이유 때문이다.

① 자기와 임부와의 관계에 대해 동물시험에서는 상당히 영향이 있는 것을 알게 되었다 예로서 임신한 쥐에게 수백 수천 가우스의 자장을 몸 전체에 넣어두면 유산이 늘어난다는 연구결과가 발표되었다. 또 초파리의 알을 3천~4천 가우스의 자장에서 부화시키면 기형이 생긴다는 연구 결과도 보고되었다. 자장은 발육이 왕성한 공약세포에는 영향이 크다고 하지만 동물시험은 바로 이에 대항하는 것이다. 그러나 이러한 시험은 임신한 동물에게 비교적 강한 자장을 오랫동안 접속시켜 시행한 시험이다. 사람 몸의 일부에 자기를 작용하는 것과는 조건이 다르다. 그렇지만 자기치료기가 사람의 임신에 사용해도 아무런 해가 없다는 것을 증명할 수 있는 과학적인 연구가 없는 한 사용하지 않는 것이 좋다.

② 출산이 순조롭게 되면 좋지만 만일 유산을 했다거나 기형아가 태어났을 때 산모가 임신 중 자기치료기를 사용했다고 한다면 그것의 원인이 되어 큰 문제를 일으키게 된다. 이러한 일의 인과관계를 밝히는 것은 불가능하고 대단한 물의를 일으키게 될 것이므로 분쟁의 원인이 될 만한 일은 처음부터 피해야 할 것이다.

이런 일은 자기치료기 전반에 대해서 말할 수 있다. 복대는 복부 가까운 곳에서 사용하는 것이므로 임산부는 사용하지 않는 쪽이 좋다고 생각한다.

이야기가 다소 옆길로 빗나갔지만, 최근 팔리고 있는 약물 가운데 예의 사리도마이드(수면제의 일종)는 아니라도, 태아에 무엇인가 영향을 끼칠 듯한 물건과 최기성(기형을 발생하게 하는 성질)이 밝혀지지 않은 것과 같은 것은 사용상의 설명서에 임신 때에는 주지 않도록 하고 있다.

이와 같이 '건드리지 않으면 신에게는 탈이 없다. 긁어 부스럼을 만들지 말라'는 사고방식도 있다.

그런데 곤란한 것은 어느 약은 임신초기(임신 1, 2개월)에는 복용하지 못하도록 하는 주의서도 있다. 그러나 임신초기 특히 임신 1개월 정도에는 본인도 임신 여부를 잘 모르기 때문에 곤란하다. 만약 태아에 유해한 작용이 있다면, 초기에 가장 민감하고 현저하게 나타나기 때문에 주의해야 한다.

따라서, 임신할 가능성이 있는 여성에게는 병의 치료를 위한 좋은 약이라도 대단히 제한을 받게 된다. 즉, 사용하게 되면 치료에 좋은 효과를 볼 줄 알면서도 권할 수 없는 경우가 많다.

6. 나는 어깨결림에서 해방되었다.

■ 효과가 있음을 단언할 수 있다.

일요일마다 손자가 놀러오는데 손자의 시중을 든 뒤에는 반드시 어깨결림, 치통 등으로 고생을 했습니다.

바르는 약을 사용하고 있지만, 효과가 없었습니다. 그러나 자기목걸이를 사용하기 시작하고부터는 어느 새인지 그런 고통은 없어져 지금은 효과가 있다는 것을 확실하게 말할 수 있습니다.

애지현의 T.F(남)

■ 오랫동안의 고통을 느끼지 않게 되었다.

저는 어깨결림이 심하며, 그 때문에 잇몸이 부어 오르는 악순환이 계속되었습니다.

바르는 약, 칠하는 약, 마시는 약, 침, 맛사지 등 가정에서 할 수 있는 일은 매일같이 해왔습니다. 그런데도 효과를 못 보았는데 자기목걸이를 하게 된 후 어느 때인가 오랜 세월 동안 괴롭히던 병들이 없어지고 지금은 아무런 고통을 느끼지 않게 되었습니다. 그만큼 효과가 있었습니다.

애지현에 K.O(여)

■ 광범위한 어깨결림은 좀더

목덜미의 결림은 시원하게 사라졌습니다. 그러나 넓은 범위의 어깨결림은 조금 더 두고 보아야 하겠다는 생각입니다.

뜸 이외의 여러 가지 방법을 시험해 보았는데 모두 일시적일 뿐이었고 바르는 약은 뒤에 피부가 깨끗하지 않고 가려우며, 여름에는 특히 더했고, 칠하는 약은 옷에 묻어 버립니다. 그리고 다른 사람들이 받는 치료는 시간적으로 어려우며 계속되지 않습니다.

또 글을 쓸 때에는 난시가 걸려 있는 노안경이 아니면 눈 앞의 글자도 읽을 수 없었으나 지금은 안경 없이 이 편지를 쓰고 있습니다. 이러한 예로서 어깨결림은 눈에도 영향을 주는 것이 아닌가 하는 생각입니다.

경도시에 T.H(여)

■ 좀더 빨리 사용했으면 좋았다.

자기치료기를 사용하고부터 어깨가 가볍고 피로감도 별로 느끼지 않는 것으로 생각합니다.

보통 때는 맛사지용 의자를 사용하고 있는데, 그래도 어깨결림이 심할 경우는 침술원에 다니고 있었습니다. 자기에 대한 효과를 그토록 기대하고 있던 것은 아니나, 지금 생각하면 좀더 빨리 사용했더라면 좋았을 것이라고 생각합니다.

대판부지전시의 A.O(여)

■ 어깨결림이 거짓말 같다

이때까지 목걸이 같은 것을 해본 적이 없었지만 너무 어깨결림이 심하기 때문에 과감하게 자기치료기를 구입하여 사용해 보았습니다. 이것을 사용하기 전까지는 매일저녁 맛사지기로 10분 정도하고 여러 가지 종류의 고약을 바르기도 했지만 효과가 없었습니다.

이제는 정말 결림이 거짓말 같으며. 참으로 잘 구입했다는 생각을 하고 있습니다.

북구주시소창남구의 M.S(남)

■ 목덜미의 결림이 말끔해 지다.

목덜미의 결림과 후두부 가운데의 두통으로 오랫동안 고

민하고 있었습니다.

바르는 약, 안마, 침, 뜸 등 여러 가지를 사용하고 있었는데 별다른 효과가 없었습니다. 그런데 이 목걸이를 사용하고 2일째부터는 말끔해져 놀라고 있습니다.

웅본현하소군의 K.I(여)

■ 나에게는 **훌륭한** 것이다.

매일 같이 어깨결림에다 목덜미로부터 머리까지 고통스러워 항상 의사에게 찾아가 주사를 맞았습니다.

그러나 자기목걸이를 한 그날부터 어깨결림으로 고통스러웠던 일들은 거짓말처럼 말끔해졌습니다.

한 달반 동안 상태변화를 보았지만 한번도 어깨가 결리지 않았습니다. 꿈만 같습니다. 다른 사람들이 어떻게 생각하던지 저에게는 훌륭한 것입니다.

군마현세정다군의 S.K(구)

■ 10세나 젊어진 것 같다.

단체여관의 지배인 일을 하는 저는 1주일에 평균 4시간 정도의 수면으로 연일 육체적, 정신적으로 고된 노동에 종사하고 있습니다.

그 때문에 전에는 만성피로감, 토기(吐氣)가 끈임없이 있었으나 자기목걸이를 사용하면서 현재로는 그것도 없어지고 10살은 젊어진 것 같고 또 정력을 회복했으므로 자기의 탁월한 효과에 감사하고 있습니다.

경도시 좌경구 S.I(절)

■ 기대대로의 효과

만성간염으로 요양 중이었는데, 이것을 구입해 사용하고 부터는 눈에 띠게 회복되었으며, 지금은 매일 같이 원기 왕성하게 일하고 있습니다.

상표만 믿고 샀는데 기대대로의 효과가 있었으며, 바르는 약이나 칠하는 약처럼 피부를 아프게 하지 않고 치료할 수 있어서 더욱 기뻐하고 있습니다.

대판부하배야구의 M.M(남)

■ 목덜미의 아픔이 나았다.

저는 혈압이 높아 병원에 자주 다니고 있었습니다. 매일 약을 먹었는데, 목덜미가 땡겨오기 시작하면 고통스러워 어찌할 바를 모르고 곤경에 빠지고 말았습니다. 그러나 자기 치료기를 사용한 지금은 전혀 고통을 받지 않고 기뻐하고 있습니다. 이렇게 효과가 있는 줄은 미처 몰랐습니다. 하루라도 빨리 알았더라면 고생을 덜했을 것이라고 생각합니다.

신갈현상월시의 F.K(여)

편지를 읽고 나의 진단 ③

자기목걸이가 어깨결림에 효험이 있다는 것은 이미 밝혔다.

어깨가 결린다는 것이 증상이었을 경우에는 의사에게 진찰을 해봐도 확실한 병적 소견이 나오지 않는다. 치료대상이 안 되기 때문에 지압, 맛사지와 침, 뜸 등의 치료를 받는 사람이 많은 것이 현실이다.

그 이외에는 주로 바르는 약을 사용하게 된다. 바르는 약의 보급은 참으로 놀라울 정도이다. 이러한 것은 아마도 어깨결림, 요통, 근육의 아픔, 신경통과 관절염 등에 사용되는 것으로 생각한다. 이것을 보면 얼마나 그런 증상을 가진 사람이 많은지를 알 수 있다. 그리고, 이러한 증상은 거의가 자기치료의 적용에 해당된다고 할 수 있다. 예로서 자기치료가 얼마나 많은 사람에게 사용되고 있으며, 또 필요한 것인지를 다시 한번 생각해 본다.

어깨결림에 효과를 나타내는 것으로는 자기의 완밴드, 자기반지가 있으며 복대도 유효한 경우가 있다. 그러나 가장 유효하게 작용하는 것은 자기목걸이인 것이다. 이것은 인체에 대해 원격작용과 국소작용을 가지고 있기 때문이다.

이른바 습관성어깨결림의 사람이 사용하면, 70~90% 효과를 나타낸다. 어깨결림에 대해서도 최근, 사마리움, 코발트 자석을 사용한 표면의 자속밀도가 1,300~1,600가우스의 것도 허가를 받아 제조, 판매되고 있다. 유효율도 대단히 높아지고 있다. 또, 자석의 강한 비례에 따라 각 자석이 경량이며 소형화되고 있다.

어깨결림에는 확실히 낫지만, 다른 자기치료기와 마찬가지로 3일 정도 연속 사용해야 비로소 효과가 나타났다. 그것을 알고 사용하는 것과 모르고 사용하는 것을 구분해야 할 것이다.

효과가 나타나면 한번 떼어놓았다가 재차 증상이 나타나기 시작할 때 사용하기 시작해야 한다. 증상이 좋아졌는데도 불구하고 장기간 모르고 사용하고 있으면, 습관현상이 있어나 증상이 원점으로 되돌아가는 수가 있다.

또, 자기목걸이의 효과는 우수하고도 가장 확실하지만 사용하기 시작한 직후부터 오히려 머리가 무겁다는 등의 증상을 유발하는 일도 있다.

내가 테스트한 경우에도 166명 중 4명이 이와 같은 증상을 나타냈다.

이때 사용한 자기목걸이의 표면 자속밀도는 700~800가우스 정도였으므로, 그때 만들어진 1,300~1,600가우스의 경우와 비교하면 고율이므로 이와 같은 현상을 일으키는 것이 아닌가 생각된다.

이러한 일이 일어나더라도 어깨결림 그 자체는 소실(消失)되는 경우가 많으므로, 사용하면서 붙였다 떼어 몸을 고르도록 하면, 계속 사용할 수 있게 된다.

판매하는 사람들의 의견으로는 사용초기에 여러가지 위화감을 호소한 사람일수록, 현저한 효과가 나타난다는 것이다. 나는 이 일에 관해서는 경험이 없으므로 모르겠다.

자기목걸이에 사용되는 자석은 대부분 페라이트이거나 또는 사마리움·코발트 자석이다. 이러한 것은 영구자석이란 이름에 어울리게 자력의 유지력이 강하므로 대단히 긴 기간 자력이 소실되지 않고 유지된다. 그러나 목걸이를 이루는 사슬은 가느다란 금속으로 만들어져 있기 때문에 반영구적이라고 말할 수 없다.

자석의 성질을 일반적으로 말할 수 있는 것은 충격에 약하다는 것, 즉 두드리거나 부딪치거나 하면 감자한다. 가열하게 되면 자석의 성질을 상실하게 된다. 가열이란 보통 섭씨 200도 이상의 뜨거운 물에는 변하지 않는다.

따라서 목욕할 때 자기목걸이를 걸고 있어도 자력에는 영향이 없다. 그러나, 금속은 다소 뜨거운 물에 의해서도 변화를 받는다. 또 목걸이의 가느다란 부분에 들어가 있던 물이 나중에 나오는 수도 있으므로 목욕할 때에는 떼어놓고 하는 것이 좋다.

자석은 온도를 계속 올라가다가, 일정온도를 넘게 되면 갑자기 자력을 상실해 버린다. 이 온도를 '큐티' 점이라 하는데 이것은 자석의 종류에 따라 일정하다. 온도를 상승시켜 일단 자력을 상실한 경우에는 다시 냉각시켜도 자력이 회복되지 않으므로 다시 새로운 자석을 붙이지 않으면 안 된다.

자기목걸이에 관한 사용자로부터 온 편지에는 피부에 염증이 생긴다고 하는 사람이 비교적 많다. 이것은 자기의 작용이 아니고, 금속이 직접 피부에 접촉하기 때문에 일어나는 현상이다. 일반적으로 금도금, 로지움 도금이 가해져 있기 때문에, 금속 그 자체는 비교적 쉽게 변질되지 않지만 그래도 피부에 어떤 이상반응을 일으키는 사람이 가끔 있게 된다.

그리고 피부에 염증이 생기는 또 하나의 원인은 여름철에 땀으로 더러워진 것을 그대로 사용하고 있을 때이다. 그러므로 깨끗하게 사용하면 좋을 것이다.

목걸이란 것은 여성이 장식품으로 사용하는 것인데 자기목걸이는 장식품이 아니라 치료기이므로 남성이 사용해도 좋다. 실제로 많은 남성들도 사용하고 있다. 최근에는 희토류 자석을 사용한 것이 많으므로, 외관상 그다지 눈에 띠지 않는다.

7. 나는 전신의 결림이 풀렸다.

■ 몸을 움직이는 것이 걱정 없다.

날마다 목, 어깨, 허리의 아픔으로, 직장이나 가정에서 몸을 움직이는 것이 고통스러웠습니다. 얼굴에 저절로 그 고통이 나타나고, 다른 사람에게 불쾌감을 주는 일도 많아 고민하였는데, 자기반창고로 그 아픔과 고통을 해소했으며 지금은 다른 사람에게 소개할 정도 입니다.

천엽현욱정의 K.I(남)

■ 최초에는 효과가 없는 줄 알고 있었다

최초에는 효과가 없는 줄 알고 무시하였지만, 사용을 해보니 아프지 않고 피로하지 않으면서 효과가 있었습니다. 그후부터는 계속 자기반창고로 치료하고 있습니다.

천엽현의 K.S(여)

■ 허리 · 등의 결림이 편안해졌다.

허리와 등의 결림이 심해 매일 고민하고 있었는데 자기반창고를 사용한 후부터 대단히 편안해, 가정에서도 매우 명랑해졌다고 생각합니다. 육체뿐만 아니라, 정신면에서의 효과도 크다고 생각합니다. 사용만하면 언제나 쉽게 풀리고 사용방법도 쉽고 편하다고 생각합니다. 다른 사람에게도 권해 보았는데 팔의 아픔이 없어졌다고 대단히 기뻐하고 있습니다.

선태시의 K.N(여)

■ 무릎의 물을 빼지 않고 끝났다.

금년 9월 5일에 오른쪽 무릎에 타박상을 입어, 외과병원에서 진료를 받아보니, 관절염으로 진단되어, 주 1회씩 물을 빼는 치료와 통증 때문에 고민하였습니다.

그래서 자기반창고를 이용한 결과, 참으로 고맙게도 물을 빼지 않고 낫게 되었습니다. 금년 명절은 명랑한 기분으로 맞이할 수 있게 되었습니다.

신내천현삼포군의 M.N(남)

■ 목덜미의 아픔이 치료되었다.

아이와 놀다가 목덜미를 다쳐, 침술원의 진찰을 받으며, 치료를 계속해 왔으나 깨끗하게 낫지가 않았습니다. 그래서 집에 사뒀던 자기반창고를 사용하게 되었습니다. 이것으로 아픔은 끝나고 친구들에게도 자기반창고의 효능에 대해 잘 설명해 주었습니다.

횡수 가가시의 Y.O(여)

■ 자석에 의해 나아지리라고는 생각하지 않았다.

이런 조그마한 자석으로 낫게 되리라고는 생각지도 않았는데 불가사의한 일이 아닐 수 없습니다. 이제부터라도 이 신비한 자기의 효과를 여러 사람에게 소개해 이용하도록 할 생각입니다. 오랫동안 사용해도 부작용은 없겠습니까?

횡빈시의 S.K(남)

■ 붙인 곳은 결림이 없다.

책상을 향해 몸을 숙이고 있기 때문에, 아무래도 목덜미와 어깨가 결립니다(연령에는 관계가 없다는 것을 알았습니다). 그래서 자기반창고를 사서, 어깨의 한쪽에만 붙여 보았습니다.

자기반창고를 붙인 쪽은 결림이 없고, 눈도 피로하지 않으며, 시력이 좋아진 것 같아 최근에는 안경을 벗어도 아무렇지도 않습니다.

횡빈시의 A.Y(여)

■ 팔을 올렸다 내렸다 하는 것이 편안해졌다.

발레를 하기 때문에 어깨로부터 팔이 대단히 아파 위로 올릴 수가 없게 되었을 때에 자기반창고를 붙여 보았습니다 그랬더니 올렸다 내렸다 하기가 편안해져 참으로 신기하다고 생각합니다.

석목현안소군의 I.Y(여)

■ 잘 낫는데 놀랐다.

목덜미의 결림과 장 등의 아픔으로 고민하고 있었는데, 이것을 사용하게 된 후부터는 대단히 편안해져 매우 놀라고 있습니다

소금정시 T.K(여)

■ 나에게는 대단히 효과적

허리의 결림, 아픔으로 고생하고 있던 중에 친구의 권유로 이것을 사용하기 시작했습니다.

그런데 저에게는 대단히 효험이 있는 것 같습니다. 같은 병으로 고민하는 사람에게도 적극 권유하고 싶은 생각입니다.

표성현신치군 S.K(남)

편지를 읽고 나의 진단 ④

자석 그 자체를 몸의 각부에 붙이는 치료기를 나는 피부 첩부용 자기치료기라고 부르고 있었는데, 말이 너무 길기 때문에 여기서는 자기반창고라 부르기로 한다. 보통은 적당한 반창고로 자석을 피부에 붙이도록 되어 있는 것이다. 여기에 사용하는 자석에는 페라이트, 희토류 코발트자석 (사마리움·코발트 자석이 사용되는 것이 통례이다) 및 고무 또는 플라스틱 자석 등이 있다. 보통 1개의 것은 그다지 큰 것은 아니지만, 그래도 표면의 자석 밀도는 600~1,000가우스의 치를 가지고 있다.

일반적으로 자기의 효능에 대해서, 치료되지 않는다고 생각하는 사람이 많은 것 같은데 상당히 잘 낫는다.

나도 이 제품이 나왔을 당시 생각하고 있던 것 보다 유효율이 높은 것 같아 만천여명 이상의 사람으로부터 앙케이트를 받아 분석한 결과, 90% 이상의 유효율을 알아냈다.

자기반창고의 사용법에 대해서는 신체의 각부에 자유로이 붙일 수 있다.

메이커에 따라서는 이것을 뜸 놓는 자리에 붙이도록 설명하는 곳도 있으나, 일반 사람들에게는 뜸자리는 알기 어려

운 경우도 있다. 또 뜸자리가 아니면 낫지 않는다고 생각하
지는 않는다. 가장 아픈 곳, 또는 결리는 곳에 먼저 1개, 그
옆에, 또는 둘러싸서 2~4개 정도 붙이는 것이 좋다.

그렇다면 자기반창고의 효과가 자기의 작용인지, 또는 압
박에 의한 것인지가 궁금한 문제가 된다.

이점에 대해, 최근에는 자기반창고와 같은 형태로 자기를
갖지 않은 무자기반창고와의 비교시험의 결과, 후자에 비해
전자가 통계학적으로 유효의 차를 가지고 유효율이 높다는
결과가 발표되었다. 따라서 자기를 가지고 있는 것이 효과
의 주력이라 생각한다.

이 자기반창고가 왜 낫느냐에 대해서는 유도전압, 전류가
인체에 발생하기 때문인 것이다.

일반적으로 자기반창고에는 비교적 양질의 반창고가 사용
되고 있기 때문에 목욕할 때에 붙인 상태라도, 심하게 문지
르지 않으면 벗겨지지 않으므로, 2, 3일 동안은 붙인 채로도
견딜 수 있다.

8. 혈압의 상태가 좋아졌다.

■ 고혈압의 환자에게 알리고 싶다.

장기간 고생하던 고혈압도 완전히 좋아져 참으로 감사하
게 생각하고 있습니다. 지금은 고혈압으로 곤란을 받는 사
람에게 쉴 사이 없이 알려 드리고 있습니다.

신갈시의 S.Y(여)

■ 친구 얼굴의 부기가 가라앉았다.

확실하게 자석이 붙은 복대를 구입한 것은 3월경이었다고 생각합니다. 그후의 친구와 저의 경과를 알려드리겠습니다.

저의 친구는 혈압이 높고(150~180), 또 심장이 나쁘며, 얼굴이 부어 오르고, 가슴이 조이는 것 같이 답답함을 느끼고 있었습니다.

밤에는 잠을 잘 수 없고, 식욕도 없어 여러 가지 약을 먹어보아도 전혀 좋아지지 않고, 빨리 죽고 싶다고까지 말할 정도입니다.

그런 때, 자석이 붙은 복대를 사용해 볼 것을 알려주었더니, 즉시 구입하여 하루저녁 착용하였습니다. 일어나 보니 가슴의 고통도 없어졌고 잠을 잘 잤기 때문에 기분이 좋다고 하며 기뻐했습니다.

그러나 이 효과도 잠시뿐이겠지하고 의심했었는데, 며칠을 지나도 조금도 아프지 않았습니다. 본인도 "자석이 붙은 복대를 착용하고 나서부터 몸의 상태가 좋아졌다."고 말하게 되었습니다.

저의 오른쪽팔은 하루 중 특히 밤이 되면 "바늘을 꼽고 휘저어 뒤섞는 것" 같은 아픔으로, 날마다 고통에 빠져 있었습니다.

친구는 자신의 경험으로 보아 그것에도 반드시 낫는다고 말하며, 열심히 권유하여 한달 늦게 자석이 붙은 복대를 착용하기 시작했습니다. 한달남짓 지난 지금 친구는 얼굴의 부기도 빠지고 고통스럽다는 말은 한번도 하지 않았습니다. 게다가 날마다 통변이 순조로워 식욕까지 좋아졌고, 산길을 걸어도 피로가 없는 것 같습니다.

향천현고송시의 T.T(여)

편지를 읽고 나의 진단 ⑤

항상 높은 혈압이 계속되는 것을 의사는 고혈압증이라는 병으로 취급하고 있다. 전에는 나이에 90을 보탠 것이 정상 혈압으로 되어 있었으나, 현재와 같이 평균수명이 길어지면서 이것은 통용될 수 없다. 예로서 100세의 사람은 정상 최고 혈압이 190이면 좋은가 하면 그렇지는 않다.

일반적으로는 연령에 불구하고 최고(대)혈압은 150이하, 최저(소)혈압은 90이하가 정상으로 되어 있다. 이러한 숫자는 혈압계의 완셋트(팔에 감는 띠) 속의 압력을 변화시켰을 때와 혈관(동맥)의 음이 변할 때 완셋트 속의 압력을 수은주의 몇 mm의 압력에 해당하느냐를 표시한 것이다. 따라서, 동맥 속의 참압력이라 함은, 다소의 엇갈림이 일어나는 경우도 있다. 또 이 압력은 팔의 동맥 압력으로써 측정한 것이기 때문에 다른 동맥의 압력이 이와 평행한다고는 보지 않는다.

그러나, 경험으로 이와 같이 측정한 혈압을 목표로해 치료하고 경과를 보아도, 대부분 지장이 없다고 되어 있으므로 의사는 이 혈압의 기준치를 척도로 하여 치료를 행하고 있는 것이다.

혈압이 높다는 것은 체질적인 사람, 신장병과 혈관병으로 혈압이 높은 사람, 당뇨병에 의한 신장장애로 인해 혈압이 높은 사람 등이 있다.

그러나 혈압의 높은 상태가 계속되고 있으면 심장과 신장 그리고 뇌혈관에 병세의 변화을 일으키므로, 혈압이 내리기만 하면 무조건 좋다고 말하는 것은 아니다. 우선 전문의사의 치료를 받아야 할 것이다. 고혈압증에 관한 치료라 하면 그로부터 파생하는 돌발사고의 예방이 치료라고 해도 좋을 것이다. 따라서 고혈압증에 효험이 있다는 민간요법이 설사 있다 할지라도 자신의 판단으로는 그러한 치료에 의지해서는 안 된다고 본다.

자기치료기가 고혈압 상태에 대해 어떠한 영향을 나타내는 것일까? 자기완밴드를 사용해서 고혈압증(체질적인 고혈압증)에 대해 시험한 결과 혈압을 저하시키는 효과는 대단히 저율이었으며, 다른 자기치료기의 혈압 강하 작용도 적기 때문에 고혈압에 대한 효과를 기대해서는 안 된다.

평소 최고(대)혈압이 100이하의 경우를 저혈압이라고 한다면, 이 경우 혈압은 낮지만 아무 자각 증상이 없는 것을 무수소성(無愁訴性) 저혈압이라 한다. 이에 반해 일어섰을 때 느끼는 현기증, 전신이 나른한 것 등의 자각 증상을 수반할 경우는 수소성 저혈압증이라고 한다. 고혈압증 만큼 중대하지는 않지만, 이것도 전문의사의 치료를 받고 일상생활상의 주의를 지켜야 한다.

그리고 저혈압에 대한 자기치료기의 효과로서, 경도(京都) 제1적십자 병원의 등본박사에 의해 시험되어 자기밴드를 사용해 저혈압의 사람이 정상 혈압으로 된 예도 보고되었다.

제 4 장
당신의 사용법은 잘못되지 않았나?

- 자기치료기를 효과적으로 사용하기 위해 -

1. 자기치료기를 목적에 따라 적당하게 사용하라.

계속해서 신제품이 개발되고 있다.

이 장에서는 자기치료가 어떤 증상에 효험이 있는지, 그리고 치료상의 주의점 등에 대해 말하려고 한다.

그런데, 이 책에서는 도처에서 자기치료기에 관한 이야기가 나와 있고, 앞으로도 나올 것이다. 자기치료기 그 자체는 우리들이 개발한 것이지만 그후 생산메이커에 따라 여러 가지 물건이 나와 있으며 그 중에는 의사들이 모르는 것도, 후생대신의 제조허가를 받아 생산되었다.

그래서, 자기치료의 효과에 관해서는, 실제로 임상시험을 대상으로 한 것 및 환자에게 실제로 사용한 것에 대해서만 해설하기로 한다.

따라서 이 책에서 해설하지 않은 자기치료기도 수많은 종류가 후생대신에 의해 제조가 허가돼 있으므로 그러한 것들도 효과는 있다고 생각되지만, 필자는 사용경험이 없으므로 여기에는 설명하지 않았다.

그리고 각 메이커가 제조허가를 받기 위해 후생성에 제출한 임상자료 중에서 공표된 것이 적으므로, 연구자에게는 그의 유효성에 관한 정보가 매우 드문 것이다.

이러한 임상자료가 자기치료기의 유효성을 밝히는데 매우 중요한 것이므로 공표해 주도록 각 방면에 요망하고 있다. 그러나, 메이커 중에는 회사의 기업비밀이기 때문에 공표할 수 없다며 거절하는 경우가 많다.

왜냐하면 이러한 임상자료에 의거해 후생대신으로부터 허가받았다는 것을 공표하면 후발 메이커(언젠가는 사업상의 경쟁상대가 될 가능성이 있는)에게 정보만 빼앗길 가능성이 있기 때문이라는 것이다.

이러한 사정이 있기 때문에 실제로 환자치료에 사용한 것이나 연구논문이 공표된 범위의 치료기 효과밖에는 기술할 수 없다. 따라서, 여기에서 거론할 수 있는 자기치료기는 현재 판매되고 있는 것의 일부밖에는 되지 않으며 거론하고 있지 않은 치료기라고 해서 효과가 없다는 것은 아니므로 오해 없기를 바란다.

현재 약 13종류가 있다.

환자들과 친구들로 부터 자기치료기라고 하는 것이 과연 그렇게 효과가 있느냐 하는 질문을 많이 받는다.

그에 대해 20년간에 걸쳐 팔리고 있는 것이 사실이고, 특히 1978년 7월 17일의 일본경제신문에 의하면, 그 당시 1년 간의 자기치료기의 매출은 100억엔으로 기록되어 있다. 따라서 그렇게 긴 세월 동안 낮지 않는 물건이었다면 돈을 내고 살 사람도 없었을 것이다. 효과가 있느냐 없느냐 하는 대답은 이것으로 확실히 증명되고 있다고 본다.

여러분은 자기라는 물리현상이 인체에 대해 결코 주술(呪術)이 아니라, 의학·생물학적인 작용을 가지고 있다는것을 알고 있을 것이다.

그래서, 1956년경부터 제조, 판매되고 있던 자기반지로 자력을 인체에 작용하는 것이 맨 처음으로 시도되었다는 것은 앞에서 기술한 바 있다.

1980년 현재, 자력을 인체에 작용시키기 위한 방법과 도구로서 약 13종류의 것이 약국과 약방 등에서 시판되고 있으며 가까운 장래에 여러 종류의 신제품이 나올 것이다.

지금까지 나온 순서를 말하면, 반지, 완밴드, 매트리스(이불, 요), 복대, 피부에 붙이는 자기치료기(자기플라스틱) 목걸이, 사포타, 목침, 샌들(안창, 족저판)정도라고 생각한다.

이러한 자기치료기를 효과면에서 나누면, ①전신적인 효과 ②국소적인 효과, ③전신국소 양면의 효과를 아울러 가지고 있는 것으로 대별할 수 있다.

이제부터, 각각의 자기치료기에 대해 구체적으로 설명한다.

① 전신적인 효과가 있는 것
  ○ 자기 완(腕)밴드

전완부(前腕部)의 손관절 조금 위에 붙인다. 700가우스 정도의 자석이 여러 개 달려 있으며 자력은 밴드의 내면과 외면의 양쪽에 나와 있다. 어깨결림에 좋다고 하여, 1959~1961년경에 붐이 일어났다.

○ 자기반지

약 800가우스의 자력이 반지의 내면에 있으며, 이것이 손가락을 겹뚫어 작용한다. 합금으로 만든 자석인데 어깨 결림에 좋다.

○ 자기 매트리스, 자기이불, 자기요

어느 것이나 비슷한 것이며 약 600~900가우스의 자석을 여러 개 또는 수십 개를 사용하고 있다. 취침 전에 사용하며, 자고 있는 동안에 몸에 자력을 작용시킨다. 자기는 자율신경에 작용하기 때문에, 전체적인 진정효과가 있으므로 안심하고 편히 잘 수 있고 어깨 결림에도 잘 낫는다.

② 국소적인 효과가 있는 것

○ 피부에 붙이는 자기치료기(자기플라스틱)

약 600가우스의 조그마한 페라이드자석을 반창고로 피부에 붙여 사용하는 것. 결림과 아픔이 있는 장소에 붙이면 좋은 효과를 나타내며 바르는 약 등 대신으로 사용하기 시작하였다. 자석은 영구자석이지만 반창고는 언젠가는 벗겨지므로 사용하다 버리게 된다. 사람에 따라서는 피부에 염증이 생기는 경우도 있으나, 이것은 자석의 탓이 아니다. 멘타 등 약이 들어 있는 바르는 약처럼 염증은 일어나지 않는다. 바르는 장소는, 주로 손·발·어깨·허리 등이다.

○ 자기사포타

약 700가우스의 자석이 4~12개 붙어 있는데 손발의 관절염에 두르고 사용하면, 고정화의 효과와 자석이 양쪽에서 작용하여 관절의 아픔과 삐임의 증상에 상당히 잘 낫는다.

③ 전신과 국소의 양쪽 효과를 아울러 가지고 있는 것.

○ 자기목침

약 600가우스 정도의 자석을 여러 개 사용하고 있다. 이것은 머리를 식히는 재료로 만든 목침에 자석을 넣은 것과 책상 위에 커버처럼 자석을 넣은 것의 2종류가 있는데, 이 목침을 사용하면 편안하게 잠을 잘 수 있고 어깨결림에도 좋다.

○ 자기복대

복대의 넓이에는 여러 가지가 있으나, 어느 것이나 약 800가우스의 자석이 4~24개 붙어 있으며 보통은 이를 등쪽에 대고 가볍게 두른다. 요통에 효험이 있으며 어깨결림에도 좋다. 또 자석을 배에 대는 것처럼 사용하면 변비에도 좋다.

○ 자기목걸이

700~1,600가우스의 자석이 10~12개 목걸이 모양으로 연결되어 있으며 그것을 목에 걸어 사용한다.

주로 어깨결림에 효험이 있으며 전신의 나른함도 잘 낫는다.

자석으로는 페라이트자석과 희토류자석(보통은 사마리움·코발트자석을 사용하고 있다. 목걸이는 이러한 자석을 금속의 교갑(膠匣)에 넣어 그것을 금과 은으로 도금을 하며, 그것을 사슬로 연결한 것과 훼라이트자석을 7보(七寶)로 가공하고 고운색을 입혀 구멍을 뜷어 사슬로 연결한 것이다.

목걸이의 길이는 여러 가지가 있으며, 도금이 아니라 18금을 사용한 것도 있다. 금으로 만든 것은 가격도 비싸며, 현재는 이러한 자기목걸이가 제일 인기가 있는 것 같다.

○ 자기샌달, 자기안창, 자기족저판

이러한 것들은 500~1,000가우스의 자석이 붙여져 있다. 걸을 때마다 발에 밀착하거나 떨어지기 때문에, 발에 작용하는 자속밀도(자기의 강도)가 변화한다. 그러므로 이러한 것들은 변동자기치료기라고 해도 좋을 것이다. 일정한 자력이 항상 작용하고 있는 것처럼 생각하던, 지금까지 거론하던 것과는 다르다.

발의 나른함과 어깨결림에 효험이 있는데 임상적으로는 어느 것이든 7시간 이상, 착용하고 있으면 효과가 나타난다고 되어 있다.

샌달과 안창은 약국 보다도 양화점에서 팔리고 있는 경우가 더 많다.

자기목걸이도 목에 걸려있기 때문에 사람이 움직이는 데 따라 움직이므로 변동자장으로서의 작용도 있다고 본다.

3일 이상의 연속 사용이 효과를 낳는다.

자기 치료기에는 다음과 같은 특징이 있다.

① 특별히 중대한 부작용은 없다.

이 점에 대해서는 앞에서 자세히 설명하였으므로 참고하기 바란다.

② 항상 사용할 수 있으며, 사용법도 간단하다.

최근에는 소형이라도 필요한 자력의 강도를 얻을 수 있는 자성재료 즉, 희토류, 코발트자석이 개발되어 있으므로 장신구를 다는 것과 다름 없이 손쉽게 사용할 수 있다. 프로야구 선수와 프로골프 선수 중에도 사용하는 사람이 많다고 한다.

③ 3일 이상 연속 사용해야 효과가 나온다.

자기치료기에는 작용시간이 제일의 포인트가 된다.

옛날에 자기가 인체에 작용하지 않는다고 한 것은 당시 전자석을 사용해 이것을 하루 30분 정도 인체에 되풀이하여 작용하도록 한 것에 지나지 않았기 때문이다. 몸에 영구자석을 붙이고 연속적으로 작용시킨 것이 아니므로 그 정도로는 유효성이 발휘될 수 없었다.

여러분은 영구자석과 전자석의 구별을 알고 계실 것으로 생각한다. 전자석은 철둘레에 코일을 감아 코일에 전기를 통하는 것이며 한가운데의 심봉인 철을 자석으로 하는 것이다. 전기를 통하지 않으면 자석이 되지 않는다 한 가운데의 심봉은 전기를 끊으면 원상태의 철로 되돌아 간다. 전자석은 정상자장, 변동자장 등을 발생시킬 수 있다. 그러나 영구자석은 전원이 필요 없다. 다만, 자기를 통한 강한 전자석 사이에 한번 넣으면 전기를 끊더라도 속에 들어 있는 재료는 영구자석이 된다. 보통은 정상자장을 작용시키기 위해 사용하지만 최근은 변동자장을 작용시키기 위해서도 사용이 가능하다. 자석을 사용해 변동자장을 인체에 작용시키기 위해서는 자석을 어떤 방법으로든 움직이면 된다.

〔도표14〕 **자기의 효과가 나타날 때까지의 과정**

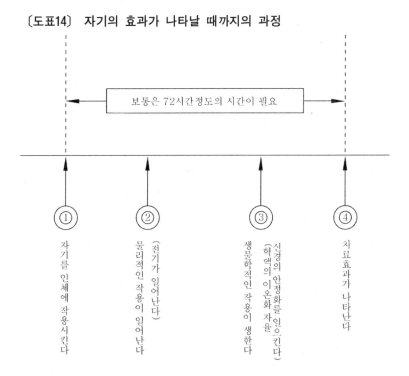

보통은 72시간정도의 시간이 필요

① 자기를 인체에 작용시킨다

② (전기가 일어난다) 물리적인 작용이 일어난다

③ 생물학적인 작용이 생한다 (혈액의 이온화 작용) (신경의 안정화를 일으킨다)

④ 치료효과가 나타난다

　정상자장은 하루 24시간 중, 겨우 30분 정도 작용시켜서는 효과가 없다
　자기를 인체에 유효하게 작용시키려면 어느 정도의 시간을 연속적으로 작용하게 할 필요가 있다.

자기가 언제부터 어떻게 해서 효과가 나타나느냐에 대해
서는 앞에서 자기치료기의 임상시험에서도 언급했지만 한데
모아 보면 위의 도표와 같이 된다.

먼저 자기를 인체에 작용시키면 새로운 전기가 일어난다.

그러한 물리적인 작용 뒤에 혈액의 이온화와 자율신경의
안정화가 일어나는데 이와 같은 생물학적인 작용이 있고 난
후에 치료효과가 나타나는 것이다.

만약 물리적인 작용이 일어난 단계에서 자기를 정지시키
면 또 원점으로 되돌아가기 때문에 이것을 되풀이하는 것은
모래위에 성을 쌓으려는 것과 같은 것이다.

인체에 자기를 대고, 효과가 나오기까지의 시간은 보통 3
일 정도가 필요하다. 이것은 미국의 바노시 부인의 영구자
석에 의한 동물시험결과와 내가 실시한 임상시험과 앙케이
트 조사 결과로부터 얻어진 것이다.

모든 치료기는 연속해서 최저 3일간 작용시키지 않으면
효과가 나타나지 않는다. 바꿔 말하면 자기치료기에 즉효성
은 없다는 이야기이다. 그러나 즉효적인 효과가 있는 것은
오히려 변동자장이다.

④ 팔리고 있는 500~1,600가우스 강도의 것

자기치료기 자장의 자속밀도, 즉 자력의 강도는 500가우
스 이상이라고 규정되어 있다. 시판되고 있는 것은 500~
1,600가우스까지이다. 이 이상의 것은 현재 팔리고 있지 않
은 것 같으나, 언젠가는 시장에 나올지도 모른다. 인체에 자
장을 작용시켰을 경우, 효과를 발휘하기 위해서는 500 가우

스 이상의 자력의 강도가 필요하다고 생각한다.

⑤ 사용자가 자기의 자각증상에 맞춰 사용시간을 조절할 수
   있다.

샌달과 구두의 안창을 들여다 보면 현재 약사법에 의해
시판되고 있는 치료기는 어느것이나 사용자가 붙이고 싶을
때는 붙이고, 떼고 싶을 때에는 뗄 수 있게 되어 있다.

말하자면 사용자의 뜻에 따라 사용법을 조절할 수 있는
것이다.

사람의 체질이 각기 다른 것처럼 실제로 효과가 나타날
때까지의 시간도 사람에 따라 같지가 않다. 너무 긴 기간
3∼6개월 이상 계속 사용하게 되면 만성이 되어 효험이 없
을 경우도 있다. 따라서 각자 자기 체질에 맞추어 붙였다
떼었다 할 수 있는 것이 오히려 자기치료기의 특징 중 하나
라고 생각한다.

어떤 사용법이 좋으냐 하면 사용하는 사람이 각각의 증상
에 따라 가장 효과있고 위화감과 습관의 현상이 일어나지
않도록 하는 것이 좋을 것이다.

예로서 어깨가 결리기 때문에 자기목걸이를 사용한다고
하자 보통의 어깨결림이라면 대부분의 사람은 수일 이내로
좋아질 것이다. 좋아지면 일단 떼어두는 것이 좋다. 그리고
또 어깨결림이 시작됐다고 생각했을 때 사용하기 시작하는
것이 좋다. 이것을 되풀이하면 좋을 것이다.

따라서 각자가 낮에만 붙인다든지 밤에만 붙인다든지 다
시, 또 낮이나 밤이나 붙이고 좋아지면 떼어낸다든지 본인

에 따라 적절한 사용법을 알고 있을 것을 권하고 싶다.

아무리 부작용이 없다 하더라도 너무 많은 것을 몸에 붙여둔다면 음식을 지나치게 과식하는 것과 같아 좋다고 할 수 없다.

"습관"에 대해서는 뒤에 언급하기로 한다.

2. 어떤 자석이 사용되고 있는가?

페라이트 자석은 일본에서 개발했다.

여기에서 자석의 역사에 대해 설명할 여유는 없지만 자석이 남북을 가리킨다는 것은 옛부터 알려져 왔다. 언제, 어디서, 누가, 그것을 발견했는지는 명백하지 않지만 먼저 중국에서 자침의 지북(남)[指北(南)]성을 발견해 얼마후 유럽으로 전해졌다고 한다.

일본의 자석연구 개량, 제조는 세계적으로 뛰어나다. 1926년경에 발명된 본다광태랑(本多光太郎) 선생의 KS동(銅). 삼도덕칠(三島德七) 선생의 MK동(銅) 등은 잘 알려져 있다. 어느 것이든 당시에 있어 세계 최고 수준의 것이며 이 것도 주물로 만든 영구자석이다.

여러분이 어린시절에 철분을 붙이며 놀던 마제형의 자석은 이러한 영구자석이다. 자석이 일본에서는 명치시대부터 있었다. 영구자석이지만, 지금 보면, 참으로 유치한 것이며 금속의 합금으로 만든 수조(鑄造)자석이었다.

얼마 후에 소화의 초실령에 동경공대의 가등여오랑 선생이 주물과 합금 그 자체가 아닌, 거의 산화물이 자석으로

된 것을 발견해 페라이트자석을 만들었다. 그는 그 공으로 인해 문화공로상을 받았다.

가등 선생이 페라이트자석을 발표는 했으나, 일본 사람들은 그 용도를 알지 못했다. 이러한 일은 일본에서는 가끔은 있는 일이었다. 또 일본에서는 일본 사람을 원칙대로 평가하려 들지 않는 버릇이 있다. 일본에서 쳐다 보지도 않는 페라이트자석을 화란의 필립스사가 관심을 가지고 그 아이디어를 개량하여 특허를 얻어냈다. 특허는 먼저 출원한 자가 이기는 것이다. 뒤에 저것은 좋은 것이라고 눈치채게 됐을 때 필립스사에 특허권이 있으므로 사용료를 지불치 않고는 사용할 수 없게 되었다.

그리고 세월이 흐르면 자력이 약해지는 결점을 아루니고계(系) 자석 등은 가지고 있었으나 그 난점을 극복한 페라이트자석은 철과 산소와 바리움 등으로 되어 있다.

페라이트자석이 양산되기 시작한 것은 1956년경부터이다. 이것은 인체에 휴대해도 자력이 반 영구적으로 없어지지 않고 오랜 시간 작용시키는데 좋기 때문에 자기치료기 붐의 주역이 되었다.

페라이트자석에는 소프트와 하드가 있다. 페라이트 소프트는 자력을 주게 되면 자석이 되지만 그것을 떼면 원래의 상태로 되돌아간다.

다른쪽 페라이트 하드는 자력을 주면 자석이 되고, 외부의 자력을 떼어도 반 영구적으로 자력이 남는다.

이 하드가 자기치료기에 사용되고 있다.

페라이트 하드의 특징은 자력이 강한 점도 있지만 반 영구적으로 자력이 약해지지 않는 점이다.

그대로 두면 50년 쯤은 약해지지 않을 것이다.

현재 자기치료에는 페라이트가 가장 많이 이용되고 있으므로 하드에 대해 조금더 설명해 둔다.

페라이트 하드의 등방성(等方性)과 이방성(異方性)에 대해서이다. 눌러 펴서 성형(成形)할 때 자력을 작용시키지 않으면 등방성이 되고 자력을 작용시키면 이방성이 된다.

자석이란 것은 철 등의 강자성체(强磁性體) 가운데 자구(磁區) 분자라는 최소 단위로 되어 있다. 그러나 보통의 철이 자석이 아닌 것은 자구의 방향이 가지각색이기 때문이다. 그런데, 이것을 다음 도표와 같이 일정한 방향으로 외부로부터의 자력으로 나란히 하면 각각 N,S의 극이 생겨 자석이 된다.

등방성의 경우는 이 방향이 완전히 일치하지 않으므로 그다지 강하게 되지 않는다. 만약 눌러 펴면서 자력을 작용시키면 방향이 완전하게 일치되기 때문에 이방성의 쪽이 강해져 쇠약해 지지 않는다. 이것은 1966년 경에 처음으로 확인된 것이다. 이방성의 것은 최초에는 가격이 비쌌으나, 지금은 양산체제로 되어 그다지 비싸지 않다.

우주선에도 자석은 사용되고 있다.

일반적으로 자석은 페라이트자석 이상의 것은 만들 수 없다고 생각하는데, NASA(미국항공후주국)는 우주여행에 사용하기 위해 소형으로서 강력한 자석을 개발하였다. 이것이

희토류 코발트자석이다. 우주선에는 많은 자석이 사용되고
있으며 스피드 메타 등의 메타류도 많다. 이 자석은 메타의
소형화를 측정하기 위해 만든 것이다. 이 자석은 희토류(希
土類), 즉, 사마리움 등과 코발트를 섞어 합금을 만든 것으
로 지금도 개발 중에 있다. 이 자석이 사용되고 있는 것은
아직 자기목걸이 정도였으나 최근 자석을 이용해 자기 반창
고가 제조허가됐다. 희토류와 코발트도 일본은 수입하고 있
고 페라이트에 비해 재료가 부족하여 원가가 많이 드는 것
이 단점이다.

최근 합금의 자석도 대단히 진보하고 있고, 철코발트 자
석 등도 그 강점에 있어서나 자력의 지속성에서도 우수하여
자기치료기로서는 반지에 사용되고 있다.

이와 같이 자석이라는 것은 본다 선생의 KS동이래 계속
진보하여 왔다. 고대 사람이 천연의 영구 자석인 자철광을
보고, 기묘한 돌이라고 생각한 것이 그 출발이었는데… 자
기라는 물리현상과 전기와는 동전의 앞면과 뒷면의 관계에
있다는 것은 이미 설명하였다. 1870년 대에 유명한 막스웰
의 전자방정식이란 것이 발표되어 그에 의해 연결되었던 것이
다.

그러나 연극에 비유하면 전기는 무대 위에서 연기를 하는
배우이고 자기는 무대 뒤에서 일하는 사람 같은 존재인 것
이다. 전기는 근대문명의 주역으로서 크게 각광을 받게 되
었지만 자기는 그의 뒤에 숨은 참으로 소박한 존재이다.

현대사회에서는 전기를 중개로 했을 뿐만 아니라, 자기
그 자체의 이용방법, 바꿔 말하면 인간 사회에 대한 공헌도

는 큰 것이다. 우리들의 가까운 곳에서도 자기녹음, 자기녹
화, 스피커를 비롯해 각종 계기에 자석이 없어서는 안 된다.
항공기는 물론, 자동차에도 많은 자석이 사용되고 있다.

또, 앞에서 말한 본다광태랑 선생, 가등여오랑 선생, 삼도
덕칠 선생과 현대에는 동북대학의 김자수부 선생, 미국에서
는 희토류자석의 생모(生母)격인 데통대학의 K. 스쓰루 나
이트 교수 등 자석연구에 일생을 걸고 노력해온 선생들이
많다.

[도표 15] 자석에 있어서 분자의 배열

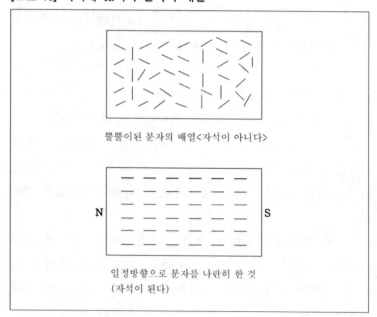

뿔뿔이된 분자의 배열＜자석이 아니다＞

일정방향으로 분자를 나란히 한 것
(자석이 된다)

원자물리학 세계에 있어서도 물질의 자성 자기적 성질의

연구에 의해 새로운 일이 수 많이 밝혀지고 있다. 노벨상을 수상한 포링이 혈색소(血色素)(적혈구 속의 빨간 색소)의 화학적 구조를 결정한 것도 자기 수법에 의한 것이다.

일반인들을 포함해 의학·생물학 관계의 전문가들은 어렸을 때 장난감인 마제형의 자석을 연상해, "자기인가 뭔가 하는 그런 주술 같은 것이…" 라는 것 같은 일을 기술한 것이 눈에 잘 띤다. 그러나 자기에 대해 이런 감정을 갖는 것이 참으로 안타깝게 생각된다. 자기 현상을 좀더 정확히 알고 자기가 인류에 미치는 공헌도를 바르게 평가해 주었으면 좋겠다.

자기치료기는 법률이 인정하고 있다.

1959∼1961년경에 이르기까지 자기완밴드의 붐이 일어났다.

자기완밴드의 높은 판매고 때문에 여러 업체가 난립하였는데 그 중에는 만병에 낫는다고 과대광고까지 나올 정도였다.

그때 자기와 생체의 관계를 알려는 목적으로 자기완밴드의 임상시험을 시행하고 있었기 때문에 무분별한 판매 행위에 대해 후생대신 앞으로 단속규칙을 제정해야 할 것을 건의하였다.

그런 일이 있어서인지 1961년, 약사법 시행령의 별표에 기구기기의 81로서 자기치료기가 등재되었다. 이제부터는 자기치료기의 제조, 판매는 후생대신의 허가 없이는 할 수 없게 되었다.

그와 동시에 다음과 같은 후생성의 지도요항이 나왔다.

① 500가우스 이상 자기의 강도를 가지고 있을 것

② 신체 각 부의 결림을 개선하고 혈행을 좋게 하는 목적으로 사용해야 한다고 되어 있다. 이상의 요건에 합당한 상품은 판매해도 좋다는 후생성의 보증을 받을 수 있게 된 것이다.

자기치료기를 만들어 제조, 판매하고 싶다는 메이커는 권위있는 2곳 이상의 병원에 의뢰해 제품이 인체에 미치는 효과나 부작용 등을 조사한 임상시험 자료를 품목마다 후생성에 제출하도록 되어 있다.

신청은 각 도도부현의 약물과 의료용구 등을 취급하고 있는 곳을 경유해 후생대신 앞으로 제출하게 되는 것이다. 일정한 임상시험자료가 구비되어 있으면 학식과 경험이 있는 자로 구성된 전기치료기조사회에 맡겨 상품화의 허가여부를 심사 받도록 한다. 과학성이 인정되면 허가가 된다고는 하지만 후생성으로서는 임상자료 뿐만 아니라 메이커가 그것을 지속적으로 공급할 수 있는 능력이 있는지 여부와 경영자의 경영능력 등도 조사한다. 단지 그 자기치료기의 적부만이 아니고 그의 업태 전반에 대해서도 엄격하게 조사하게 된다.

이와 같이 여러가지 법적규제를 받고 있는 자기치료기인데, 판매하는 장소에 대해서는 별도의 규정이 없다. 대부분은 약국에서 팔리고 있으나 그 중 샌달 등은 양화점에서 팔고 있다.

귀에 붙이는 피어스가 있는데 이것은 모양을 내기 위한

것이고 자기치료기가 아니다. 어디까지나 귓볼에 달 목적으로 자석을 사용하고 있을 뿐이고 효능 등을 강조하는 것이 아니므로 치료기로서 인가되어 판매되는지의 여부는 잘 모르겠다. 여기에는 1,000가우스 정도의 자기를 가지고 있는 것 같으므로 효과가 없지는 않겠지만 그 효과를 강조하지 않는다고 하더라도 자기치료기에는 부작용이 전혀 없기 때문에 해로울 리가 없다.

전부터 미용사는 머리에 꼽는 핀을 움직이지 않게 하기 위해 팔에 자기가 들어 있는 침산 즉, 바늘겨레 같은 것을 달고 있었다. 이것도 목적은 치료가 아니므로 자유인 것이다. 이후부터도 치료목적이 아닌 자기제품, 예로서 단추 같은 것이나 또는 셔츠의 단추 대신 자석을 사용한 것 등이 나올지도 모른다.

위와 같이 적법절차를 거쳐 자기치료기를 제조, 판매하고 있는 업자는 수 없이 많아 거의 30개 사에 달하고 있다. 자기치료기가 후생성으로부터 제조인가 되고 있는 것에는 각 연도별의 인가 번호, 예로서 53-B-000 이라는 번호가 쓰여져 있다. 최근은 허가를 받지 않은 유사품이 성행하고 있다는데 구입할 때에는 이것을 확인한 후 구입하기 바란다.

3. 이것만은 알았으면 좋겠다.

자기치료기 사용상의 주의

① 먼저 의사의 진단을 받자

여러분은 위가 만성적으로 아플 때, 먼저 병원에서 검사를 받고, 의사의 지시에 따라 치료할 것이다. 그와 같이 허리가 아프면 먼저 전문의사의 진단받기를 원한다. 중대한 증상이 있을지도 모르기 때문이다.

만약 정확한 질병의 원인이 밝혀지지 않을 때나 원질환 치료하고 있는데 또 허리가 아플 때에는 자기치료기를 사용해도 좋을 것이다.

어떤 자각증상이 있다고 해서 이것부터 사용하는 것은 찬성할 수 없다.

자기치료기에는 심한 부작용은 없었다. 약과 함께 사용해도 약효를 낮추는 경우도 없다.

그런데도 의사는 자기치료기에 대해서 관심이 없다. 그런 의미에서는 약제사(약사) 여러분의 책임은 크다고 생각한다. 치료기와 약은 다른 상품과는 달라 "효능"을 팔아야 하는 것이므로 손님이 원하는 대로 건네주기만 하면 되는 것이 아니다. 이 말이 약제사 여러분에게 도움이 된다면 다행스러운 일이다.

② "습관"의 현상이 일어날 수 있다.

자기치료기의 특징은 3일 이상 연속사용해야 효과가 나타난다

즉, 오랫동안 계속해서 사용해야 하는 것이 이 치료기의 특징이다.

그렇지만 너무 긴 시간(3~6개월간 이상) 계속 사용하는 도중에는 모처럼 좋아진 증상이 또 나쁘게 일어나는 수가 있다.

이것은 혈압 강하제와 항생물질에도 이와 같은 일이 가끔 있는 것이다. 그때 의사는 같은 약효이긴 하나 별도 성분의 것으로 바꾸어 계속 복용하게 한다.

자기치료기에도 이와 비슷한 일이 있는 것 같다. 이것을 인체에 대한 "습관"의 현상이라고 말한다.

사용해서 좋아지면 붙인 채 내버려 두지 말고 일단 떼어 두었다가 재차 증상이 일어나기 시작했을 때 다시 사용하도록 지도하고 있다. 이것을 되풀이 하고 있는 동안에 "습관"의 현상도 없어지고 반 영구적으로 증상은 사라지는 것이다.

낮에만 사용해 본다든지 밤에만 사용해 보는 등 사용하는 사람이 그때 그때 판단하여 자각 증상이 가장 적고 위화감이 일어나지 않는 상태로 하는 것이다. 나도 자기밴드를 밤에는 떼고 잔다.

③ 동시에 많은 자기치료기를 사용함은 좋지 않다

세상에는 건망증이 심한 사람이나 욕심이 많은 사람이 있는데 이들에게 자기목걸이를 걸어 보았는데 어깨결림이 상당히 좋아졌다. 그래서 일단 떼어놓고 상태를 보면 좋았을 텐데 걸어둔 채 내버려 두었다. 그래서 "습관"의 현상이 나타났다. 목걸이는 틀렸다. 자기복대가 좋을 것 같으니 복대를 사용해 보자고 이번에는 복대를 사용하기 시작하였다. 또 "습관"현상이 일어나 이번에는 자기목침을 그 위에다 사용하기 시작하였다. 이번에도 "습관"의 현상이 일어나 어깨결림은 전혀 좋아지지 않았다.

목걸이, 복대, 완밴드, 목침, 요 등 자기가 붙어 있는 것을 모두 사용하는 욕심 많은 사람도 있다.

자기목걸이가 부작용은 없다고해도 이러한 사용법은 현명하다고 말할 수 없으며 목적을 달성했으면 잠시 떼어두는 게 좋다.

그렇다면 동시에 여러 가지 자기 치료기를 중복하여 어느 정도까지 사용해도 좋을까?

뚜렷한 자료는 없으나 원칙적으로는 몇 개를 한꺼번에 착용해도 부작용은 없다고 생각한다. 그러나 될 수 있는 한 한 가지 종류의 치료기로 목적을 달성하는 것이 좋을 것이다.

자기치료기를 사용함에 있어 참고할 일은 증상이 경쾌해지고 부작용이 일어나지 않도록 종류 및 사용시간 등을 판단하여 정해야 할 것이다.

④ 임산부가 사용해도 좋은가?

미국의 동물시험에서는 갓 낳은 쥐에게 강한 자기를 사용시키자 영향을 받았다고 한다.

방사선도 유약한 자에게는 영향이 크다. 자기는 그러한 영향은 없다고 생각한다. 임산부가 복대 같은 것을 배에다 대는 것은 좋지 않을 것이다.

자기치료기의 생산, 판매 관계자에게도 복대에 국한할 것이 아니라 임산부에게는 일체의 자기치료기는 권하지 않는 것이 좋을 것이라고 충고하고 있다.

요사이는 해산이 임박해서도 수영을 권하는 일이 있는데

만일 기형아가 태어났을 때에는 그것과 이것과의 원인관계를 증명하기 어렵다.

약물요법의 경우에도 임산부에게는 소화제 정도 밖에는 주지 않을 만큼 신중하게 하고 있다.

이때까지 환자에게 사용하던 자기치료기는 자기목걸이, 피부에 붙이는 자기치료기(자기반창고), 자기복대 등 세 종류이다.

⑤ 다른 병의 발병원인이 되는 일은 없다.

자기치료기를 사용하니까 다른 병이 생겼다고 메이커측으로 항의가 오는 경우가 있다. 이것을 사용하기 시작하자 마자 환자가 만일 다른 원인으로 사망하게 되면 일은 커지게 된다.

이러한 일로 소송까지 하게 될 뻔한 예를 경험한 일도 있다. 이것이 시기적인 일치에 불과할 뿐 인과관계는 없다고 주장을 못하는 약점도 메이커에게 있는 것이다. 사용한 측에서도 서로의 인과관계를 증명하는 일이 어렵지만 사망의 원인과는 관계가 없다. 그러나 운이 나쁘게 다른 병을 얻었는데 본인이 자기치료기에 있는 것이 아닌지 오해할 소지가 다분히 있는 것이다. 이러한 예는 약제에서도 가끔 있는 일이다.

얼마 전 어떤 사람으로부터 전화가 걸려왔다. 그 사람의 이야기로는 어깨가 결려서 자기목걸이를 한 달쯤 사용했는데 어깨결림은 좋아졌다고 한다. 그후 의사에게 진찰을 받아본보니 위궤양이라는 것이었다. 그래서 나에게 문의해 왔다. 나는 "자기치료기를 사용했다는 것과 위궤양이 발병됐다는 것과는 관계가 없다고 생각한다"고 누누히 설명해 이해가 된 것으로 생각하는데 그후 일은 모르겠다.

20년간의 경험으로는 자기치료기를 사용하여 다른 병의 발병 원인이 된 일은 한 번도 없었으며 또 자기라는 물리현상의 성질로 보아 그러한 일은 생각할 수 없다.

어떤 강연회에서 이렇게 말하자 심술같은 질문을 받은 적이 있었다. 그러나 그것은 말한 대로이며, 이치를 말하면 20년 사이에는 일어나지 않았더라도 25년 후에 한 번쯤은 일어나지 않는다는 보장을 못한다. 거기까지 생각하면 장래의 일에 단언은 못한다고 밖에 대답할 수 없다.

인과관계에 관해서 다음과 같은 재미있는 이야기도 있다. 어떤 종교에 가입하면 병도 없고 재난도 당하지 않는다고 들었기 때문에 그 종교에 들어갔다. 그런데 2, 3일 있다 교통사고를 당해 중상에 가까운 상처를 입었다는 것이다. 그로 인해 입교를 권한 사람에게 당신이 권한 종교 때문에 사고를 당했다고 항의하였다. 그런데 입교를 권한 사람은 만약 이 종교에 들어가 있지 않았더라면 그 사고로 죽었을 것인데, 입교했기 때문에 그 정도의 상처로 끝난 것이라고 답변했다는 것이다. 우수개 소리 같은 이야기이지만 인과관계를 적절하게 인용한 예인 것이다. 이런 경우는 신이 아니면 알 수 없으며 증거도 없으므로 불평도 말할 수 없다

⑥ 시계가 잘 맞지 않을 수 있다.

오른손에 자기완밴드, 왼손에 시계라는 양손에 칼을 든 스타일로 팔장끼는 것을 너무 하지 말라.

구식 태엽시계를 차고 자기완밴드를 붙이면 시계가 잘 맞지 않는다. 이런 경우 하루에 3분쯤 빨리 간다. 평소의 버릇으로 팔짱을 끼거나 강한 자기를 다루는 시험을 할 때도 떼어 놓지 않거나 목욕할 때 무심코 나란히 놓아두지 말라.

자기치료기를 시계의 10cm이내에 접근시키면 안 맞게 된다.

쿼츠라는 수정의 발진식에 의해 정밀도가 한달에 +·-10초 정도인 디지탈시계는 영향을 받지 않는다. 이것은 태엽이 없으며 전자회로에 의지하고 있기 때문이다. 만약 시계가 맞지 않으면 수리점에 가서 자력을 빼달라고 하면 된다. 그러면 원점으로 돌아가 바르게 움직인다. 가운데의 수염태엽이 자기를 띠기 때문에 안 맞는 것이며 자기를 제거해 주면 된다.

이것은 간단한 일이며, 한 마디로 말하면 교류의 전자석을 작용시키는 것이다. 자기치료기를 착용하고 있다고 해서 사람의 몸을 사이에 두고 간접적으로 작용시켜 시계를 안 맞게 하는 일은 절대 없다.

⑦ 심리적 효과는 약 15%이다.

자기치료기뿐만 아니라 약물, 그밖의 치료에는 심리적 효과를 수반한다.

자기치료의 경우 심리적 효과가 어느 정도 나타나는가에

대한 연구도 있다. 이때까지의 연구로는 연구자에 따라 다양하지만 6.3% 11.9%, 17%, 20%, 및 23% 등의 숫자로 나와있다.

15% 전후가 타당하다고 생각한다. 미국의 FDA에서도 일본 자기치료기의 효과가 연구대상이 되었다. 효과로서는 90% 전후이며 심리적 효과는 13%로 나왔다는 정보가 전해졌다. 이에 의하면, 90-13=77, 77%가 유효율이라는 것이다. 자기치료기는 만병통치약은 아니다. 그리고 100% 낫는 것도 아니라는 것을 새삼 알아 두었으면 좋겠다.

⑧ 따뜻하게 느끼는 것은 무슨 까닭인가?

"자기복대를 붙이고 있으면 따뜻하게 느껴지는데 이것은 자기에 의한 것인가?" 하는 질문을 자주 받는다. 그것은 복대이기 때문에 당연한 일일 것이다. 자기가 붙어있고 없고에는 아무 관계가 없다고 대답하였다.

그런데 세상에는 여러 가지 사람이 있기 때문에 실제로 테스트를 했다고 한다. 자석이 붙어있는 복대와 붙어있지 않은 복대를 비교해서 사용했다는 것이다. 그렇게 하니까, 확실히 자석이 붙어있는 장소가 따뜻하게 느껴졌다는 사람이 있다. 또 자기의 족저판과 구두의 안창에 자기가 붙어있는 것을 사용한 즉 발이 따뜻해졌다는 사람도 있다.

원인을 말하면 자기는 혈행을 좋게 하는 것이므로 따뜻하게 느끼는 것이다.

이에 대해서는 동대 의학부의 연구가 있다. 이것은 손목에 1,300가우스의 자장을 작용시켜 보니 손의 온도가 처음에는 잠시 내려 갔다가 뒤에 올라간다는 것이다. 이것을 서머그래피(온도의 미소 변화 – 0.2도의 차 – 를 사진에 의해 조사하는 방법)라는 방법으로 시험하였다. 제4회 자기와 생체연구회(1978년)에서 이 현상을 8mm의 무비카메라로 촬영해 그것을 비추면서 발표하는 것을 보았다.

　이상과 같이 일반 사용자의 경험과 동대의 연구를 종합해 본다면 자기가 붙어 있기 때문에 따뜻한 느낌이 있는것을 알 수 있다.

천둥에는 어떻게 대처하는가?

　⑨ 낙뢰의 걱정은 없는가?

　"전기와 자기는 관계가 있는 것이므로, 자석을 몸에 붙이고 있으면 벼락이 떨어지기 쉬운 것이 아니냐"는 질문도 때때로 받는다. 전기와 자기는 확실히 관계가 있다. 그러나 이것이 벼락을 부른다는 것과는 아무런 관계가 없다.

　벼락이 떨어진다는 것은 자기를 붙이는 문제가 아니라 전기를 통하기 쉬운 것을 몸에 붙이고 있느냐가 문제인 것이다. 합금자석은 금속 그 자체이므로 전기를 통하기 쉽다. 그러나 페라이트자석은 전기적으로 볼 때는 이것은 절연체이다. 따라서 페라이트가 들어있는 복대를 한 사람에게 벼락이 떨어지기 쉽다는 것은 있을 수 없는 일이다.

　자기치료기에는 반지처럼 금속 그 자체인 것도 있고 또 목걸이처럼 밖을 금속으로 씌운 것도 있다. 따라서 이러한 것은 벼락을 부를 수 있다. 그것은 벼락이 떨어질 염려가 있을 때에는 손목시계 등도 떼는 것이 좋다는 것과 동일하게 생각하면 좋다.

⑩ 전기담요와 동시에 사용해도 좋은가?

밤중에 전기담요를 사용하면서 자기 치료기를 몸에 붙여도 좋은가 하는 질문이다.

결론을 말하면 이것은 인체에 아무 지장이 없다. 전기담요에는 보통 교류로서의 전류가 흐르고 있다. 따라서 미량의 자기는 나올 수 있지만 그것에 의한 자기치료기에서 사용하는 자석에는 영향을 받는 일은 없다. 자석에 의해 담요에 흐르는 전류가 인체에 영향을 받는 일이 아주 없다고 말할 수는 없지만 미미한 것이므로 건강과는 무관하다. 인체에 자기치료기에 의한 정상자장과 교류에 의한 미량의 교번자장이 동시에 작용했다 하더라도 전혀 지장이 없다.

외국에서는 어떻게 되어 있는가?

외국에서는 자기생물학의 연구가 대단히 번창하고 있으나, 자기의학 영역의 연구는 실행하여 지지 않고 있다. 그렇다면 자기치료기에 대해서는 어떻게 되어 있는가?

소련의 경우에 대해서는 잘 알 수 없지만 미국에서는 자기치료기의 존재는 공식적으로는 인정되지 않고 자기치료에 관한 연구도 모든 의사들이 실행하지 않고 있다. 이곳에 가끔 문의와 논문을 보내 달라고 말하는 사람은 거의가 뿌락타(척추지압료법사)이다.

자기와 생체에 대한 연구에 종사한이래 4차례나 도미 함으로써 미국의 자기생물학의 연구자와 만날 기회가 있었다. 그래서 자기생물학연구를 발표하는 학자 몇 사람에게 질문을 해 보았다.

미국에서는 자기생물학의 연구는 대단히 번창하고 있는데 자기를 치료에 응용하려는 의도는 전무하다. 이것은 어떤 까닭인가?

그러나 적절한 대답을 듣지 못하여 실망하였다. 자기가 동물시험에 대해 생물학적인 작용을 하는 것이 명백하게 되어 있다. 때문에 인간에게는 어떤가 하는 것을 고찰해도 좋다고 생각하는데….

동물시험에서는 4,000가우스의 자장에 전신을 긴 시간 넣어두면 백혈구가 감소하거나, 체중이 늘지 않거나 하는 해로운 작용이 있다는 것도 발표되었다.

그러나, 일반적으로 독은 약이라고 일컬어지는 것처럼 대량이면 독이 되고 소량이면 약이 된다고 하는 말도 있으므로 자기를 인체에 작용시켜 보아도 좋을 것 아닌가?

미국을 비롯해 외국에서 이 일에 대해 눈을 돌리지 않고 있다는 것은 알기도 전에 효과를 끝냈다는 것이며 불가사의한 일이라고 생각한다.

1978년 말경 미국의 FDA(미국식품의약품국-일본의 후생성에 해당)의 요청으로 도미했었는데 FDA를 방문하기 전에 미국의 의사 가이로뿌락타의 몇 사람으로부터 편지를 받았다.

그중에는 다음과 같은 내용이 쓰여져 있었다.

당신의 논문에 실려있는 자기치료기를 시험삼아 환자에게

사용해 보았는데 대단히 잘 낫는다. 그래서 일본으로부터 수입하려고 조사해 보니 세관에서는 수입 금제품으로 되어 있고 미국에서는 위법 치료기로 되어 있다. 무슨 이유인가?

이것은 오히려 우리 쪽에서 묻고 싶은 점이다. 그후 FDA를 방문해 담당관 등과 접촉함으로써 저절로 알게 된 일이 있는데, 일본으로부터 미국에는 잡화로서 수출하고, 미국은 일반판매업자가 무허가로 약효를 선전하면서 판매하기 때문에 위법으로서 단속을 받는다는 것이다. 그 중에는 처벌된 자도 있는 것 같다. 이 일은 일본으로부터 타협이 이루어진 뒤의 일이었던 것 같아 아무래도 미국 법률의 힘은 일본까지는 미치지 못하며 수출하는 쪽으로서는 외국의 일이고 각 국이 정한 법률관계 때문이다.

그래서 FDA도 난처해진 것 같다. 일본으로부터 미국에 수출한 인체에 장착하는 자석을 사용한 제품은 세관에서 수입 금제품으로 되어 있다. 현재도 이 상태는 계속되고 있으나 자기치료기가 낫느냐 낫지 않느냐가 문제되기 전에 위법의 악질치료기라는 오명을 뒤집어 쓰고 있다.

미국 신문광고에는 일본의 후생성으로부터의 제조인가된 서류를 복사하여 그것을 영역해 설명하고 있는 것이 있다. 이렇게 되면 미국에서 위법판매의 앞잡이를 일본의 후생성이 지원한다고 오해받는다. 몹시 난처하게 된 것이다. 그중에는 일본의 교수 이름을 싣고 있는 것도 있어 대단히 불쾌하게 생각하고 있다.

그런데 1978년 말경 FDA를 방문한 것은 다음과 같은 이유에서였다.

우리나라 치료기의 어느 메이커가 FDA의 허가 하에 미국의 수입업자를 사이에 놓고 미국에 정식으로 수출하고 싶다고 신청을 하였다. 그러나 앞에서 말한 것 같은 경위가 있으므로 이 신청은 몇 년이라는 긴 동안, 실현되지 못하고 방치됐다. 그런데 최근 FDA도 일본의 자기치료기의 보급에 대해서 알게 된 것 같다. 이번에는 임상시험에 협조하자는 것이었다. 그 때문에 나의 의견을 듣고 싶다는 것이 목적이었다.

미국에서는 그후부터 임상시험이 진척되었으며 우리들이 일본에서 발표한 것과 마찬가지의 자기결과와 임상효과 부작용, 심리적 효과에 관해 인정되었다는 정보를 얻고 있다. 그러나 정식발표는 아니므로 확실한 것은 알 수 없지만 가까운 장래에 합법적인 치료기로서 미국에서도 당당히 자기치료기가 사용되는 날이 올 것이다.

제 5 장
자기의 수수께끼를 해명한다
- 새 연구를 발전시키기 위해 -

1. 자기는 어떤 성질을 가지고 있는가?

자기는 3차원의 현상이다.

인류는 몇 백만년 전의 아득한 옛날부터 자기 가운데에서 생활해 왔다. 우리들의 신체는 자기와 깊은 관련을 가지고 있으며 많은 의사의 임상적 연구에 의해, 자기가 인체에 유효하다는 것이 입증되고 있다.

자기를 인체에 작용시켜 효과가 있다는 것은 인체에 작용하는 자기가 감소되고 있기 때문이다.

자기란 것은 신비한 물질이다. 수수께끼로 차 있는 물리현상이긴 하지만, 대체로 다음과 같은 성질을 가지고 있다.

① 공간현상이다.

자기는 열, 광, 전류, 압력, 적외선 등과 같은 하나의 물질현상이다. 그런데 자기가 전기와 다른 것은 공간 현상이라는 점이다. 넓은 의미에서 전기 가운데는 전장(電場)도 포함되는데 일반에게 친숙해 있는 것은 전류이다. 전류는 일반적으로는 선(線)을 따라 전달되지만 자기는 그러한 모체가 없어도 전해진다. 따라서 진공 가운데서도 존재한다. 이 점이 동(動)의 장(場)에서 전장(電場)과 비슷하다.

다시 말하면 자기는 3차원의 현상이라는 것이다. 즉 평면이 아니고 입체적으로 생각하지 않으면 안 된다. 중력의 장, 또는 전장, 자장(磁場)이 3차원의 세계인데 자기는 눈으로 보거나 접촉해 보아도, 또는 자장 속을 들어가 보아도 아무런 감각도 없으며 직관적으로는 파악되지 않으므로 알기 어렵다.

② 자장은 방향성을 가지고 있다.

자장이란 자력선이 존재하는 장소를 말한다. 자력선은 자력의 방향을 나타내는 곡선이다. 이것은 일정한 측정방법을 취하지 않으면 포착할 수 없으나 초보적으로는 봉자석과 묘철을 사용하면 자력선을 알 수 있다. 이때 사철이 서 있는 방향으로 자력선이 달리고 있는 것이다. 구체적으로 말하면 자력선이 있는 장소인 자장은 공간이 비뚤어져 있다.

자력선은 일단 자석의 내부에서는 남극(S극)으로부터 북극(N극) 방향으로 향하고 외부에서는 반대로 향하고 있다. 공간에서는 N극으로부터 S극으로 향해 달리고 있다. 자석 속에는 그 반대로 자력선이 달리며 하나의 테를 그리고 있다. 지구는 하나의 커다란 자석이므로 자석의 N극은 북극 쪽으로 잡아 당기고 S극은 남극 쪽으로 잡아 당기므로 남북을 가리키는 것이다.

③ 자장은 강도를 가지고 있다.

에르스테트, 가우스, 막스웰 등의 단위에 대해 다음과 같이 설명할 수 있다. 자장에는 강한 자장, 약한 자장이 있다. 좀 더 정확하게 말하면 자장에는 영으로부터 무한대까지 강도가 있다. 이와 같은 자장의 강도를 에르스테트라는 단위로 표시한다.

또 단위면적 주위를 자속밀도[자속(磁束)이라 읽어 글자대로 자력선의 속(束)이다.]로 표시할 때에는 가우스라는 단위를 사용한다. 전문적이고 상당히 어려워 생략한다. 다만, 공기 속과 물 속·유리 속, 인체 속에서는 에르스테트의 자장강도일 때 가우스의 자속밀도가 되므로 숫자 그 자체는 에르스테트를 사용하거나 가우스를 사용해도 똑같다.

요컨대 단위면적 주변의 자력선의 수를 가우스라고 생각해도 좋다. 따라서 간단히 생각하기 위해 편의상 500가우스라고 하면 ㎠당 500본의 자력선이 있다고 생각해도 좋다. 지자기 자속밀도는 0.5가우스이므로, 1㎠에 0.5분 즉 2㎠에 1본이라는 뜻이 된다. 옛날에 우리들이 장난감으로 사용하던 마제형의 자석은 200~300가우스였다고 생각한다. 현재 자기치료기로서 인정을 받으려면 자석 또는 그 치료기의 표면 자석 밀도가 500가우스는 나와야 한다.

가우스라는 단위는 어디까지나 1㎠당 자력선의 수이므로 일부러 '1㎠당 몇 가우스'라고 말할 필요는 없다. 몇 가우스라고 말하면 자연히 1㎠ 당의 자력선의 수가 되는 것이다.

그렇다면 예로서 1,000가우스의 자석을 만들어 자석의 자극면(자력선이 출입하고 있는 면)의 면적을 2㎠로 한다면 2,000가우스가 되느냐 하면 이것은 되지 않는다. 그 이유는 1㎠당으로는 어디까지나 천(千)본의 자력선이 되기 때문이다. 그러나 이 경우에는 확실히 면적을 2배로 한 것이므로 자력선의 수는 2배로 되어 있다. 이것을 어떻게 표현하느냐 하면 자석이 갖는 총 자속이라 부르고 단위로서는 '막스웰'로 표시하고 있다.

최저 500가우스가 필요하게 된다.

다시 설명하면 1,000가우스의 자석으로 자극면의 면적 2㎠의 지자기 총자속(2,000막스웰)과, 자극면의 크기가 0.4㎠로 5,000가우스의 자석이 가지는 총 자속과는 동일한 것이다.

그렇다면 자기치료기로서는 어느 쪽을 사용하는 것이 좋은가, 바꾸어 말하면 인체에 유효하게 작용하는 것은 자속밀도(가우스)의 쪽이냐, 총자속(막스웰)의 쪽이냐 하는 것이다. 현재로서는 명백하게 구분할 수 없다. 그러나 자석이라면 무엇이든지 좋다는 것은 아니다. 현재로는 자속밀도가 적어도 500가우스는 되어야 한다는 것이다.

어느 자기치료기 회사의 광고에 당사의 것은 500가우스짜리가 5개나 붙어있으므로 전부 2,500가우스이며 타사의 것보다 강력하다고 홍보하였다. 이것은 완전히 잘못된 것이다. 이러한 방법으로 이익을 추구해서는 곤란하므로 다음과 같이 설명해 두기로 한다.

가우스, 에르스테트, 막스웰 등의 단위는 어느 것이나 전자기학(電磁氣學)의 발달을 위해 공헌한 학자의 이름으로 그러한 학자들의 명예로운 이름을 잊지 않기 위한 것이다.

그리고 지구는 자기를 가지고 있고, 그 위에 사람이 살고 있으며 또 지자기의 자속 밀도는 0.5가우스이다.

그러면 사람의 전신을 관통하고 있는 총 자속은 약 2,600 막스웰이 된다. 이것은 면적 1㎠에서 자속밀도 2,600가우스가 가지는 자석의 총 자속에 해당하는 것이다. 이와 같이 생각해 보면, 인체에서 받는 자속도 무시할 수 없다는 생각이다.

친구 한 사람이 나에게 "너는 자기치료기를 개발해 사람을 자기절임으로 할 생각이냐?"고 말한 적이 있다.

이 말은 농담이 아니라 사람은 지구에 의해 자기절임을 당하고 있는 것이다. 인간이 지구에 의해 자기절임을 당하고 있는 동안은 몸의 상태가 좋을 것이다. 그러나 자기절임이 약해지면 이상을 일으켜 자기결핍증후군을 일으킨다. 보통 자기라하면 지자기도 포함하고 있다.

지구는 표면에도 자장을 형성하고 있다. 그 지자기의 강도는 0.5가우스이다.

지구물리학자에 의하면 지구의 자기는 4천년을 주기로 움직이고 있으므로 한때 1가우스 또는 그 가까이까지 간 적도 있었다고 한다. 그것은 기원 100년경이었으나, 지금은 계속 자연감소되고 있다. 과거 1세기 동안에 지구자장은 5%나 감소하고 있다는 것은 이미 설명하였다.

그런데 지구는 왜 자기를 가지고 있는 것일까 하는 것이다. 이것은 예로부터 여러 가지 설이 있었다. 현재는 다이나모이론으로 설명하고 있다. 지진예지로도 유명한 동경공대의 역무(力武) 교수에 의해 제창된 역무모형에 잘 설명되어 있다. 이에 대한 설명도 상당히 복잡한 일이므로 생략하겠다.

지구 외에는 목성이 자장을 가지고 있다고 한다. 달과 화성, 금성의 자장은 대단히 약하다. 이 지자기의 이론을 확립한 사람이 칼·프리드리히·가우스(독)이며, 19세기 중엽의 일이었다. 지자기뿐만 아니라 자기 전체에 대해 연구한 적이 있었고 가우스의 이름을 다시 단위로 하게 되었다.

지자기의 3요소란 무엇인가?

지자기는 육상과 해상에서도 관측되고 있다. 그에 따라 자기도가 만들어진다. 보통은 지자기를 표시하는 데는 편각(偏角) 복각(伏角) 수평분력(水平分力) 등으로 표시하고 있으며 이것을 지자기의 3요소라고 부른다.

남극으로부터 북극 방향을 향해 지구표면을 기면서 움직이고 있는 자력선은 지구상의 남극으로부터 지상에 나와 또 북극으로 되돌아 간다. 즉 테를 그리고 있다.

그런데 지구상의 남극·북극과 자석이 내장하고 있는 N극·S극과는 장소가 조금 엇갈리고 있다. 이때 남북방향에 대한 치우침을 '편각'이라고 한다.

그리고 지자기에는 복각이라는 각도가 있다. 남극 부근과 북극 부근에서는 자력선은 수평면에 대해 약간 평행이며, 지반구(地半球)에서는 북으로 향해 하방(下方)으로, 남반구에서는 남으로 향해 하방으로 경사를 이루고 있다. 이때 자침이 수평면과 이루는 각도를 대각이라고 한다.

또 하나의 요소로서 수평분력(水平分力)이라는 것이 있다. 자기는 대체로 0.5가우스의 자속밀도이지만 방향은 수평면에 대해 기울고 있다. 그런 까닭으로 수평면에 평행인 방향의 자속밀도(자장의 강도라고 해도 좋다)는 이보다도 적다. 이것을 수평분력이라고 부르는데, 지구상의 장소에 따라 다르다. 왜냐하면, 지자기의 자기모멘트 그 자체도 틀리고 있고, 외각이 장소에 따라 다르기 때문이다. 동경 부근에서 이 수평분력은 약 0, 3가우스이다. 동경 부근에서 편각은 약 50 서쪽으로 기울고 있으며 복각(伏角)은 48° 북측에 처지는 쪽으로 기울고 있다.

지자기에 대해서는 편각, 복각을 포함한 방향의 자속밀도와 수평분력으로서의 자속밀도가 혼동되기 쉽기 때문에 주의할 필요가 있다.

이상과 같은 일을 벡토르적 사고방식이라고 하며, 중학생 정도면 자장은 벡토르로서의 성질을 가지고 있다는 것을 알고 있을 이 한마디의 설명으로 이해할 수 있을 것이다.

〔도표16〕 **지자기의 3요소(동경부근)**

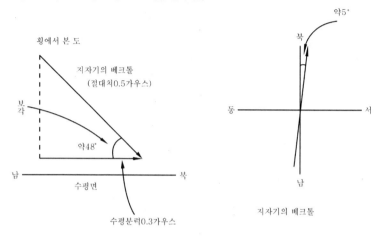

인체 · 자기 · 전기의 관계

① 인체와 전기는 밀접한 관계가 있다.

인체, 자기, 전기는 각기 다른 독립체이지만 이들은 모두 처음부터 인체와 밀접한 관계가 있다.

여러분도 한 번쯤은 심전도, 근전도, 뇌파 측정기의 도움을 받아본 경험이 있을 것이다. 심장의 움직임에 따라 발생하는 전기적 변화를 기록하는 것이 심전도이다. 인체에 전극을 대면 심장이 움직이고 있는 한 전기를 발생시킨다. 또, 근전도는 근육의 뇌파 즉, 뇌의 활동에 따라 일어나는 전기적 변화를 기록하는 것이다. 이와같이 의사들은 인체에서 일으키는 전기적 현상을 진찰에 사용할 뿐만 아니라 병원에서는 전기를 이용한 치료도 하고 있다.

인체는 전기를 통하는 하나의 도체인 것이다. 인간이 살

아 있다는 것은 복잡한 전기적 변화의 집합체라는 전문가의
주장이 있을 만큼 전기와 인체는 밀접한 관련이 있는 것이
다.

② 전기와 자기는 표리 관계이다.
전기와 자기는 "표리의 관계"에 있다.

가정용 전기는 수력과 화력의 힘으로 터빈을 돌려 자장
속에서 코일을 회전시켜 전기를 발생시킨다. 이때, 코일만
회전시켜도 전기는 일어나지 않으며, 자석 사이에서 코일을
돌려야 비로소 전기가 발생하는데, 이것이 발전기의 기본
원리이다.

모터는 전기를 방전하고 자기를 발생시켜 그의 흡인(吸
引), 반발력(半撥力)을 이용해 내부의 코일을 회전시키는데
이것의 직접적인 힘은 자기이다.

변압기는 전기를 자기로 변경시키는가 하면 이것이 또 전
기로 변함으로써 전압을 변화시킨다.

이와 같이 자기와 전기는 표리관계에 있는 것이다.

전기와 자기 사이에 관계가 있는 것 같다고 말한 사람은
있었으나 전기의 자기작용을 발견한 것은 한스·그리스찬·
에르스테트(덴마크)이다. 그는 물리학자이며 화학자이기도
하고 코펜하겐 대학의 교수였으나 후에 덴마크 왕립(王立)
과학협회를 설립한 사람이다. 1802년 어느 날 우연히 자침
이 전기와 직각으로 되는 것을 발견하였는데 이것이 전류의
자기작용에 관한 큰 발견이 된 것이다.

이와 같이 전기와 자기는 표리관계에 있으며 생체와 전기

와는 대단히 밀접한 관계가 있다.

인체와 자기의 관계는 어떤 것인가?

연구사적으로 말하면(자기치료는 기원전부터 오랜 역사를 가지고 여러 가지 경위도 있으나) 학계에서는 인체와 자기는 관계가 없다고 19세기경부터 20세기의 중엽까지 생각하고 있었다. 자기와 인체는 무관계하다고 주장한 것은 1600년경의 윌리엄·길버드(영), 1888년의 피터슨과 코넬리(미), 1982년의 로젠베르그(독) 등의 학자이다. 이들은 당시 저명한 학자들이었으며 영향력도 대단하였다.

텐마크의 한센여사와 같이 자율신경과 자기관계를 시험해 증명한 사람도 있으나 대체로 부정이론이 계속되었다.

그런데 1956~58년경에 미·소에서 우주개발 "자기와 생체"의 문제가 다시 평가되었고 바노시이 부처(미)와 호로도후(소)등의 동물시험을 통해 종래의 연구를 뒤엎는 중요한 발표를 하였다. 일리노이 대학의 바노시이 부인은 연구에 주력할 뿐만 아니라 관계자에게 호소하여 국제적 심포지움을 열고 그 성과를 책으로 정리하여 출간하였다.

우연히 똑같은 때에 자기와 생체에 관한 연구를 착수하고 있었다. 전기와 인체, 전기와 자기가 깊은 관계가 있음에도 불구하고 자기와 인체는 아무 관계가 없다고 한다면 이것은 아무리 생각해도 이상한 일이다. 만약 전혀 양자가 무관계하다는 결론이라면 자연현상으로써 중대한 사항이 아닐 수 없다. 이것이 우리들 연구의 출발점이 되었다. 바꾸어 말하면 생체-전기-자기-생체의 3각 관계가 성립되지 않으면 이상한 것이 아니냐고 생각하여 연구에 몰두하게 된 것이다.

바노시이의 연구는 동물에 의한 기초실험에 바탕을 두고
있으나 나는 당초부터 인체와 자기에 관계된 문제를 생각하
고 있었다. 자기와 생체의 전반적인 연구도 시행하려고 생
각한 바 있었다. 그러나 임상의사이므로 연구의 중점은 아
무래도 자기치료와 자기의 임상검사의 응용에 치우쳐 있었
다.

2. 자기는 인체에 어떻게 작용하는가?

전자유량계가 하는 역할

알렉산더·코린(미)은 1936년에 전자유량계라는 것을 만
들었다. 그는 개의 뇌동맥을 체외로 끌어내어 혈액의 흐름
에 대해 직각방향으로 자장을 작용시켰다. 다시 말해 자력
선과 직각방향, 즉 혈액의 흐름에도 직각방향에 있는 전압
이 발생하는 것을 증명하였다. 쉽게 말하면 전기의 도체인
혈액이 자석 사이를 움직이면 전기가 일어난다는 것이다.
이것은 다이나모와 같은 원리인 것이다. 발생하는 전압은
자장의 강도와 유속에 비례한다는 원리를 응용해 코린은 전
자유량계를 만들었다.

자장의 강도에 비례한다는 것은 자력을 2배, 3배로 하면
전압도 2배, 3배가 된다는 것이다. 유속에 비례한다는 것은
흐름과 전압의 관계도 이와 같다는 것이다. 자력을 일정하
게 하면 전압은 흐름의 속도에 비례한다. 따라서 혈액 흐름
의 속도를 파악할 수 있고 전기를 통하는 것이라면 식염수,
수은이나 혈액 등 무엇이든 이 전자유량계로 그 속도를 측

정할 수 있다.

자기를 작용시켜 새로운 전기가 일어난다면 자기와 인체와는 무관하지 않다는 생각이 떠올랐다. 이 연구와 같이 착수했을 뿐이며 어림으로 자력과 인체가 어떤 관계가 있는 것이 아닌가 하고 여러 가지 문헌을 찾아 본 결과, 이 전자유량계를 알게 된 것이다.

의사라도 혈액순환에 대해 연구하고 있는 사람은 이 전자유량계의 일을 알고 있었다. 이러한 사람들은 이것을 측정기로 사용하고 있었다. 전압이 일어날 때 인체가 그로 인하여 영향을 받는 것을 눈치채지 못한 것 같다. 나는 코린의 논문을 읽고 곧, '이것은 쓸모가 있을지 모른다'는 느낌이 와 닿는 것이 있었다. 지금 이렇게 쓰고 있어도 코린의 논문을 가슴 설레면서 경응대학 의학부의 도서관에서 읽을 때의 일을 생생하게 회상하는 것이다.

왜 전압이 생기느냐 하면 혈액이 움직여 자력선을 끊고 통과할 때에 운동에너지의 일부가 전기 에너지로 변하기 때문이다. 그렇다면 인체에 항상 부착해두면 무엇인가 영향을 받지나 않을까 하는 발상이었다.

또 하나 연구를 원리적으로 추진시켜 준 것은 자기에 의한 물처리 장치인 것이다.

이것은 벨기이의 T·훼루메인이라는 사람이 주장하기 시작한 것이다. 관속을 흐르는 물에 강한 자력선을 작용시키는 것 같은 장치를 만들어 이것을 보일러의 물을 빼고 넣은 구멍에 달아 놓으면 물(탕) 때가 묻지 않게 된다는 것이다. 편수(編修)로 고민하는 유럽은 이것으로 탕수(湯水) 때로 인한 고장의 빈도를 감소시키고 있다는 것이다.

이 철관을 혈관으로 바꾸어 놓고 생각해 보면 동맥에 대한 때를 떼어내고 안 떼고가 아니다. 생체에 대해 무언가 과학적으로 근거가 될만한 것이 있음직하다는 생각이 떠오른 것이다. 훼루메인이 일본에 왔을 때 나도 그를 만나 직접 의견을 들어 보았다.

훼루메인이 이 원리를 주장하기 시작한 것은 사실이다. 구미에서는 이용되고 있으나 왜 이와 같은 일이 일어나느냐에 대해서는 20년 후인 오늘날에도 서로 논란과 반박이 있어 아직 명백하지 않다는 것이다.

이상과 같은 원리를 알고부터 자기의 연구방향에 자신을 갖기 시작하였다.

연구하는 동안의 임상시험 때에는 자기완밴드를 사용하였다. 그리고 1959년 2월 일본내과학회 관동지방회에서 '자기와 생체'에 대한 연구발표를 하였다.

이듬해 '자기와 생체' 간담회를 2회에 걸쳐 개최하고 이 심포지움을 기록한 내용을 1961년에 책으로 출판하였다.

시험자료의 공개

앞에서는 자기를 인체에 작용시키면 새로운 전기가 일어난다는 것을 말했는데 여기에서는 원인을 설명한다. 즉, 자력선을 인체에 작용시키면 전기가 일어나는 상태의 시험자료인 것이다.

① 행림대학의 강정 교수의 시험

사람의 몸에 자장을 작용시켰을 때 과연 전압이 나오는가를 시험한 것은 행림대학의 강정 교수이며 1967년 10,000가우스의 전자석으로 시험해본 결과 확실히 새로운 전압이 발생하는 것을 증명하였다.

강교수는 사람의 두 팔을 사이에 두는 것 같은 전자석을 만들어 전극을 대고 시험해 자기가 사이클로트론(원자의 공인파괴 장치, 역자 주)의 커다란 전자석 사이에 흉뷰(胸部)를 넣고 같은 전극을 대어 시험해 전압이 발생하는 것을 확인하였다. 그리고 이 점을 마그네트레오그라피라고 이름을 붙여 발표하였다.

② D.E 바이샤(미)의 연구

강교수의 발표 후 2년이 지나 플로리다주 펜사고라에 있는 미국해군항공연구소의 D.E 바이샤가 이번에는 100,000가우스라는 초전도 전자석을 사용해 같은 시험을 하였다. 바이샤는 인체가 아니고 리스자루라는 원숭이를 이용해 시험했으며 강교수와 같은 전압이 발생하는 것을 증명하였다.

위 두 가지 시험에 의해 코린의 전자유량계에 대한 시험과 같이 혈관을 몸 밖으로 끌어내지 않고도 전압 발생이 명백하게 입증됨으로써 예측하던 대로를 뒷받침 해준 것이다. 이것은 큰 혈관이든 가느다란 모세관이든 똑같이 일어나는 현상이다. 그리고 예상하던 일을 시험적으로 뒷받침해 주었다는 의미에서 대단히 고마운 일이었다.

필자 자신도 자장을 응용한 혈액흐름의 속도측정을 하였다. 이 시험은 의사가 맥을 짚을 때 접촉하는 동맥의 양쪽에 침의가 사용하는 가느다란 침을 2개 찌르고 그 침을 묶는 방향과 직각 방향으로부터 자장을 작용시켜 발생한 전압을 기록하는 방법이다. 원리는 이것에 의해 동맥에 자장을 작용시키면 전압이 발생하는 것도 알 수 있으며 동맥 속에 혈액 흐름의 속도도 측정할 수 있게 되었다. 현재는 파형과 흐름의 속도로부터 동맥경화의 상태를 알 수 있을 것이라고 생각하여 연구를 추진시키고 있다.

여기에서 우리들이 시행하고 있는 연구의 핵심을 설명하려고 한다.

동맥의 양쪽에 침치료용의 쇠바늘을 찌름으로써 전극이 흐르게 하고 전압을 증폭해 기록함으로써 우선 요골(撓骨) 동맥 (진찰할 때 맥을 집는 곳)의 혈액 흐름상태 및 속도를 측정하고 이를 동맥혈류속도파라고 이름붙여 발표하였다.

목적은 동맥혈류속도의 측정이며 원리는 강교수의 마그네트레오그라피와 같은데 다만, 우리들의 방법에서는 가느다란 침(직경 0.25mm)을 찌르는 것으로 거의 아픔을 느끼지 않는다.

이 방법으로 측정하려는 개개의 동맥 속 혈액의 흐름상태를 알 수 있는 것이 특징이며 이때까지의 방법으로는 할 수 없었던 것이다.

그리고 요골동맥의 흐름에는 순류(順流)[심장이 수축됐을 때의 말초방향(末消方向)을 향한 흐름] 이외에 확장시기에 역류(逆流)가 생기는 것을 알았다.

방법은 혈액이 흐르고 있다는 것과 자장이 작용하고 있다는 두 개의 조건이 필요하다. 이것을 증명하기 위해 침을 찌르기만 하고 자장을 작용시키지 않으면 혈액파(波)는 나타나지 않으며(도표 17우), 자장을 작용시켰을 때 비로소 혈액에 응한 파(波)가 생기는(도표 17좌) 일을 시험하였다.

또, 기록하는 도중에 상완부(上腕部)를 강하게 묶어 혈액을 멈추게 하면 파형(波形)은 꺼지고 놓으면 재차 파형이 나타난다.

이 시험은 혈액흐름에 직각으로 자장을 작용시키면 전압이 생긴다는 것을 증명할 목적으로 한 것이지만, 혈액 흐름의 속도와 양 또는 혈관의 동맥경화 상태도 알 수 있으므로 연구를 계속 추진하고 있다.

지금까지 내용을 다음과 같이 정리해 두려고 한다.

〔도표 17〕 자장을 작용시켰을 때(좌측)와 작용시키지 않았을 때(우측)의 신호의 비교

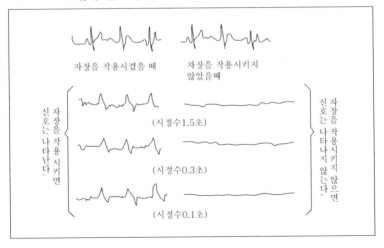

① 일반적으로 도체(전기를 통하는 것)가 자력선을 끊고 움직이면 발전한다.

② 인체를 포함한 생물체는 전도체이다. 혈액, 임파액, 세포간액도 전도체이므로 자장을 작용시키면 발전한다.

③ 자력선을 인체에 작용시키면 전기가 일어난다는 지금까지의 시험이 확인되었다.

혈액이온화의 비밀

다음에는 한걸음 더 나아가 혈액 이온화에 대해 설명한다.

자장을 인체에 작용시켰을 때 물리적 화학적 현상을 한마디로 표현하면 혈액의 이온화이다. 이것을 처음으로 지적한 것은 일리노이 대학 약학부의 M.F바노시이다. 바노시는 현상을 전해질해리(電解質解離)이라고 부르고 있다.

혈액 속에는 여러 가지 성분이 녹아 있는데 그 일부는 +, -의 전기를 가진 이온이란 것으로 나뉘어져 있다. 같은 물질이 이온이 되지 않고 존재하는 것도 있다. 되고 있는 것과 되지 않고 있는 것은 그 액체 속에서 항상 어떤 균형을 아루고 있다.

혈액이 자력선을 끊고 흐르면 전압이 발생하는데 이에 의해 혈액 속에 전류가 당연히 발생한다.

그런데 혈액 속에서 전류가 흐르면 이온이 되어 있지 않은 것이 이온으로 되는 방향을 향해 변화하는데 이것을 전해질해리라고 한다. 전해질이란 쉽게 말하면 물에 녹으면 전기를 발생시켜 이온으로 될 수 있는 것을 말하는데 단백질, 식염 등도 그렇다.

전해질해리가 이온화되는 것은 곧 이온이 증가하는 것과 같다.

그러면 어떻게 해서 이온화가 자율신경의 기능과 연결되는가? 이것은 자율신경의 기능이 변하는 근거인데 이온의 증가가 어떤 과정을 거쳐 자율신경의 기능과 연결되는지에 대한 설명은 대단히 어려운 일이다.

다만 이에 대해서는 지금까지 앞에서 자주 등장한 K.M 한센의 연구발표에 기록되어 있는 결론을 참고하기 바란다.

한센은 1949년에 자장을 작용시키면 자율신경기능의 변화를 준다고 하는 독창적인 논문을 인체시험에 의해 발표하였다.

따라서 자기를 생체에 작용시켰을 때 전자유도에 의해 전해질해리를 일으킨다는 바노시의 시험 결과와 자기는 자율신경 기능에 영향을 나타낸다는 한센의 연구결과를 연결지으면 전해질해리와 자율신경 기능과는 관계가 있다고 말할 수 있다. 따라서 전해질해리는 자율신경 기능을 변화시키는 원인이라는 것이다.

이와 같이 인체에 자장을 작용시키면 전압을 발생하도록 해 그것이 혈액 속에 전류를 생기게 한다. 전해질해리를 일으키게 하고 자율신경에 작용을 나타내는 것이 인체에 대한 작용의 근원이라고 한다면 인체에 전기를 흐르게 하면 좋다고 생각할 때 굳이 자기가 아니더라도 효과는 마찬가지라는 반론이 나올 것이다.

　이것도 일리가 있으나 전류는 혈액 속에서만 일어나는 것이다. 따라서, 만약 이와 같이 혈액 속에만 전류를 발생시키려면 혈관 속에 바늘이라도 찌르고 그에 밧데리라도 묶어 놓지 않으면 안되는데 이와 같은 일을 항상 인체에 할 수 없다.

　이때 나오는 전류는 혈액운동 에너지의 일부를 전기 에너지로 바꾼 것이다. 다른 방법으로 발생하는 전류와는 근본적으로 다르다. 바꾸어 말하면 외부로부터 흐르게 하는 전류와는 그 성립 방법이 근복적으로 차이가 있다.

[도표18]　자기의 인체에 대한 작용의 구조

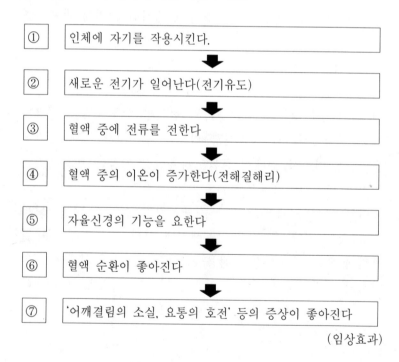

①	인체에 자기를 작용시킨다.
②	새로운 전기가 일어난다(전기유도)
③	혈액 중에 전류를 전한다
④	혈액 중의 이온이 증가한다(전해질해리)
⑤	자율신경의 기능을 요한다
⑥	혈액 순환이 좋아진다
⑦	'어깨결림의 소실, 요통의 호전' 등의 증상이 좋아진다

(임상효과)

그리고 사람의 혈행은 자율신경의 지배를 받고 있으므로 자율신경 기능의 균형이 변하게 되면 변하는 양식에 따라서 혈액의 순환도 좋아진다.

자기결핍증후군은 주로 혈행장애에 기인하는 것이므로 자기치료기를 사용해 혈액순환이 좋아지면 그 증상도 좋아 지고, 몸의 상태도 좋아진다.

위 도표를 보면 자기의 인체에 대한 작용의 구조로서, ①~⑦까지의 내용은 지금까지 시험한 내용의 전부는 아니다. 철저한 문헌조사에서 발견한 바노시와 한센의 설을 결합시킨 것이다.

바노시와 한센이 학문적 근거를 주장하고 있는 이상 그것을 결합시켜 집대성해 자기와 인체는 관계가 있으며 자기치료의 임상적효과를 주장하는 것이 조금도 무의미하다고 볼 수 없다. 학문은 이렇게 짜여져 완성되는 것이라고 생각한다.

임상의가 ④와 ⑤의 시험까지 해낸 것은 대단한 일이다. 나의 시험은 인체에 자기를 작용시키면 새로운 전류가 일어난다는 데까지이다.

결론으로서 어깨결림 등이 낫는 것을 발견한 것인데 나의 역할이 담뱃대 같은 것인지도 모른다. 그러나 시험결과를 연결지은 것이므로 이것은 가설과는 다르다. 자석이란 시험결과가 아니고 상상(想像)하는 것이기 때문이다.

이와 같은 취지의 논문을 자기결핍증후군과 자기치료라는 제목으로 일본의 사신보에 1976, 12, 4일 발표하였다.

3. 왜 혈행(血行)을 좋게 해야만 하는가?

혈액의 생리적인 작용

혈행이 좋아지면 왜 몸이 좋아지는지에 대해 설명하려고 한다. 이러한 일은 상식적으로 알고 있으리라 생각하고 있으나, 먼저 혈액이 인체 속을 돌면서 어떤 기능을 하고 있는지를 말해 보는 것이다.

혈액은 순전한 액체는 아니며, 그 속에는 몇 종류의 세포가 들어 있다.

그 세포들은 적혈구, 백혈구, 및 혈소판이다. 이러한 액체가 심장의 움직이는 힘에 의해 전신을 돌고 있다.

혈액은 심장, 동맥, 정맥, 모세관이란 하나의 정해진 그릇과 함께 형성되어 있으며 액체의 일부는 모세관의 벽을 통해 출입하고 있으나 혈액 그 자체는 이 그릇 밖으로는 나오지 못한다.

혈액이 시행하고 있는 기능은 다음과 같다.

① 영양분을 신체 각 부에 운반

② 노폐물을 신체 각 부로부터 운반

③ 산소 및 탄산가스의 운반

④ 외적에 대한 방어

이외에 혈액에는 여러 가지 기능이 있으나 중요한 것만을 설명하였다. 혈액의 주된 임무는 운반이며 또 혈액 그 자체는 간장과 신장 등과 함께 하나의 장기이기 때문에 인체 내에서 움직이는 장기라고 해도 좋을 것이다.

혈액의 기능을 조금더 보충 설명하려고 한다.

우선 영양분의 운반을 들 수 있는데 이것은 사람이 음식을 먹어 섭취한 영양분을 장으로부터 흡수하여 혈액 속으로 들어가 간장에 운반되어 처리된다. 그 다음 각 부로 배분되는데 이 기능을 하는 것이 혈액의 기능이다.

인체의 각 부가 활동을 할 때 그 곳에서 노폐물이 발생한다. 즉, 각 가정으로부터 나오는 쓰레기 같은 것이다 이것을 어떻게 해서든지 체외로 내 보내지 않으면 안 된다. 혈액이 이것을 신장에 운반해 주고 신장으로부터 소변 속에 섞여 배설시킨다. 신장 뿐만 아니라 다른 곳을 통해서도 약간 배설되지만 주된 것은 신장이며 노폐물을 운반하는 것은 혈액의 액체 부분이다.

신체의 각 조직은 산소를 사용해서 여러 가지 영양분을 산화시켜 활동하고 있기 때문에 산소가 필요한 것이다. 산소를 사용하는 것은 단적으로 말해 연소인데 결과로서 탄산가스를 발생하는 것이다 탄산가스의 대부분은 인체에 불필요한 것이다. 각 조직에 산소를 운반하고 불필요한 탄산가스를 운반하는 일은 적혈구가 하고 있다. 단, 산소의 교환과 탄산가스를 몸 밖으로 내보내는 일은 폐가 한다.

백혈구는 각 부로부터 인체에 침입한 병균을 막아내는 역할도 한다.

혈소판은 상처가 나 출혈이 있을 때 상처 부위를 막아 출혈을 막는 지혈작용을 한다.

이와 같이 중요한 기능을 하는 혈액이 인체의 장기와 조직에 충분히 공급되느냐에 따라 그러한 것들의 활동에 영향을 주는 것이다. 따라서 혈행이 좋고, 나쁨은 건강을 유지하는데 중요한 일이다.

그런데 혈액이 활동하는 통로인 혈관은 필요에 따라 굵기가 변함으로써 혈액의 양을 조절시킨다. 이것을 자동적으로 시행하기 위한 대부분의 기능이 자율신경의 힘에 의해 조절된다.

어느 장소에 대한 혈행이 좋으냐 나쁘냐하는 것은 그 장소의 기능에 영향이 있으며 또 자율신경의 기능이 큰 일을 담당하고 있다는 것을 생각하게 된다.

자장의 전신적 작용과 국소적 작용

인체에 자장을 작용시킴으로써 자기결핍증후군의 개선을 도모하는 것을 자기치료라고 말한다. 자기치료의 특징으로는 원격작용과 국소작용이란 것이 있는데 어느 것이나 전기적인 변화이다.

① 원격작용에 대해서

손목시계를 차는 것처럼 손목관절의 조금 윗 쪽에 자기완밴드를 끼우고 있으면 어깨결림이 낫는다. 또 자기반지를 끼고 있어도 어깨결림은 좋아진다. 이와 같이 작용시키는 장소와 효과를 나타내는 장소가 떨어져 있는 것을 원격작용이라고 한다.

원격작용은 왜 일어나는가?

원격작용은 혈액의 이온화이기 때문이다. 다시 말하면 혈관에 자력이 작용하면 전기가 일어난다. 이것이 전류가 되어 혈액 속을 흘러 혈액의 이온화가 일어난다. 이것은 혈액이 몸 속을 빙빙 돌아 각부의 혈행을 좋게 하기 때문이다. 요컨대 자장을 전신에 작용시키는 것이다. 경동맥과 팔의 동맥 같은 큰 혈관에 일어나는 전기를 분극전압(전류)이라고 한다.

② 국소작용에 대해서

어깨가 결릴 때에는 반창고에 자석을 넣어 피부에 붙이는 자기치료기(자기반창고)를 사용하면 어깨결림이 낫는다. 이와 같이 환부에 직접 붙여 치료하는 것을 국소작용이라고 한다. 즉, 자기를 작용시키는 장소와 효과가 나타는 장소가 일치하는 것이 국소작용이다.

왜 이러한 일이 일어나는 것일까? 그 원리는 원격작용과 같으며 어깨가 결리는 곳에 자장을 넣으면 가까운 모세혈관과 모세동정맥에 전기가 일어나 인체에 영향을 주기 때문이다.

모세관과 같이 적은 곳에서 일어나는 전기를 유도전압(선류)이라고 한다.

분극전압과 유도전압의 양쪽이 일어나므로 원격작용과 국소작용이 있는 것이다. 원격작용과 국소작용이란 것을 알아낸 것은 필자이다. 그러나 분극전압과 유도전압이란 명명을 하고 그 기능에 대해 제창한 것은 M.F 바노시이다.

자기목걸이와 복대 같은 것은 양쪽 작용을 겸하고 있는 것이다.

자기가 완수하는 역할

인체에 자장을 작용시켰을 때 자기의 방향을 직각으로 혈액이 흐름으로써 기전력이 생긴다는 것은 알았지만 그 전기가 나오는 에너지의 근원은 도대체 무엇인가? 하는 의문을 갖는 분도 있을 것이다. 이것은 당연한 일이다.

자기는 광(光), 열(熱), 방사선 등과 같은 물리 현상이다. 광을 인체에 대면, 예컨대 해수욕에서 태양으로 몸을 태울 때 피부가 검붉게 되는 것과 같다. 이것은 태양의 에너지가 체내에 들어와 있기 때문이다. 찜질 등으로 몸을 덥게 하면 열에너지가 체내로 들어온다. 그리고 방사선 등을 긴 시간 쪼이면 심한 부작용이 나온다.

그런데 자기라는 것은 체내에 이러한 에너지를 주입해 주지 못한다.

그러면 무엇을 하는가? 자장을 주입해 체액의 운동에너지 일부를 전기에너지로 변화시키는 일을 하고 있다. 이것이 자기의 인체에 대한 작용인 것이다.

다시 말하면 에너지를 변경할 따름이고 이것이 혈액의 운동에너지를 근소하게 감소시키는 것이다.

만약 자기가 없었다면 혈액의 운동에너지는 전기에너지로 변하지 않는다.

외부로부터 거의 에너지는 들어오지 않으므로 현재 자기 치료에 사용하여 물리현상을 작용시켰을 때에 비하면 인체에 자장을 작용시켰을 때의 에너지는 매우 작은 것이다.

자기 그 자체의 에너지가 작은 것을 어떻게 알 수 있는

가? 자석을 사람 몸에 붙이더라도 쇠처럼은 착 붙지 않는
다. 사람의 몸은 전기는 통하지만 자석은 붙지 않는다. 은박
지와 10원 짜리 동전도 전기는 통하나 자석은 붙지 않는다.

자기는 사람의 몸 속에 있는 에너지의 모양을 바꿀 따름
이다. 외부로부터 새 에너지를 주입하는 것은 아니다. 따라
서 사람의 혈관에 전기가 일어나는 것을 전해질해리를 일으
킨다고 말하지만 그것은 어디까지나 사람의 몸이 원래 가지
고 있던 에너지 모양의 일부를 다른 모양으로 바꾼 것뿐이
다. 이러한 자기 작용을 나는 물리적 촉매양(觸媒樣)작용이
라고 부른다.

자기자신은 변하지 않고 오로지 에너지의 변환(變換)과
화학반응의 매개를 하는 것이 촉매이다. 옛날에 백금선을
바른 원통모양의 성냥 같은 것이 팔리고 있었는데 이것은
둥근 공간의 안쪽에 백금선이 발라져 있으며 속에 담배를
넣고 빨면 불이 붙는 장치로 되어 있다.

이 도구에 대해 보충 설명을 한다. 담배가 쉽게 들어 갈
만큼 굵기의 원통이 있고 중앙부근에 백금선이 칠해져 있
다. 밑 부분에 연료용 알콜을 적신 솜이 넣어져 있으며 보
통 때는 뚜껑이 덮혀 있다.

백금선에는 백금흑이 표면에 칠해져 있다. 뚜껑을 열고
담배 끝을 이 백금선에 가볍게 대고 담배를 빨면 불이 붙는
다. 불기가 없는 것에서도 불이 붙으므로 참으로 신기한 일
이다.

〔도표 19〕 담배에 불을 붙이는 기구

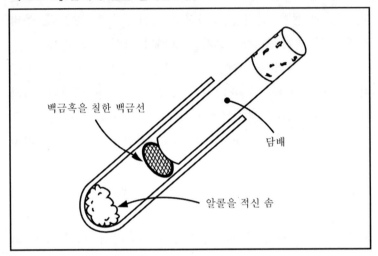

백금혹을 칠한 백금선

담배

알콜을 적신 솜

이 원리는 담배를 빨면 외부의 공기가 통 속으로 들어가 알콜의 열기와 혼합할 때 백금혹이 중개가 되어 알콜이 타며 담배에 불이 붙게 되는 것이다. 바꾸어 말하면 공기 속의 산소와 알콜의 화합을 백금혹이 돕는데, 백금혹 자신은 변하지 않는다(도표 19). 이것이 일반에게는 알기 쉬운 촉매의 예이다.

우리들의 주변을 돌아보면 중매하는 사람을 촉매역활을 한다는 말로 표현한다.

백금선의 예는 화학반응을 중개하는 것이므로 촉매라고 말할 수 있다. 일반적으로 화학반응 기간을 촉매라고 부르는 것 같다. 그런데 자기는 에너지를 변화기키며 자신은 변하지 않으므로 촉매와 같은 것이므로 물리적 촉매양 작용을 가지고 있다.

최근에 어떤 물리학자가 "인체와 다른 생물체에 자장을 작용시켜도 그에게 주어지는 에너지는 아주 작은 것이므로 작용할 이유가 없다"는 의견을 발표하였다.

확실히 자장이 인체에 주는 에너지는 적은 것이다. 그리고 인체를 포함한 생체는 에너지가 주어진 때에만 영향을 받는 것이냐에 대해서는 그렇지 않다고 말할 수 있다.

그 이유는 자기의 물리현상은 잡아 당기거나 또는 배제 당하는 것에 대해서만 작용을 나타내는 것은 아니기 때문이다.

바꾸어 말하면 인체와 같이 자기에 의해 잡아 당기거나 배제 당하지 않는 것에도 훌륭하게 작용하기 때문이다.

부작용의 걱정은 없다.

이상의 설명으로 자기가 인체에 작용하는 구조를 이해 했을 것이라고 생각한다. 자기가 촉매양 작용을 하는 점으로 보아 다음과 같은 것을 설명할 수 있다.

이것은 중대한 것이다. 자기를 인체에 작용시켜도 특별한 부작용이 없다고 한 것은 물질과 에너지를 인체에 주입하지 않고 다만 인체가 독자적으로 보유하는 에너지의 변환(變換)만을 자기는 스스로 시행하고 있기 때문이다. 자기의 성질을 생각해 보면 부작용이 나타나지 않으므로 당연히 다른 물리요법처럼 물리적 에너지를 인체에 주입하는 것도 아니고 내복약과 주사처럼 화학적 에너지를 주입하는 것과도 전혀 다른 현상이다.

자기는 인체에 나쁜 영향을 미치고 있지 않는다는 연구 발표가 있지만 나의 테스트도 부작용은 없었다. 예로서 166명에게 자기목걸이를 걸고 조사해 보니 162명은 아무런 부작용을 호소하지 않았고 4명은 머리가 무겁다, 상기된다 하는 가벼운 부작용만 지적했다. 이것도 목걸이를 떼면 즉시 없어지는 것이었다. 그러나 이 4명도 붙였다, 뗐다하며 몸에 익숙하도록 하였더니 어깨결림의 자각증상이 호전되었다. 위와 같은 것을 부작용이라고 한다면 부작용이지만 중대한 부작용이라고는 말할 수 없다. 떼면 원상태로 되돌아가기 때문에 전혀 걱정할 필요는 없다.

대개 자기치료기를 긴 시간 사용해도 인체에 아무런 부작용이 없느냐는 의문이 있을 수 있는데 (다만 습관 현상은 다르다) 누구나 (다소의 예외가 있음) 안심하고 치료에 사용해도 좋다.

지금의 치료기는 정상자장에 의한다.

크게 나누면 자장에는 정상자장과 변동자장의 두 종류가 있는데 서로 다른 점 등에 대해서 설명한다.

① 정상자장

자석이 가지고 있는 자장과 같이 자장의 강도와 자력선의 방향이 시간과 함께 변하지 않은 것을 정상자장이라고 말한다. 특히 영구자석의 자장이 이에 해당한다. 우리들이 시행하고 있는 자기치료는 영구자석을 인체에 장착하고 자기의 보급을 시행하는 치료기이다. 지금까지 사용한 자장이란 것은 이와 같은 정상자장을 가리킨다.

② 변동자장

어떤 일정한 장소에서 자력이 시간과 함께 변화하는 것을 말하는데 이것은 다음과 같이 구분된다.

◉ 전자석에 교류를 흐르게 만드는 자장을 교번자장이라 하고 이것은 자력이 강해졌다 약해졌다 하며 또 N극과 S극은 일정한 리듬으로 방향이 반대로 바뀐다.

◉ 전자석에 일정한 리듬으로 강해졌다 약해졌다 하는 전류를 흐르게 하면 자장은 그것에 의해 강해졌다 약해졌다 한다. 이것을 맥동자장이라고 하며 이것은 N극과 S극이 역(逆)으로 되는 일은 없다.

◉ 그와는 달리 이동자장이라는 것이 있다. 하나의 장소 위를 어느 강도의 자장이 이동하는 것을 말한다. 궁기현일향시의 국철 부상식 철도시험센터에서는 이동자장의 원리로서 리니아 모타카의 차체를 떠오르게 하여 자력의 반발력으로 달리게 하는 시험을 하였다. 이것은 초저온으로 작용하는 초전도 전자석을 사용하고 있으므로 언젠가는 신간선철도보다도 더 빠르고 폭음공해도 내지 않는 새로운 전차가 될 것이다.

그리고 인체에서의 정상자장은 물리적 촉매양작용 즉, 에너지의 변환만을 시행한다. 이에 대해 변동자장은 전자석의 코일에 발생하는 에너지를 자장의 변동을 응용하여 인체에 주입한다. 다시 말하면 외부로부터의 에너지를 이용해 인체내에서 발전시키는 것이다.

변동자장 가운데 일반으로 사용되고 있는 것이 교번자장이다. 1926년경부터 일본에서는 오직 전기를 통한 교번전자석에 의한 치료를 하고 있었고 계속해서 교번자장 치료기도 시판되고 있었다.

영구자석을 사용하는 치료방법의 연구는 아직 진행되지 않고 있었는데 그 이유는 자성재료가 오늘날만큼 발달하지 않았기 때문에 몸에 붙일 정도의 크기로는 충분한 자력을 얻을 수 없었기 때문이다. 자기는 인체와 전혀 무관계하다는 것이 정설로 되어 있는데 그러한 시험을 해보려는 사람도 없었고 또 그것을 연구하려는 의사도 없었기 때문일 것이다.

자기치료기의 변천

일본에서 영구자석을 사용한 자기치료기가 처음으로 판매된 것은 1956년경의 일이다. 자기가 붙은 반지가 유행을 이루었다. 당시부터 이런 반지를 찾는 사람들이 대단히 많았다는 것이다. 현재도 자기반지는 자기치료기로서 제조 판매되고 있고, 여러 종류가 있다. 1956년경은 치료효과에 대한 보증은 없었으나 지금 생각하면 이 부분에 상당히 탁월한 지식과 의견을 가지고 있던 사람이 많았던 것으로 생각된다.

그후 1959~1961년에 걸쳐 자기완밴드가 출현하였다. 이것이 전국을 휩쓸 정도로 인기가 있어서 여러분도 기억할 것이다. 이 붐도 비교적 단기간으로 끝났으며 그후는 그와 같은 붐을 일으키지는 못했으나 자기요와 자기복대 등의 애용자는 점점 많아졌다.

그런데 일본에서는 1946년대부터 전자기학의 전문가가 자석을 인체에 붙이면 전기가 일어날 것이라는 이치에서 출발해, 직접 만들어 실제로 시험한 사람도 있었다. 그러나 이것은 자기치료기로서 제품화되지는 못했다.

이와 같이 후일에 이르러 자기효과를 인정했다고 큰 소리로 외치는 사람은 많으나 자기치료기로서 제조·판매된 것은 자기반지가 가장 오래된 것이다.

그후 자기목걸이가 1975년경에 등장해 붐의 근원이 되었으며 자기의 제 2차 붐이라고까지 말하는 현재도 정상자장 치료기가 사용되고 있다.

한편 외국에서는 어떠한가? 이것도 정상자장의 연구가 중심이었다. 원래 서구에서의 자기치료 역사는 오래되었다.

기원전 200년경 희랍의 의사가 자석을 치료에 사용하였고 기원 1,000년에 아라비아의 의사가 간장 병의 치료에 사용하였다. 1,500년대 스위스, 뒤에 독일의 의사이며 연금술사(鍊金術師)인 파라셀사스가 자기를 탈장(脫腸), 부종(浮鍾)에 사용하였다.

그런데 지금으로부터 약 400년 전에 엘리자베스 1세의 주치의이며 전기학자인 윌리암·길버트가 자기의 치료효과를 부정한 이후 인체와 자기의 무관계설이 20세기 중엽까지 지배적이었다. 그러한 정설에 대해 비판적인 입장의 사람도 나오고 있었는데 18세기 중엽에 나온 오스트리아의 프란

츠·안톤·메스메리는 자석을 최면술의 도구로 사용했기 때문에 "메스메리즘 즉, 사기꾼"이라는 말도 나왔을 정도이며 이를 계기로 더욱더 자기와 인체의 관계는 부정적으로 인식되었다.

자기를 치료에 사용하자고 하는 한센은 예외적인 훌륭한 연구자였으나 자기와 생체의 관계가 새롭게 평가되기는 1950년대 중반 우주개발까지 기다릴 수밖에 없었다.

일본에 대한 영향은 1928년에 독일의 로젠베르그가 자기와 생체 관계를 부정한 일이 크게 충격받았다고 생각한다. 당시의 일본은 독일의학 전성시대였기 때문이다.

우리들은 우주개발과는 무관하게 1956년경부터 자기와 인체의 연구를 시작하였다. 그러나 이것은 학계의 정설에 대한 정면적인 도전이었다.

당초 이 연구에 대해 대가라고 말하는 사람들이 시험도 하지 않고 인체에 미치는 자기의 작용은 매우 미약하므로 아무런 영향도 있을 수 없다고 하였다. 처음부터 업신여기고 부정적인 입장을 취하며 전혀 상대도 해주지 않았다. 이에 대해 우리들은 과학자인 이상 부정은 충분한 학문적 근거를 제시해 달라고 주장했다. 한편으로 자료의 수집에 힘쓰고 각 방면의 협력자도 나타나 여러 사람들의 도움을 받아 연구를 진행시켜 왔다. 연구 기간도 20년 이상에 달하며 자기의 인체에 대한 메카니즘에 대해서도 일단 목표한 대로의 도달점에 이르렀다고 생각한다.

지금 관심은 자기에 의한 치료로부터 자기를 사용한 뒤 인체에 여러 가지를 검사하는 방향으로 연구하고 있다.

조금 더 전문적인 이야기가 되겠지만 장래는 정상자장의 치료에 대한 응용뿐만 아니라 전자석을 사용한 변동자장 치료기의 치료효과 연구도 필요해질 것이다. 또, 영구자석을 사용하여 변동자장을 만들 수 있으므로 그에 대한 연구도 크게 진행되어야 할 것이다. 더 강력한 자장을 작용시키면 어떻게 되는가 등등 이 방면에 대한 연구의 범위는 매우 넓다.

강한 자장을 인체에 작용시켜도 해가 없는가?

앞에서 자기결핍증후군이라는 병적 상태가 있다는 것을 말하였다. 그리고 그 내용에 대해서도 기술했으며, 자기를 보급해 작용시키면 이 증상이 호전된다는 것도 말했다.

그런데 자기를 보급한다 해도 어느 정도 강도의 자장까지가 지장이 없는지, 인체에는 어느 정도 강도의 자장까지를 작용시켜도 유해하지 않은지에 대해서는 당연히 문제가 된다.

자장의 강도에는 이론적으로 영에서부터 무한대까지 있을 수 있으므로, 이러한 일에 대해서는 당연히 검토 대상이 된다. 이에 대해 1962년 미국 플로리다주 펜사고라의 해군항공의학연구소에 있었던 D.E.바이샤의 조사가 있다. 바이샤 박사는 미국 내의 사이클로트론을 다루고 있는데 이에 대해서 앙케이트 조사를 하였다. 사이클로트론의 시설에서는 대체로 1㎤의 용적을 갖는 자극간, 즉 큰 전자석의 극(極)과 간(間)에 약 20,000가우스의 자장이 발생하고 있다. 그리고

때로는 이 속에 들어가 수리나 보수를 하는데, 사실은 사람
이 이 속에 들어가 어떤 느낌을 갖느냐를 조사하는 것이었
다. 이곳으로부터의 대답은 치아(특히 의치)에 아픔을 느낀
것 외에는 별다른 이상은 없었다는 것이며 통증을 느끼는
시간은 몇 분으로 짧은 순간이었다.

[표3] (A)스탠포드 대학 그리나 아크세레레타 센터에 의해 제창된 안전

	수시간	수분
전신 또는 머리	200가우스	2,000가우스
팔 또는 손	2,000가우스	20,000가우스

(미국)

(B)비야로후가 제창한 안전기준

	자장의 강도	자장의 구배(기울기)
전신	300에르스테트	5~20에르스테트/em
손	700에르스테트	10~20에르스테트/em

(소련)

그런데 1974년. J.G.로타도(미)에서 출간한 초저주파자장
과 전장의 생물학적 임상의학적 작용이라는 책 가운데 G.E.
가우후맨(미) 등의 논문 〈전장 및 자장의 생물학적인 작용
에 관한 종설(綜說)〉이 실려 있다. 그 가운데 캘리포니아주
의 스탠포드대학의 리니아·아크세레레타센터(직선가속장치
센터)에 의해 결정된 안전기준으로서 위의 표 A와 같은 것
이 소개되었다. 또 소련의 A.M.비야로후가 제창한 안전기준
에 대해서도 위 표 B에 표시하였다. 그래서 G.E.가우후맨
박사에 편지를 보내 이와 같은 안전기준을 결정하게 된 이

유에 대해 문의하였다. 그랬더니 1975년 G.E.가우후맨 자신이 안전기준에 의문을 품고, 제창자인 스탠포드대학 G.E.맥콜 박사에게 문의하였다. 그리고 가우후맨 박사로부터 나에 대한 회신 가운데에, 맥콜 박사로부터 가우후맨 박사에게 보낸 편지가 동봉되어 있었다.

그 편지 가운데는 새로운 리니아·아크세레레타를 설치하고 제작함에 있어, 편의상 외부로 새어나가는 자장을 이 정도로 억제토록 했으면 좋겠다는 목표를 정하는 데에 지나지 않으며, 과학적인 근거로부터 출발한 것은 아니라고 적혀 있었다.

일반적으로 전자와 다른 소립자의 가속장치에는 원형과 타원형(楕圓形)의 것이 사용되는데 직선가속 장치는 이것을 직선으로 시행하는 것이며, 이것이 능률적이라고 한다. 스탠포드대학에 있는 것은 직선으로 2마일(3km이상)의 길이를 가지고 있으며, 미국이 아니고는 할 수 없는 장치인 것이다.

1978년, 스탠포드대학을 방문했을 때, 리니아·아크세레레타센터 앞을 지나갔으나 다른 목적으로 갔기 때문에 유감스럽게도 시간이 없어 방문하지 못했다.

한편, 소련의 A.M.비야로후가 제창한 안전기준은 조사·시험한 결과인데, 그는 이에 대해 1966년, 1967년, 1969년에 논문을 발표하였으며, 우리들은 이 결론(A.M.비야로후의 안전기준)을 얻게 된 조사와 시험의 조건에 의심을 가지고 다시 조사와 시험을 하였으나 그의 안전기준 이상에서도 유해한 작용은 없었다.

만약, 비야로후의 기준이 옳다고 한다면 1,300가우스와

1,600가우스의 자기목걸이는 유해한 것이 되어야 하나 일본에서 발표된 임상시험에서는 그러한 결론이 나와 있지 않다.

A.M.비야로후의 조사와 시험방법을 자세히 검토해 보니 조사와 시험의 조건에 미비한 점은 발견할 수 있으나, 자질구레한 것은 없다.

인체에 강한 자장을 작용시켜 시험할 수 없지만, 현재 일본에서의 노동환경에 나와 있는 자장과 자기치료기가 지니고 있는 자장 정도로는 해로운 작용은 없다는 결론이다.

제 6 장
자기연구에 얽힌 에피소드

1. 자기치료기는 어떻게 해서 개발 되었는가?

벌써 30년이 지났다.

TV 광고방송을 보면 자기치료기에 대한 내용을 소개하지 않는 날이 거의 없을 정도이다. 전국 어느 곳에서나 피부에 붙이는 자기치료기, 자기침구와 자기벼개 등의 광고가 화려하게 방영되고 있다. 그러나 자기치료기가 어떻게 해서 세상에 나타났으며, 어떤 경위로 오늘날에 이르고 있는지를 확실하게 아는 사람은 적을 것이다.

아마도 광고메이커에서도 모르는 사람이 많을 것이다. 자기치료기가 세상에 나오기까지의 과정은 순탄하지 않았다.

나도 자기의 의학적 응용에 관한 연구를 다년간하였고 그것을 발표할 때까지 여러 면에서 심적 고통이 많았다. 마치 죽순이 지상에 머리를 내밀었을 때 모두들 달려들어 발길질을 하는 상태였다. 그때 짓밟혀 죽지 않은 것만은 확실하다. 그러므로 내가 한 연구도 지금 살아있기 때문에 가능하며 나를 발길로 차던 사람들도 지금은 전혀 모르는 체하고 있다. 사실은 많은 사람들이 이미 타계하였다.

연구발표를 하던 당시 여러 방면으로 부터 비난도 받았고 오해를 사는 등 불쾌한 기분에 젖어 있었다. 또 이런 일은 필자에게 근심의 근원이 되었다. 그리고 이러한 일들이 나의 진로에 플러스가 되지는 못했다. 그러나 결코 후회하지 않은 것은 다음과 같은 생각때문이다.

① 많은 환자들이 자기치료의 덕으로 원기를 회복하는 모습을 직접 보고 있기 때문이다. 나는 지금도 병원에서 자기치료를 시행하여 환자들을 고통으로부터 해방시킨다. 환자들이 기뻐하는 모습을 바라본다는 것은 의사로서 가장 보람있는 일이다.

② 내가 모르는 곳에서도 민간치료기로서 자기치료기를 사용하여 건강을 되찾은 사람이 대단히 많다. 이미 30년 가까운 세월이 경과하였기 때문에 그 수는 수 십만명이 아닌 수 백만명에 달하였다. 이와 같은 일은 기쁨이 아닐 수 없다.

③ 자기치료 산업이란 하나의 새로운 산업분야로 육성되어 많은 사람들이 그곳에서 생활기반을 가질 수 있었다. 현재 자기치료기를 제조하는 메이커 및 판매하는 회사는 대단히 많으며 자기치료와 관련해 움직이는 자금은 수출을 포함해 연간 수백억원 이상이라고 한다.

그 밖에 마음에 흡족한 위로가 되는 것은 처음에 발표한 논문의 결론에 관한 일인데 그 결론은 대략 다음과 같다.

(1) 페라이트자석을 사용해서 각종 시험을 한 결과, 자기

가 생체에 영향을 주는 것을 알아냈다.

(2) 그 작용이 자장내를 운동하는 생체나 그 일부에 발생하는 기전력에 의한 것이 아닌가 하고 추정하였다.

(3) 자기를 병환치료에 이용해 봄으로써 유효함을 알았는데 그후의 연구결과는 추정이 아니라는 결론이었다.

이 결론은 30년 동안의 내용을 증명하는 것이며 더욱더 발전하고 있다.

각 시대의 권위자라는 사람들에 의해 나의 연구는 비난의 대상이 되었지만 위와 같은 결론으로 다소 호전되어 다행스럽게 여기는 바이다. 1979년에 자기건강법이란 책을 내어 자기치료가 무엇인가를 이해할 수 있도록 하였다.

그러나 일반인을 위한 책만을 쓴 것은 아니다. 현재까지 자기와 생체심포지움 제1집까지를 논문으로 발표하였고 또 학술적인 책 자기3과 인간을 출간하였다.

1974년부터는 자기와 생체연구회를 구성하여 사후처리와 운영 대표로서 해마다 한번씩 연구발표회를 개최하였다. 1985년 7월에는 12회 연구발표회가 있었다.

자기치료기의 변모

한때 자기치료기라고 하면 정상자장치료기의 이미지가 강하였다. 이것은 영구자석(30년 이상은 견딤)을 몸에 장착하는 것이다.

구체적으로 자기팔찌, 자기반지, 자기목걸이, 자기복대, 자기침구(이불, 요잇, 침대요 등), 피부첨부용 자기치료기, 자기족저판 등이다. 이러한 것들을 제1세대 자기치료기라고 부르며 일반인들은 자기치료기라고 하면 거의 이것을 생각한다.

그리고 제2세대의 자기치료기는 교류전자석을 응용한 것으로 교류자기치료기라고 부르고 있고 3, 4종류의 치료기가 이에 속한다.

가장 새로운 것은 빠루스자장치료기인데 이것을 제3세대 자기치료기라고 부른다. 제1~제3의 분류는 연구대상으로 한 순서로서 장래를 내다보면 이와 같이 변화할 것이라고 생각하였기 때문이다.

자기치료 연구에 뛰어든 동기

1975년 5월 어느 날 이스즈자동차 상무였던 황목인웅은 정호청명에게 다음과 같은 내용을 말했다.

"나에게 친구가 와 있는데 친구는 자석을 몸에 붙이면 어깨결림이 좋아지고 가벼운 고혈압도 정상화된다고 하니 잠깐 만나서 이야기를 들어보시겠습니까?" 이 일은 정호 선생으로부터 우리 쪽에도 연락이 있었다. 관심있는 사람은 함께 가자고 해서 여러 의사가 따라 갔다.

황목의 친구란 전중정시이며 전기기술자였다. 전중은 당시, 전자과학연구소를 운영하면서 페라이트자석의 개량을 연구 중이라는 것이었다. 전중의 말을 들을 때까지는 과학에 관한 이야기를 별로 기대하지 않았다. 왜냐하면 자기와 생체의 관계가 직감적으로 떠오르지 않았기 때문이었다. 그러나 한번 이야기나 들어보자고 생각했던 것이다.

전중은 우리들 앞에서 다음과 같이 말하였다.

"내가 시험적으로 만든 페라이트자석을 주머니 속에 넣고 있어 보니 먼저 어깨결림이 없어진 것을 느끼게 되었습니다." 그는 항상 심한 어깨결림으로 고생하고 있었다는 것이었다.

그리고 전중은 자기 주위 사람들에게도 페라이트 자석 6개를 헝겊에 싸서 띠 모양으로 만든 것을 팔에다 붙이게 하고, 그 효과에 대한 의견을 들어왔다는 것이다.

그 결과, 거의 전부 어깨결림이 좋아지고 몸의 피로도 호전되었으며 그 중에는 혈압이 정상화된 사람도 있었다는 것이다.

전중이 우리들에게 부탁한 것은 본인이 지금 설명한 내용을 의학적으로 뒷받침해 주었으면 좋겠다는 것이었다. 전중의 설명을 듣는 동안 과학성이 전혀 없는 것은 아니라는 생각이 들었다.

전중은 우리들의 처소로 오기 전에 이미 알고 있는 의사를 찾아가 의견을 구하고 또 연구도 부탁하였다. 그러나 어느 한 사람도 그의 생각을 귀담아 듣는 사람이 없었고 아무도 상대를 해주지 않았다. 그때 문득 이스즈회사에 부속병원이 있다는 것을 깨닫고 황목씨를 찾았던 것이다. 그를 찾았던 것은 두 사람은 소년시절의 학우이며 계속 친하게 지내고 있었기 때문이다.

전자유량계가 가르쳐 주던 일

전중으로부터 설명을 들은 뒤에 당시 사용하던 전자유량계의 일이 생각났다. 전중이 말한 대로 그런 현상이 일어난다면 전자유량계에 효력이 나타난다고 할 수 있기 때문이다. 이것은 1936년 미국에서 만든 것이다.

미국 알코린 박사는 개의 경동맥을 몸 밖으로 끌어내어 혈액의 흐름을 직각방향으로 자장을 작용시켜 자력선과 직각방향으로 혈액의 흐름이 발생하는 것을 증명하였다. 간단히 말하면 전기를 전하는 성질의 혈액이 자석 사이를 흐를 때 새로운 전기가 발생한다는 것이다.

이것은 발전기와 같은 원리이다. 발전기는 자장 가운데서 코일을 회전운동시켜 그것으로 전기를 일으키는 것이다. 그러나 전자유량계는 코일의 회전운동을 혈액운동에 대치한 것 뿐이다. 전자유량계에서 일어난 전압은 자장의 강도와 혈액흐름의 속도에 비례한다는 것을 코린 박사가 발견한 것이다. 자장의 강도에 비례한다는 것은 자력을 2배로 하면 전압도 2배가 된다는 것이고 유속에 비례한다는 것은 흐름의 속도와 전압의 관계도 같다는 것이다.

다시 말하면 전자유량계를 사용해서 작용하는 자석을 일정하게 하면 전기가 통하는 유체(식염수, 수은, 혈액)는 무엇이든지 그 속도를 잴 수 있다는 것이다.

자기를 작용시킬 때 전기가 일어난다면 자기와 인체 사이에는 반드시 무슨 관계가 있다고 생각하였다.

전압이 왜 생기느냐 하면 혈액이 움직여 자장을 차단하고 통과할 때 운동에너지의 일부분이 전기에너지로 변하기 때문이다.

이와 같이 인체의 혈관에 항상 자기를 작용시켜두면 인체는 어떤 형태로든 영향을 받을 것이다. 그러나 문제는 이것이 인체에 대하여 바람직한 것이냐, 아니냐 하는 것이다.

임상적 치험(治驗)을 시작

당시 나는 동대(東大) 의학부로부터 파견 형식으로 근무한지 만 2년도 되지 않을 때였다. 그때까지의 전문은 내분비관계, 특히 갑상선 기능에 대해 흥미를 가지고 연구를 진행시켜왔다. 따라서 순환기 관계의 일에 대해서는 일반 의사가 가지고 있는 정도와 같은 수준의 지식을 가지고 있을 뿐이었다. 따라서 전자 유량계에 대해서도 그렇게 깊은 관심을 가지고 있었던 것은 아니다.

그러나 이러한 일들이 동기가 되어 조사를 하면 할수록 자기와 인체의 관계에 대한 흥미가 솟아난 것이다. 그것은 흥미라기 보다도 광부가 광맥을 발견했을 때와 같이 흥분되었다.

전중이 말한 현상이 어느 정도 자주 일어나는지를 시험해 보려고 하였다.

그러나 인체에 어떤 영향이 있는지 없는지를 시험한다 하더라도 그것을 환자에게 사용할 수는 없는 것이다. 만일 어떤 악영향이나 부작용이 나타나서는 안 되기 때문이다. 의사들은 새로운 것을 시험할 때에는 일반인들이 상식으로 생각하는 것보다 더욱 신중해지는 것이다.

전중이 많은 사람들에게 사용해 왔다고 하지만 나는 함부로 아무 환자에게나 사용할 수 없었다.

그래서 자신이 먼저 사용해 봄과 동시에 아내에게도 사용하게 하였다.

나의 경우 평상시 어깨결림의 증상이 없었기 때문에 특별한 변화는 발견되지 않았다.

그러나 아내는 때때로 어깨결림을 호소하였는데 자기팔찌(磁氣腕輪)을 붙이기 시작한 뒤부터는 어깨결림을 느끼지 않게 되었다.

아내의 말을 듣고 다시 이 시험을 진행시키기로 하였다. 그 무렵 병원 임상검사실에 있던 대죽소와 청수겸치 두 사람에게 자기팔찌을 붙이도록 하여 45일간이나 두었는데 부작용은 전혀 나타나지 않았다.

그래서 어깨결림으로 고생하는 환자들만 골라 이들에게 붙이도록 하였다.

결론으로 42명의 환자 가운데 1주일 이내에 어깨결림을 느끼지 않게 된 사람은 26명이었는데 이 사람들도 목욕할 때 이외에는 주야 구별없이 붙이도록 하였다.

기분탓이 아닐까 하는 비판

옛부터 병은 마음에서라는 말이 전해져왔다. 이것은 의사들도 잘 경험하는 일이다. 인간은 자신의 병을 스스로 만들기도 하지만 고치는 경우도 있다.

의사의 말 한 마디로 병이 낫는 경우도 있는데 이것은 가벼운 신경증세나 위장병 등에서 자주 경험한다.

의사의 말 한 마디가 "이것은 아무것도 아닙니다. 기분 탓이지요"의 표현으로도 가벼운 증상이 완쾌하는 일은 흔히 있는 일이다.

다시 말하면 자석을 붙인 뒤로는 어깨결림을 느끼지 않게 되었다는 것은 심리적인 영향일지도 모른다.

환자에게 자석을 붙이도록 할 때 "몸의 건강상태가 좋아질지도 모릅니다"하고 말하지만 어깨결림에 효과가 있다고는 전혀 말하지 않았다.

기분으로 똑같은 반응을 나타내고 있는지를 알기 위해 자기를 전혀 띠지 않은 것을 만들어 봤다. 그리고 그것을 사용하도록 하였는데 물론 환자에게는 비밀에 붙였다.

그 결과 어깨결림이 좋아졌던 환자에게 다시 어깨결림증이 나타난 것이었다.

이때부터 자기치료기의 효과에 대해서 자신을 가질 수 있었다.

이러한 치료에 대한 시험을 그 뒤에도 계속할 생각이었으나 가끔 어떤 환자에게 자기가 붙어있지 않다는 것을 들키고 말았다.

이러한 치험(治驗)을 맹험법(盲驗法)이라고 한다. 자기치료기의 경우에는 이러한 치험은 좀처럼 하기 힘든 것이다. 그것은 자기가 있느냐 없느냐를 누구나 곧 눈치채기 때문이다.

맹험법에 의한 치험은 1959년 전단철도병원의 내과의장(長)이었던 남부전칙 박사가 하였다. 남부 박사는 자기밴드의 효과에 대해 흥미를 가지고 당시 구유미대학 의학부 교수 목촌 등 박사의 지도를 받아 치료시도를 시도하였다.

치험의 목적은 자기를 띠고 있는 밴드 및 그것과 동형의 자기가 없는 것과의 어깨결림에 대한 효과를 비교하는 일이었다.

그런데 자기가 없는 것은 곧 노출되고 말기 때문에 이번에는 인체에 자기를 작용시키지 않을 목적으로 밴드에도 그 바깥쪽에만 자기를 띠게 하였다. 이러한 일은 기술적으로 가능하여 바깥쪽에 핀을 꽂게 되면 자기가 있는 것을 알게 되지만, 바깥쪽에는 자기가 없기 때문에 인체에 자기가 작용하지 않는다.

이와 같은 밴드를 많이 만들게 하였다. 관동철도병원(중앙, 대궁, 천엽, 전단)의 여러 사람의 손으로 치험이 행하여졌다. 그리고 일주일 이내에 어깨결림 증상이 호전된 사람을 유효로 하고 변화가 없는 것은 무효로 처리하였다. 그 결과 자기가 있는 밴드에서는 유효 476명 무효 687명 유효율 40.9%, 바깥쪽에만 자기를 띤 밴드(인체에 자기는 작용하지 않는다)에서는 유효 41명 무효 605명으로 유효율 6.35%이었다. 이와 같은 결과를 통계적으로 정리해 보니 명확한 차이가 나왔다.

여기서도 자기를 작용시킨 결과 어깨결림에는 유효하다는 것이 명백하게 입증되었다.

나에게 용기를 불어 넣어준 전기공학의 대가

자기치료 연구를 시작한지 30년 가까운 세월이 흘렀는데 그간 여러 가지의 일이 있었다. 연구를 격려해 주는 사람이 있는가 하면 비난하는 사람도 있었다. 의아스러운 일이지만 격려해 주는 사람은 의학계 이외의 영역 사람들이 많았다. 그 중에 굴강정가라는 분이 있었다.

전중의 소개로 굴강을 처음 만나게 된 것은 1957년 가을 이었는데 그는 경도제국대학 공학부 전기공학과를 졸업하고 제2차대전 중에는 전기시험소(현재의 공업기술원, 전자기술 종합연구원)의 소장으로 있었는데 만났을 때에는 무장공업 대학의 전기공학과 교수였다.

굴강으로부터 여러 가지 자문을 받았는데 그 중에서 인상 적이었던 일은 물의 자기처리장치에 관한 것이다.

이것은 벨기이의 T.훼루메이런이란 사람이 고안해낸 장치 이다. 유럽의 수질은 일반적으로 경수(硬水)로서 일본 등에 비하면 수질이 대단히 나쁘다. 이것 때문에 보일러 속에는 언제나 물때가 끼기 쉬우며 그 처리에 고심하고 있었다.

T. 훼루메이런이 개발한 것은 보일러의 유입구에 2만 가 우스 이상의 자석을 장치해 둔다는 것이다. 이렇게 해두면 보일러 속에 물때가 끼지 않으며 약간 끼더라도 떨어진다는 것이다. 현재 자기치료기에 사용되는 자석 표면이 1,000가우 스 정도인데, 이에 비해 2만 가우스라면 대단히 강한 것이 다.

굴강은 설명서를 나에게 보이면서 "이러한 일도 있기 때 문에 당신들의 연구도 홍미진지한 바가 있다. 더 연구를 파 고들면 재미있는 일을 알게 될 것이다."라고 말해 주었다.

전기공학의 대가로 알려진 굴강의 그 한 마디로 대단한

용기를 얻게 되었다.

물이 흐르는 관을 혈관이라고 생각해 보면 T.훼루메이런이 시험한 바와 같이 사람의 혈관에도 어떤 변화를 일으키는 것이 아닐까 하고 생각하였는데 굴강은 유감스럽게도 작년에 고인이 되었다.

T.훼루메이런이 1959년 일본에 왔을 때 그를 만나 이야기를 들었다. 자기작용에 의해 수질을 변화시키는 일은 사실 같으나 그러한 일이 왜 일어나는지에 대해서는 이미 30년 가까이 지난 현재에도 규명되지 않는 점이 많다. 계속 연구 대상이 되고 있는 것이다.

연구를 하고 있는 동안에 자기라는 물리현상은 확실히 인체에 영향을 나타낸다는 사실을 알게 되었다. 인체 이외의 생체에 대해서도 어떤 변화를 가져오는 것이 아닌가? 하는 생각을 하게 되었다. 그래서 병원에서는 간략하게 시험을 해보았다.

그것은 자석 사이에서 적혈구침강(沈降) 반응을 하는 일이었다. 다시 말하면 이 반응의 검사를 할 때 봉(棒)모양의 유리관을 사용한다. 유리봉 3개를 자석 사이에 끼고 실시한 결과와 보통 방법의 결과를 비교해 보았는데 양자간에 차이를 알게 되었다.

또 병원성을 갖고 있지 않은 대장균을 보통으로 배양한 경우와를 비교하였는데 양자간에도 차이를 알게 되었다. 이러한 연구는 병원의사 및 임상검사실의 검사원들의 노력으로 실시되었다.

이 연구결과를 정리하여 1958년 2월에 일본내과학회 관동지방회에서 발표하였다. 이때는 특별한 토론은 없었으나 횡전씨가 "자석을 어깨결림이 있는 환부에 붙여두면 효과가 있다"는 경험을 추가로 발표한 바 있다.

자기치료기 붐이 일어나다

임상치험의 성과와 효능이 알려지자 전중은 자기치료기를 기업화할 생각으로 회사를 설립하였다. 의사들은 연구자이므로 회사설립 등에는 아무 관계가 없다. 자기와 생체의 관계에 대하여 설명해 주었으면 좋겠다는 그의 요청으로 설립발기에 참석하여 설명한 일이 있다.

그런데 회사를 만들고 자기밴드를 상품화하기 위해서는 수익성이 문제가 되는데 그는 "1개월에 최소 2,000개 정도만 팔리면 경영은 성공이다"라고 말하였다.

그런데 판매를 시작한지 반년쯤 지난 1958년 여름이었는데 1개월에 6만개 정도가 팔렸다는 것이다. 그 결과 생산이 미처 따르지 못하는 상태가 되었는데 그때 자기밴드 붐에 대해서는 많은 분들도 기억하고 있다.

일본사람은 서양사람과 비교할 경우 어깨결림이 많기 때문에 안마, 지압 같은 것을 좋아한다. 그러나 서양 사람들은 어깨 주무르는 것을 싫어하며 어깨결림이란 말도 없다고 한다.

어떤 의미에서는 어깨결림이 많은 일본인에게 자기치료기가 환영을 받게된 것은 당연한 일이다.

그런데 이 일때문에 생각지도 않던 말을 듣게 되었는데

그것은 매스콤이 들고 나온 일이었다.

매스콤 지상에 나타난 비난공세

무슨 상품이든 붐이 일어나게 되면 취재거리로 삼아 논쟁을 벌이는 것이 매스콤의 일반적인 태도이다.

주간동경 1958년 10월 25일자 톱 기사에 '자기밴드는 듣는가, 정어리 대가리도 믿기 나름'이라는 표제로 자기치료기에 관한 기사가 실렸다.

기사에는 에만데공업의 사장 전중(田中)이 등장하였고 연구자도 증인으로 나왔다.

그리고 다음과 같은 기사가 게재되었다. 당시 외국문헌이나 연구결과에 자기는 인체에 아무 영향을 주지 않는다는 의견이 지배적이었다. 그렇다면 고혈압이나 어깨결림이 낫는다는 근거가 없다는 것이 되는 것이다. 그러나 중천 박사는 인간의 몸에 영향이 있다고 하는 결론을 내렸다.

이 기사가 나온 뒤에 발표한 개요가 게재되었다.

이것만으로 끝났다면 아무 일도 없었을 것이다. 이러한 기사에는 세상에서 권위자로 알려진 사람의 평론이 동시에 게재되는 것이다.

중천의 이론에 정면으로 "그 말은 당치도 않은 일이다" 하고 반론하는 사람은 생리학을 전공하는 대학의 S교수였다. 그 교수에 의하면 "자기는 유기물과 금속에 변화를 주는 일은 있어도 인체에는 아무 영향을 주지 않는다는 것이 세계적인 생리학자들의 정설이다. 조그마한 자석 몇 개를 붙였다 해서 인체에 영향이 있다는 것은 넌센스이다. 환자에 대한 일시적인 허황된 위안 정도밖에 안 되는 이런 기구를 후생성이 내버려 두는 것은 잘못이다" 하고 완전히 부정하였다.

그의 말 가운데는 "세계적인 생리학자들의 정설"이라거나 "환자에 대한 일시적인 허황된 위안 정도" 등은 일반인이 읽으면 납득하지 못할 말들이었다.

그러나 다음과 같은 기사도 있었다.

공학부 관계 대학의 M교수는 "중천의 이론은 도무지 납득할 수 없다"고 비판적이었다. 그는 "중천 박사의 논문을 한번 읽어보았는데 연구결과의 처리방법에 대해 의문점이 많다"라고 하였다.

이 두 사람의 실명을 여기에서는 익명으로 하였는데 그것을 공개한다고 해서 아무런 득이 되지 않기 때문이다.

상세한 점을 알려면 주간지를 참조하기 바란다. 국회도서관에는 반드시 보관되어 있고 열람이 가능할 것이다. 이하에 인용하는 신문과 주간지에 대하여도 같은데 다음과 같은 기사도 실려 있었다.

두 사람의 비판에 대해서 중천의 은사인 동대의학부 교수는 "자기가 인체에 영향을 준다고 하는 것은 참말이다. 그러나 그 일이 곧 고혈압과 어깨결림에도 효험이 있다고는 속단할 수 없다. 따라서 자기가 효험이 있느냐 없느냐 하는 의견은 지금 말할 수 없다. 다만 중천의 연구가 틀린 점이 있고 부족하다고 하나 임상의학이란 원래 그런 것이며 불충분한 연구가 쌓이고 쌓여 비로소 훌륭한 결론이 나오는 것이다. 자기에 의한 치료방법의 연구는 흥미있는 문제이며 결코 넌센스라고 무시할 것이 아니라고 생각한다"

이 교수의 이 주장은 어느 정도 긍정적이었다고 생각한다.

그러나 기사는 이것만으로 끝나지 않고 다음과 같이 계속되었다.

학자의 찬반양론은 별 문제라 하더라도 "자석"의 숫자는 날마다 늘어나고 있으며 이것을 사회적 심리학적 견지에서 먼저 M교수는 다음과 같이 말하였다 "일본사람은 다른 사람들과 같은 일을 하지 않으면 마음이 놓이지 않는다. 동조성이 강한 국민인데, 이것은 낡은 것과 새로운 것이 혼합되어 있는 탓이다. 이러한 현상은 서양에서는 볼 수 없는 현상이다. 그렇기 때문에 주문이나 주술을 구하는 낡은 기분을 이용해서 돈을 노리는 무리가 대단히 많다. 예로서 주사도 좋은 수단이 되고 있는데 영국 의사에 비하면 일본 의사들은 50배나 주사를 놓는다는 통계가 나와 있다. 주사를 놓으면 의사는 돈을 벌고 환자는 안심한다. 이것은 현대적인 주술의 일종이다"

자기밴드도 자기라는 과학의 주문이라는 것이며, 세상에 출품된지 반년 밖에 되지 않는다. 거기에다 심리적 효과만으로도 실제로 혈압이나 어깨결림이 낫는 것을 보면 참으로 훌륭한 이야기이며 의학적 효과의 연구에 의해서는 낫는 것을 기대하면 안 될 것이다.

이상 기사로 인해 드디어 자기치료 자체가 주술화되고 말았는데 이 기사는 다음과 같이 마무리 짓고 있다. 모 국립

연구소의 K박사도 이렇게 말하고 있다. "의학계에서도 매년 수 백종에 달하는 치료방법이 논문으로 나오며 그 가운데 최후까지 남는 방법은 하나, 둘 뿐이다. 한때 유행하더라도 수년이 지나 잊어버리게 되는 치료법은 참다운 것이 못된다. 효험이 있느냐 없느냐를 성급하게 논하는 것 보다는 좀 더 시간을 두고 지켜보는 것이 중요할 것이다"

주간지가 발매된지 3년쯤 지났을 무렵인 1970년경에 치료기는 약사법에 규정되었으며 일반에게도 정착하였다. "좀더 시간을 두고 지켜보는 것이 중요하다"고 말한 K박사를 찾아 고견을 듣고자 연구소로 연락하였으나 그는 유감스럽게도 이미 타계하였다.

모교 관계자로부터 꾸지람을 듣다.

이 시기에 다른 주간지에서도 자주 자기치료에 대한 내용을 문제삼았는데 대부분의 기사는 비판적이었고 그 중에는 찬성의 것도 있었다.

1950년 말경 일반에게 주간지의 힘은 절대적이었다. 이 현상은 지금도 별로 변하지 않고 있다.

모교인 동대(東大)에서도 나에 대한 것이 화제가 되었다. 좋은 일로 화제가 되었다면 반가운 일이겠지만 모교의 명예를 훼손할 수 있다는 쪽으로 화제가 되었다.

가장 큰 원인은 약사일보에 동대 중천박사의 연구가 보도된 바 있었다. 그 때문에 동대의학부에서는 많은 문의가 쇄도했다는 것이다. 이 연구는 이미 우리들이 실시한 것이며 연구발표도 이곳 병원명의로 하였다. 그러나 신문이 기사화 하게 되면 수습할 수 없게 되는데 당시 나는 동대의 연구생 이었지만 연구는 병원에서 하였기 때문에 약사일보의 기사 를 보면 소속명을 속였다고 생각한 것 같다.

또, 이 연구는 당시 대가로부터 비난의 표적이 될 만큼 완전하지 못한 내용으로 되어 있었던 점도 원인의 하나이 다.

다시 말하면 불완전한 연구가 동대 명의로 발표되었다는 결과가 되었기 때문에 참을 수 없다는 것이다.

따라서 일부 관계자는 본인을 제명이나 추방할 것을 주장 하였다.

그러나 '버리는 신(神)이 있으면 줍는 신도 있다'는 말과 같이 사정을 알고나서 동정해 주는 사람들도 있었으므로 몇 사람의 선배로부터 "어수선한 분위기이므로 수그러질 때까 지 연구를 가까이 하지 않는 것이 좋겠다"와 "회의에도 출 석하지 않는 편이 무난하다"는 등의 충고를 받았다. "어수 선한 분위기가 수그러질 때까지"가 질질 끌려 30년 가까운 세월이 경과한 것이다. 따라서 이 일의 결말이 어떻게 되었 는지 나도 모른다. 그러나 아무도 원망스럽게 생각하지 않 으며 모두 오해가 누적된 일이라고 생각한다. 이 기사를 쓴 약사일보의 기자에게도 불만스러운 말 한마디 한 적이 없 다.

2. 자기의 효과증명에는 시간이 걸렸다.

전기자기학 공부의 악전고투

나는 매스콤에 인연이 없었다. 그런데 자기치료연구를 하면서부터 기회있을 때마다 매스콤의 취재를 받게 되었는데 그것이 나의 인생에 플러스였는지, 마이너스였는지는 알 수 없다. 오직 말할 수 있는 것은 넓은 의미의 자기의학연구에 일생을 바치게 되었다는 것이다.

고교 때 미분 적분을 배웠지만 벡토산법은 교과서에도 없었고 그때 배운 미분·적분도 거의 잊었다.

또 한 가지의 이유는 당시 이미 전기공학에서 MKS(Meter, Kg.Second)단위가 사용되고 있었으며 CGS(Centimeter-Gram, Second)단위는 사용되지 않고 있었다.

아직도 MKS 단위는 익숙하지 못하여 고생하고 있다. 그러나 물리학에서는 지금도 CGS단위가 사용되고 있으며 가우스, 에르스테트, 막스웰 등의 단위가 잘 통용된다. 그리고 자기와 생체연구에서는 외국과 일본에서 아직 CGS단위가 사용되고 있기 때문에 도움을 받은 셈이다.

그러나 벡토산법을 사용하지 않고도 CGS단위로 쓰여진 책을 찾아보았는데 전기자기학이라는 책이 나 같은 사람이 쉽게 이해할 수 있었다.

실제로 그 책은 미분·적분만 알면 이해할 수 있었다.

그 책의 저자를 몇 번 만날 기회가 있었다. 그는 우리들의 연구에 대하여 흥미를 가지고 있었으며 몇 번인가 직접 조언도 받았다. 그러나 유감스럽게도 얼마 후 고인이 되었다.

그러나 벡토산법을 모르고 전기자기학을 본격적으로 연구
하려는 것은 무리한 일이었다. 그래서 안달충차의 벡토 해
석을 구입하여 읽기 시작하였다.

학문의 경계영역 연구가 곤란한 이유

의학연구와 동시에 자기연구를 함께 하지 않으면 안 되는
곤란한 처지가 되었다. 자기의 생체작용의 근원은 넓은 의
미의 자기(전자)의 유체역학(Magneto hydrodynamics)적
현상에 있다고 생각했기 때문에 이에 대해서도 어느 정도의
지식이 필요하였다.

다시 말하면 유체역학 그 자체가 3차원의 현상으로 벡토
산법에 의해 다루어지는 것이다. 자장 또한 공간현상이다.
즉, 장(場)의 현상이며 3차원의 현상인 것이다.

따라서 양자를 조합한 자기유체역학은 벡토산법을 구사해
서 논하는 것이 그 분야의 전문가 사이에서는 통례로 되어
있다. 전문가에게 벡토산법은 대단히 편리한 것이다. 이것만
알고 있으면 자기유체역학은 간단하게 이해할 수 있다. 그
러나 이것을 모르면 벡토산법 그 자체가 첫번째 관문이 되
는 것이다.

가끔 자장과 자기유체역학의 전문가에게 질문을 하였는
데, 그때마다 전문가의 입에서는 이 산법이 튀어나오는 것
이었다. 어느 교수에게 "벡토산법은 어렵기 때문에 이것을
사용하지 않고 다른 방법으로 설명하여 주었으면 좋겠다"하

고 말한 적이 있었다.

그 교수는 "영어공부는 하고 싶지 않은데 세익스피어의 본질은 알고 싶다는 것과 독일어는 모르지만 괴테문학을 가르쳐 달라고 한다면 곤란합니다. 자장이나 자기유체역학을 터득하기 위해 필요한 것이 벡토산법이니 이것을 먼저 이해하고 왔으면 좋겠습니다"라고 하였다.

나는 이 말을 듣고 과연 그렇다고 생각하였다.

그러나 이것은 연구를 곤란하게 하는 하나의 이유가 된다고 생각하였다.

독학으로서는 어떻게 할 수 없다.

필사적으로 공부를 하였지만 병원사정도 있어서 시간적으로 여유가 없었다. 나에 대한 세평은 더욱더 악화되었으나, 그래도 나를 도와주는 사람이 있었다.

그 사람이 소창 선생이었는데, 당시 동경이과대학 교수였다.

소창은 나에게 당시 동경이과대학 응용물리학과 판본(板本)교수를 소개해 주었다.

판본의 도움으로 그의 연구실에서 공부하던 설야건이 내가 있는 곳으로 파견된 것이다.

나는 설야에게 자기학을 초보에서부터 배우기 시작하였다.

설야는 먼저 자장의 물리학적 및 물리화학적 작용에 대한 명세서를 만들어 주었다. 즉, 패러디 효과·전자(자기)유체역학적 효과, 열유기 효과, 홀 효과 등인데 이러한 것들은 10항목 이상이나 되었다.

당시 에만데 공업에서 제조하는 자기밴드의 자장강도를 측정하여 보았는데 당시는 홀효과를 사용한 가우스미터는 시판되지 않아 자력계의 원리에 따라 측정한 것이다.

그 위에다 설야는 유체증폭기와 직류증폭기를 사용해서 자기유체역학적 현상으로 생기는 기전력을 증명해 주었다.

교류증폭기도 심전계를 그대로 대용하였고 직류 증폭기는 전중 교수의 설계에 의하여 안등 학생이 조립하여 준 것이다.

이 방법은 직경 5~10mm의 유리관에 백금의 전극을 틀어막아 이와 직각방향으로 자장을 작용시켜 관 속에 식염수를 흘려넣는 간단한 방법이다.

기전력이 일어나는 것은 증명되었으며 흐름이 빠를수록 기전력이 커지는 것도 알았다.

이러한 일은 물리를 전공하는 사람은 벌써부터 알고 있는 것인데 나는 이 시험을 보고 비로소 납득이 되었다. 이와 같이 설야의 협력에 의해 자장의 현상을 알게 되었다.

무장공대(武藏工大) 전중(田中) 교수와의 만남

자기와 생체관계에 대한 연구를 하기 위하여 측정과 시험을 계획하고 있었다. 물리학적 측정은 설야가 하여 준다고 하지만 측정기를 만든다고 하면 이것은 별도의 기술적 문제이다. 자기의 생체 특히 인체에 관한 물리적 효과를 검출하기 위해서는 전기적인 측정기가 필요하였다. 그래서 굴강에게 의논하니 전도(田島)전기회사의 전도를 소개하여 주었다. 그는 주로 대학전기공학과 등의 주문에 응해 부품을 공급하였다. 전문은 미터 만드는 일이었으나 내가 원한다고 생각하는 간단한 증폭기 같은 것도 만들어 줄 수 있었다. 그런데 조금 복잡하게 되면 "선생에게 의논하고 오겠습니다"하고 갔다와서 문제를 해결하였다.

처음에는 의논하러 가는 사람이 굴강인 줄 알았다. 그러나 조금 지나고나서 그렇지 않은 것을 알았다. 그래서 "선생이란 어느 분이냐"고 물으니 무장공대 전기통신 공학과의 전중 교수라고 하였다. 그래서 "전중 교수를 만나게 해 달라"하고 그에게 부탁을 하여 그 교수를 만나 여러 가지 이야기를 하였다. 전중도 나의 연구에 흥미를 가지게 되어 전자기적인 면에서 나를 지도하고 공동연구를 하여 주기도 하였다. 이것이 계기가 되어 30년 동안 나에 대한 지도자로서, 한편 공동연구자로서의 관계가 지속된 것이다.

제1회 자기와 인체 간담회 개최

그 후에도 자기와 생체에 관한 연구를 계속하고 있다. 그리고 1958년 동경농대 야택 교수의 내방을 받았다.

야택 교수는 전부터 자기밴드에 관해 흥미를 가지고 있었다. 당시 전중에게 연락을 했다는 것이다. 야택 선생을 처음 만나 뵈었을 때는 전중과도 자리를 함께 하였다.

야택 교수는 당시 동경농대에서 영양학 강의를 담당하였

으며 그는 일본대공학부 전기공학과에서 전기공학을 공부하
였는데 졸업 후 일본의대의학을 공부한 독특한 경력자이다.

그는 전자기학과 의학에 정통하여 나의 연구에 관심을 가
지고 여러 가지 조언을 해 주었고 교수 자신도 그 분야에
대한 연구를 하고 그 결과를 발표하였다.

그 후부터 야택 등 여러 교수와도 자기학에 대한 의논을
하게 되었다.

그런데 자기요법과 연구에 종사하는 일반인들의 평은 변
함없이 좋지않아 야택교수에게 "우리들은 근본적으로 중대
한 착각에 빠져 연구를 진행하고 있는지 모릅니다. 자기와
생체와는 아무런 관련이 없는 현상이라고 말합니다. 그러나
시험해 보면 어떤 관계가 있는 것 같이 생각됩니다. 세상의
평가는 너무 나쁘기 때문에 번민하고 있는 것입니다"하고
호소하였다. 두 교수는 그것에 대해 "자기와 생체가 전혀
무관하다고 결정해 버릴 수 없다. 그렇다면 여러 선생들을
모이게 하여 우리들의 의견을 들어보게 하는 것이 어떻겠느
냐"하는 제안이 있었다.

그것이 최초 자기와 생체간담회개최의 계기가 된 것이다.

1959년 1월 동경역 근처의 국제관광 호텔에서 개최되었
다. 그때의 대표로 주제발표를 한 사람은 굴강 교수, 자장에
는 전판 교수였다. 나는 이때까지 조사한 결과를 말하고 모
인 분들에게 기탄없는 의견을 달라고 하였다. 이 간담회는
후일의 연구 진전을 위하여 커다란 힘이 되었다.

그해 8월 두번째 자기와 생체의 간담회가 같은 장소에서
개최되었는데 이때는 14건의 연구발표가 있었다. 상세한 것

은 자기와 생체의 연구는 해볼 만한 가치가 있다는 결론이
었다. 이 때에는 임상자료도 빠짐없이 나왔으며 처음에는
회의적이었던 사람까지 전향하여 좋은 반응을 나타내어 마
음 속 깊이 든든하였다.

이것은 전판, 굴강, 야택 교수의 적극적인 협조와 전중의
협력이 커다란 지주가 되었다.

여러 업자가 내 이름을 사용하게 되었다.

전중이 자기밴드를 제조, 판매한지 1년도 되지 않아 유사
품이 우후죽순처럼 나타나기 시작하였다. 이것은 보통 있는
일이며 잘 팔리는 상품이 나오면 그것을 모방하는 자가 나
오기 마련이다. 특히 일본에서는 그것이 심한 것 같다. 실제
로 어느 업계에서나 상업술수로 주위사정에 관계없이 태연
하게 통용된다.

그것을 방지하기 위해 특허출원하여 막을 수밖에 없는데
전중도 1957년에 특허를 출원하였다. 그러나 그 권리가 확
정될 때까지는 많은 시간이 걸리기 때문에 그 사이에 모방
하는 자가 있어도 권리주장을 할 수 없다. 그의 권리는
1959년에 확정되었지만 그 사이에는 어떻게 막을 방법이 없
었다. 나는 특허제도에 아무 지식도 없다. 다만 전중이 애태
우고 있는 것을 보거나 이야기를 듣는 동안에 상식으로 지
식을 얻게 되었다.

특허권은 권리를 가진 사람이 침해자를 발견하고도 권리
침해를 제소하지 않는 한 아무도 권리를 지켜주지 않는다.

더구나 그것이 재판까지 가더라도 판결이 내려질 때까지
는 대단한 시간이 걸리므로 완전한 권리가 못된다는 것을
알게 되었다.

그 무렵 자기밴드를 모방하여 만든 모조품들이 나의 처지
를 더욱 악화시켰다.

자기치료에 관한 지식인들 사이에는 하찮게 생각했지만
모조품 업자들에게는 내 이름이 이용 가치가 있었다.

가장 많이 인용되어 이용된 것이 약사일보의 기사였다.
모조품 업자에게는 동대의 문구는 참으로 더없이 편리한 표
제라서 광고마다 사용하였다. 그 중에는 '동대, 중천의박창
제' 따위의 문자도 눈에 띠었는데 이러한 모조품은 외견상
으로는 진품인데 자기밴드와 구별할 수 없었다. 다른 점이
있다면 사용되는 자석은 여러 가지인데 그 중에는 반년이나
1년도 안 되어 자력이 소실되어 버리는 것도 있다는 것이
다.

그 위에 난처한 것은 효능·효과면에서 터무니 없는 것이
었다. 모조품 업자들은 이런 것으로 위궤양에서 무좀까지
치료된다고 하면서 내가 이것을 보증한 것처럼 교묘하게 광
고하였다.

동경의 번잡한 길가에 자기밴드를 산더미처럼 쌓아놓고
바나나 장사들처럼 팔고 있었는데 그것은 질이나 값에서도
엉터리였다

그곳에는 반드시 동대, 중천의박 운운……이라는 선전문
구가 있었다.

친구로부터 "너는 언제부터 노점상인의 앞잡이 노릇을 하

게 된 것이냐"고 놀림을 당했지만 막을 방법이 없었다. 내 이름은 그렇다 하더라도 동대이름까지 나오니까 난처하였다.

내 이름을 사용하여 선전하고 판매하는 업자에게는 아는 대로 편지를 보내어 그러한 일을 중지하도록 요청하였으나 전혀 효과가 없었다. 이와 같은 일은 동대를 자극하여 그들의 분노를 더욱 쌓이게 하는 원인이 되었다.

이러한 일로 나는 매스콤에 올라 화제가 되고 있었다. 아니 피해자가 되었다고 말하는 쪽이 적절할 것이다.

1975년 이와 같이 나의 연구는 식자들의 비난을 뒤집어 쓰고 있었지만 자기밴드는 날개 돋친 듯 팔리고 있었다. 당시 어느 대학 생리학 교수가 지금 동경에 와 있으니 만나자는 전화가 왔다. 그는 나에게 여러 가지 충언을 하고싶다는 것이었다. 그래서 호텔에서 그 교수와 인사를 하고 요리집으로 자리를 옮겨 그의 이야기를 들을 기회를 가졌다.

만나서 이야기를 들어보니 나의 연구에 흥미를 가지고 있었으며 여러 가지 조언을 해주었다. 그리고 매스콤이 나를 마구잡이로 다루는 데 대해 동정적이었다.

그와 여러 이야기를 나누는 동안 다음과 같은 말이 오고 갔다.

"자기가 확실하게 인체를 포함해서 생체에 어떤 영향을 나타낸다는 것은 현 단계로서는 잘 알 수 없다. 그러나 당신이 연구를 계속하여 양자의 관계를 밝힌다면 당신은 훌륭한 과학자이다. 그러나 실제로 양자간에는 관계가 없었던 것인데 당신이 말하기 시작했기 때문에 그것이 암시가 되어

많은 사람들이 사용하기 시작했다면 당신은 신흥 종교를 만
들어 그 교조가 될 수 있다. 어느 쪽이든 좋지 않느냐, 더욱
분발해 보라" 칭찬을 받은 것인지 헐뜯긴 것인지 알 수 없
었다. 이것은 확실히 있었던 일이다. 그의 기억에는 없어졌
는지 모르는 일이기 때문에 여기서 밝혀둔다.

현재에도 건재해 활동 중이지만 나는 과학자가 된 것인
지, 아니면 교조가 된 것인지 모르겠다.

후생성도 대책에 부심

나도 곤란한 처지에 빠져 있었지만 감독 관청인 후생성도
대책에 부심하고 있었는데 당시 의료용구의 담당자와 몇 번
이나 면담할 기회를 가졌다.

후생성의 문제점은 효능 효과에 대해 만병통치라고 판매
하는 업자가 많은데 자기를 치료에 응용한 기구의 항목이
약사법에는 없기 때문에 아무 단속도 할 수 없다는 것이다.

더구나 당시 상황으로서는 자기가 어느 정도 효과가 있다
는 것을 결정짓는 것은 매우 어려운 일이었다.

만약에 약사법에 기재하게 되면 자기가 치료효과를 가지
는 것을 국가가 인정한 것으로 될 수밖에 없는 것이다. 그
런가 하면 약사법을 적용하지 않고는 업자의 과대 광고를
단속할 수 없는데 이것을 어떻게 처리하느냐가 큰 문제였
다.

나는 기관에게 법률을 만들어 단속하였으면 좋겠다고 하
였다. 그런데 동기관의 말로는 공무원은 행정관이자 법률의

파수꾼이라고 하였다. 법률을 만들거나 개정하는 것은 입법부가 하는 일이기 때문에 공무원에게 그런 말은 아무 효력이 없다. 그러므로 후생성 정무차관을 소개할 터이니 만나서 말해 보는 것이 좋겠다는 것이었는데 이것이 1959년의 일이었다.

그래서 후생성 정무차관을 만나 보았다. 그러나 차관도 이러한 일은 간단하게 될 수 없다는 것이다. 후생대신에게 물어 볼 터이니 후생대신에게 직접 말하는 것이 좋겠다는 것이었다. 정무차관이 일정을 물어 나의 편의를 보아 주도록 하였다.

이때 에만데 공업의 전중은 유사품때문에 곤경에 처해 있었다. 나와는 차원이 다른 고민을 하고 있었다. 후생대신에게 이야기를 하더라도 진정이 많이 들어와 있기 때문에 협조하기는 어려울 것이라고 한다. 그래서 바쁜 일이지만 하루저녁 시간을 내어 여유있게 이야기를 들어 줄 것을 정무차관에게 부탁하였다. 대신은 대단히 바빠서 2개월 후 어느 날 몇 시로 결정되어 그날을 기다리고 있었다. 그런데 그 사이에 개각이 있어 후생대신이 바뀌었으나 전 대신이기 때문에 도움이 될 것이라는 생각에서 면담을 기다리고 있었다.

그는 "후생성에서도 단속하는 일로 곤경에 처해 있다. 그러나 이 일만을 위하여 법을 개정할 수 없으며 근간 약사법에 대해 전면적인 재평가가 있을 예정이므로 그때가 호기일 것이다. 나도 가능한 한 약사법에 적용되도록 노력하겠다" 하는 것이었다. 그 결과 1961년 약사법의 개정이 있었을 때 자기치료기가 상정되어 이것에 의해 나는 업자의 선전재료로부터 해방되었다.

개정된 약사법 중에는 다음과 같은 항목들이 있었다.

제66조 1. 아무도 의약품 의학부외품 화장품 또는 의료용구의 명칭, 제조방법 효능, 효과 또는 성능에 관하여 명시·암시를 불문하고 허위 또는 과대한 기사를 광고하거나 기술 또는 유포하여서는 안 된다.

2. 의약품 의약부외품 화장품 또는 의료용구의 효능 또는 성능에 대하여 의사 또는 기타의 자가 이를 보증한 것이라고 오해될 염려가 있는 기사를 광고하거나, 기술 또는 유포하는 것은 전항에 해당하는 것으로 한다.

약사법에는 이외에도 자기치료기에 관한 항목이 있는데 그것도 상당한 규제를 해두고 있다. 의료에 종사는 자에 대한 엄격한 법적 규제가 있다는 것은 당연한 일로 받아들이지 않으면 안 되게 되어 있는데 이것은 그만큼 중대한 책임이 있다는 뜻이다.

자기와 생체의 연구가 진전되어 왔다

자기와 생체의 간담회 때 모인 사람들 중에는 관서에 거주하는 사람들이 많아 차회는 관서에서 열기로 하였다.

1960년 경도대학에서 간담회가 있었는데 이때의 연구발표는 굴강 교수의 자기와 생체 관서지구 간담회 기록으로 편집출간되었다.

이때 모인 사람은 19명이었고 이 발표회에서 몇 가지 연구가 발표된 것 중에 나에게 강한 인상을 준 것이 있었는데 그것은 당시 대판시립대학장 세곡의 자기요법에 관한 참고문헌의 발표였다.

세곡은 "1903년에 A·J 에와르트가 식물잎사귀의 원형질유동에 자장이 영향을 나타낸다"는 것을 발표하였다.

그때까지 연구를 하면서도 과거에 발표되었던 자기와 생체에 관한 문헌을 찾아 보았다. 그러나 당시에는 이렇다 할 학술논문과 문헌을 발견할 수 없었다.

A·J 에와르트의 연구내용에 대해서는 전번에도 화제가 되었으며 그 내용에 대해 어느 정도 알고 있었으나 논문을 읽어 볼 기회는 없었다.

이 논문은 자기유체역학으로서 체계화된 현상을 논술한 것으로 나를 놀라게도 하였지만 한편 마음 든든하였다.

자기와 생체연구회가 발족되다.

자기와 생체의 간담회는 관서에서의 발표회를 끝으로 중단되었는데 그 원인에는 여러 이유가 있었으나, 자기와 생체의 연구와 거의 같은 때 시작한 인피던스·프레지스모그라피(레오그라피)의 연구를 진행시키고 있던 일과 혈액의 자화율 측정 등 물리학적인 점에 대해서 전중교수와 공동연구를 하고 있었기 때문이다.

자기의 임상적 응용에 대해서는 자기밴드와 자기복대 등을 적응증이라고 생각되는 환자들에게 치료의 목적으로 사용하고 있었다.

1965년에 자석을 부착한 여러 가지의 치료기가 후생성의 인가를 받아 제조 판매되기 시작하였다.

중요한 것으로는 자석의 복대, 피부부착용 자기치료기 등이 시장에 나왔다.

1973년 부주의로 발뒤꿈치에 골절을 당해 수술을 받고 3개월간 입원하였다.

이때 나에 대한 비난은 마치 불꺼진 것처럼 가라앉아 있었다. 입원은 골절치료를 위한 것이었기 때문에 몸의 상태는 나쁘지 않았으며 시간이 남아도는 생활이었으므로 자기와 생체에 대해서 여러 가지를 생각하였다.

자기의 생물학적 작용에 대해서는 연구자와 학자간에 다음과 같이 세 종류 중 한 가지 생각을 하는 사람들이 있다.

① 자기라는 현상은 생체와는 아무런 관계가 없다는 생각

② 자기라는 현상은 생체에는 유해하게 작용하는 것은 아니라는 생각

③ 자기는 이용방법에 따라서 생체에 대해 유익하게 작용하고 인체의 병적 상태에 대해 유효하게 작용한다는 생각 (우리들은 ③번과 같은 생각을 하였다)

골절이 완치되어 퇴원해 행동할 수 있게 된 때부터 각 방면의 사람과 의논하였다. 자기와 생체의 관계에 흥미와 관심을 가지고 있는 사람들이 한 자리에 모여 토론을 해보자는 결정을 보았다. 그래서 자기와 생체연구회를 조직하여 제1회 회합을 1974년에 이곳 연수센터에서 개최하였다.

이때 여러 가지 의견이 나왔고 토론도 활발하였다. 어떤 결론에 도달했다는 뜻은 아니지만 그후도 매년 1회 정도 연

구발표 형식으로 모여 토의한 것이 오늘날까지 이르렀다.

변동자장치료의 연구와 화제

1974년 11월 7일 연구회 개최준비로 대단히 바쁜데 동경 신문 기자 한 사람이 취재차 나를 찾아왔다.

그러나 내일 연구회 때문에 취재는 후일에 하자고 했다. 그러나 기자는 잠시라도 이야기를 듣고 싶다며 좀처럼 돌아 가려 하지 않았다. 할 수 없이 취재에 응했다. 이야기를 시 작하고 보니 잠시 정도로는 의견을 충분히 말할 수 없어 한 시간 이상 대담을 계속하였다.

기자가 사진까지 찍어갔다. 기사 내용을 의심하였고 먼저 주간동경의 일도 있고 해서 별로 기분이 좋지 않았다. 별다 른 기대도 하지 않았다. 그런데 놀랍게도 그 다음날 조간에 기사로 실린 것이다. '뉴스의 추적, 화제의 발굴'이라는 난에 '이 사람' 이라는 표제였다. '자기의 의료응용과 맞붙어 17 년'이라는 부제까지 실려 있었다.

이러한 기사가 나가자마자 여러 방면으로부터 문의전화가 걸려오는가 하면 많은 편지도 받았다. 그해 11월 말경 어떤 사람으로부터 전화가 걸려왔는데 그 사람은 전기공사 기계 부장이었다. 그는 "동경신문에서 선생의 기사를 보았습니다. 저는 교류자장도 효과가 있다고 생각하는데 그 점에 대해 선생의 견해를 듣고 싶습니다"는 것이었다. 그를 곧 만나 이야기를 들었는데 나도 그때 변동하는 자장에 의한 치료도 효과가 있고 실제로도 해보고 싶었기 때문에 협력해서 연구를 추진하자고 하였다.

얼마 후 그는 교류의 자기치료기를 만들어 배달하여 주었다. 그 이후로 교류자기를 응용한 치료, 빠루스자장을 응용한 치료의 연구·개발에 대해 협력한지 벌써 10년 이상이나 되는 공동연구체제를 계속하고 있다.

그 후 그는 회사를 그만두고 교류자기치료기를 제조 판매하는 회사를 경영하였다.

자기치료의 연구를 하는 동안 매스콤이 중재를 해준 경우도 있었고 다른 일로 사람과 사람의 연결이 이루어진 경우도 있었다. 그러나 서로 인연이 닿아 공동의 작업이 오래 계속 되었다는 것은 쌍방의 목적과 사고방식이 일치되었기 때문이다. 그와 나 사이에 10년 이상에 걸쳐 공동연구가 계속된 것은 바로 이 경우에 해당한다고 생각한다.

공동작업을 능률적으로 하자면 기술적으로 서로 다른 특징을 가지고 있고 서로 보완하면서 일을 추진해 나가는 것이 계속하는 방법이라고 생각한다. 지금 돌이켜보면 그와 나는 부지부식간에 이와 같이 서로 협력자가 되었다.

1958년 주간동경에 실린 기사로 말미암아 나는 호되게 얻어맞아 괴로운 처지가 되었다. 그런데 이번에는 동경신문의 기사가 인연이 되어 그와 알게 되었고 변동자장치료의 연구를 하게된 동기가 되었기 때문에 매스콤이 맺어주는 인연이란 참으로 재미있다고 생각한다.

자기치료의 연구를 시작한지 30년 세월이 경과하였기 때문에 에피소드도 많이 있지만 여기에 그중 일부를 소개한다.

자기치료기가 오늘날의 상태로 되기까지 자기치료의 제창
자이자 연구자로서 순탄한 길만 걸어온 것이 아니라는 것을
알아준다면 다행이다.

이와 관련해 항상 생각하는 일이 있는데 자칫 여담으로
흐를지 모르겠으나 다음과 같은 것이다.

1835년 내가 고교에 입학하였을 때 맨 먼저 독일어 시간
에 몇 가지 독일어 격언을 외우게 되었다. 외국어 교육시간
첫 머리에 흔히 있는 일이지만 그때 기억한 몇 가지 격언
가운데 "Aller Anfang ist schwer"(모든 시초는 고난이다)
라는 것이 있었다. 당시는 물론이고 그후 얼마간은 이 격언
에 특별한 관심이 없었다. 그러나 자기치료를 주장했던 무
렵 수 없는 어려움에 부딪쳤을 때를 생각하면서 이 격언은
참으로 좋은 문구이며 옳다는 것을 느꼈다.

제 7 장
일반에게 널리 보급된 정상자장치료

1. 300명의 치료시험의 예가 보여준 효과

후생성 인가를 받아 급속히 보급

자기치료기란 말을 들으면 일반인도 몸에 붙이는 것으로 알려져 있다.

치료의 방법이나 치료기도 그후 급속도로 변모하면서 진보하였는데 그 역사를 돌이켜 보면 정상자장치료기(자석을 몸에 대는 식)의 역사가 가장 오래된 것이다.

처음 자기건강법이란 책을 출간했을 때 정상자장치료기가 최고의 전성기였다. 그 후에 자기복대, 자기침구 등이 보급되었다.

그렇기 때문에 앞에서는 민간치료기로서 애용자가 많았고 정착되었다는 의미에서 정상자장치료에 대해 주로 해설했다.

정상자장치료기가 많이 사용하게 된 것은 몸에 붙이거나 또 침구로 사용만해도 몸의 상태가 좋아진다는 손쉬운 점이 일반적으로 인정을 받았기 때문이다. 반지, 팔찌, 목걸이, 복대 등을 보더라도 사용방법이 매우 간단하며 특히 침구는 그 위에서 자거나 걸치거나 벼개삼아 베고 있으면 수면 중의 몸 상태가 좋아지기 때문에 대단히 편리하다. 그런데 가끔 들려오는 말로서 "저런 것은 광고때문에 팔리는 것이다" 하는 소리가 있다. 그러나 만약 효과가 없다면 아무리 광고를 잘한다 하여도 20년 이상 보급되는 일은 없을 것이다. 따라서 "효험이 있기 때문에 계속 보급된다는 것을 생각해 주기 바란다"고 기회 있을 때마다 말한다.

그러나 자기치료기란 이름이 일반에게 통용되게 된 것은 1961년 약사법에 자기치료기란 용어가 실린 때부터이다. 그 전에는 자기치료기란 용어는 일반인의 귀에는 익숙하지 않았다.

정상자장치료기에 대해서는 그후의 진보상황을 근거로 보충설명을 해 보려고 한다.

일본에서 영구자석을 사람 몸에 붙이고 그 효과를 기대한 것인데 팔리기 시작한 것은 1954년경부터이다. 그때부터 자기를 띤 반지가 팔리고 있었고 애호하는 사람도 상당수 있었다. 당시는 의학적인 뒷받침도 없었고 약사법에 의한 규제도 없었기 때문에 단지 상식과 경험으로 몸에 좋은 건강기구로써 팔렸다.

현재는 약 150품목의 자기치료기 상품이 있다.

1961년 7월 이후부터는 자기를 응용한 치료기는 후생대신

의 제조허가를 받지 않으면 만들어 팔 수 없게 되었다. 그
리고 현재에 이르기까지 여러 기업들이 각종 자기치료기를
만들어 후생대신의 제조허가를 받아 판매하여 현재 자기치
료기의 수는 약 150품목이 나와 있다.

후생대신의 제조허가를 얻으려면 최소한 두 병원의 임상
자료를 첨부해야 하며 이것 때문에 정상자장, 변동자장을
응용한 치료기의 유효성과 부작용에 대한 논문은 대단히 많
았다. 만약 150품목의 것이 인가되었다면 품목마다 임상시
험결과가 300편 이상 후생성에 제출되어야 한다.

정상자장(시간이 지나도 자장의 강도는 변하지 않음)치료
는 일반적으로 자석을 몸에 붙이고 사용하는 요법이다. 자
석재료의 진보와 자석의 발달에 의해 치료기도 변해왔는데
몸에 붙이기 위한 것은 다음과 같이 참고한다.

(1) 자석은 소형이라도 필요한 강도의 자장을 얻을 수 있
다.(다만 침구의 경우는 반드시 그렇지는 않지만 취급할 때
에는 같은 자속밀도라면 적은 쪽이 좋다)

(2) 자석 자체가 오래간다.

이상의 두 가지가 필요조건인데 이 조건을 만족시키는 것
이 페라이트자석(금속의 산화물을 재료로 하여 만든 자석)
이다.

자석의 진보와 함께 기구도 변모하였다.

1955년부터 페라이트가 실용화 되었는데 그 전의 것은 외
부에 만드는 자장은 강하지만 오래가지 못하는 결점이 있었

다. 페라이트는 자장의 강도 그 자체는 별로 강하지 않으나 오래가는 특징이 있다.

장기간 사용하는 정상자장치료기로서 편리했으나 약점은 자력이 별로 높지 못하다는 것이다.

이것을 보완한 것이 1960년에 실용화된 이방성(異方性)페라이트이다. 그전까지의 것은 등방성 페라이트였는데, 이에 비하면 이방성페라이트는 자력도 강하고 오래가는 정상자장 치료기에 필요한 요소를 겸비하고 있다.

그후 자석은 희토류코발트(일반은 사마리움·코발트가 사용되고 있다)를 사용한 것이 개발되었다. 이것은 페라이트 보다도 더 우수한 것이며 실용화되어 소형으로 가벼운 자기 목걸이가 나타났다.

훌륭한 자석이 나타나면 자기치료기 그 자체도 변화하고 발달한다고 말할 수 있다.

[도표 20] 자석의 발달

```
주물의 자석 - (마제형의 자석) 자력이 약하고 오래가지 못한다.
        ↓
등방성 페라이트 - 자력은 강하지 않고 오래간다.
        ↓
이방성 페라이트 - 자력도 강하고 오래간다.
        ↓
희토류 자석 사마리움·코발트 자석이 대표적이다.
        이방성 페라이트 보다도 자력이 강하고 오래간다.
```

효험이 있다는 것은 무엇을 뜻하는 것인가?

자기치료기를 사용한 이래, 많은 환자들을 치료하여 왔다. 그러나 정상자장을 응용한 치료의 효과에 대해 가끔 문제가 되어 왔다.

이에 대한 대답은 "낫느냐, 낫지 않느냐"는 판단기준을 어디다 두느냐에 따라 대답도 달라진다.

이 문제에 대해서는 다음과 같이 생각하고 있다.

정상자장치료기로서 난치병이나 기병(奇病)이 낫는다는 식으로 말하지 않는다. 그러한 예가 전혀 없는 것도 아니지만 사용자로부터 보고에 의해 아는 정도이다. 변동자장치료기에 대해서는 색다른 일이 생각나는 것이다.

자기치료의 임상자료로서 모은 대부분은 어깨결림, 요통, 각종 근육통 등이 압도적으로 많았다. 이런 증상의 특징은 자각증상에 의한 것이다.

그래서 "자각증상이 호전되었다는 정도는 말할 수 없다"고 하는 사람들이 있다. 그 위에 "치료법 자체로서 자각증상의 호전 이외에 효과를 파악할 수 없는 것은 과학으로서 추구할 가치가 없다"는 비판이다.

임상의학으로 취급하는 것 중에는 아픔, 결림 등과 같이 자각증상으로서의 호소 이외에는 파악할 수 없다. 더구나 이러한 증상이 소실되었다거나 호전되었다는 것은 본인이 말하지 않는 한 알 수 없다.

이와 같이 나았다거나 낫지 않았다는 것을 깊이 파고들면 임상의학은 과학의 한 분야가 될 수 있느냐 없느냐의 문제가 된다.

과학이라는 것이 문제의 핵심이 되려면 다음과 같은 요건이 내포되어 있어야 한다.

(1) 그 현상을 인식할 수 있을 만큼 객관적인 지표가 존재할 것

(2) 일정한 원인을 작용시키면 항상 일정한 결과가 나올 것

(3) 인간이 입으로 한 말은 과학으로 취급하지 않는다는 의견을 말한다.

이러한 사고방식에서 보면 자각증상을 호전시킨다는 치료 효과는 과학으로 취급하지 않는다는 것이 된다.

임상의(臨床醫)의 사명은 무엇인가?

환자의 치료를 다루는 임상의가 아픔을 호소하는 환자의 통증을 진정시키는 일은 대단히 중요한 일이다.

다시 말하면 임상의가 하는 일은 원인요법, 대증요법을 포함해서 어떻게 환자의 자각증상을 해소하느냐 하는 것이 커다란 문제이다.

설사 자각증상만이 인식의 지표였다 하더라도 그 수가 두세 사람이 아니고 몇 백 몇 천이 되면 그것은 충분히 과학으로 인정된다고 생각한다.

나의 은사는 다음과 같이 말씀하셨다.

"임상의학은 자연 그 자체가 아니며 인문과학도 아니다. 그것은 실천을 수반한 것이므로 이것을 실천과학이라고 한

다"

임상의가 하는 일은 은사가 말한 것처럼 실천을 수반한
것이며 환자의 고통을 호전시켜주는 것이 하나의 사명이다.
이 치료법의 지표가 자각증상이라도 많은 예를 모은다면 이
것은 통계학적으로 다른 연구자의 치료를 확립한다고 생각
한다. 또 이에 대해서 중요한 것은 다른 연구자의 치료보고
와 비교 검토하는 일인데 자장의 치료효과에 대해서는 300
편 이상의 논문이 발표되었다.

자장에 치료효과가 없다는 부정적인 논문은 단 한 편도
없다. 그러한 논문을 전부 내가 읽었다는 것은 아니지만 효
과가 있다는 논문이 대부분이기 때문에 여기에 근거하여 치
료기가 허가된 것이다. "치료시험 전에 부정적인 생각을 하
고 있었으나 치료시험을 진행시키는 동안에 생각하지 않았
던 많은 유효한 예를 경험하였다"는 보고도 있다.

정상자장치료기의 효과

모든 치료법에는 치료의 상대가 인간이므로 어느 정도의
심리효과를 수반한다.

만약 위의 상태가 나빠 항상 그것이 마음에 걸려서 위암
이 아닌가 하고 고민하던 사람이 의사의 검사결과 이상이
없다는 말을 들으면 자각증상이 없어지는 경우가 있다.

그래서 모든 치료효과를 판정할 경우에는 실제적 효과와
심리적 효과로 나누어 생각할 필요가 있다.

약품이나 치료기의 효과에 대해서도 어느 정도의 심리적

효과가 포함되어 있다는 것을 고려하지 않으면 안 된다. 특히 자각증상의 호전은 이와 같은 논리를 충분히 고려하지 않으면 안 된다.

이를 위해서는 맹험법에 의한 시험방법이 필요할 것이다.

진짜 효과란 자기치료기를 사용하였을 때의 효과에서 심리효과를 뺀 나머지가 된다.

다음은 맹험법에 의한 치험에 대해 기술해 본다. 이 방법은 진짜 유효성을 알기 위해서 실시하는 시험법이다.

치료기와 약품의 확실한 유효성을 조사하기 위하여 일반적으로 취하는 방법은 다음과 같다. 피검체(被檢體)로서의 치료기나 약품과 전혀 구별할 수 없는 것을 만들어 어느 것이 진짜이고 가짜인지를 사용하는 사람들에게 말하지 않고 일정한 조건하에 효과를 비교하는 것이다.

그런데 사람은 심리적 영향을 받기 때문에 의사로부터 받은 것은 낫는 것 같은 기분이 드는 것이다. 그래서 실제는 가짜이고 효과가 없어도 유효율은 반드시 0가 아니다. 이때까지 발표된 논문에서 이 통계를 찾아보면 조사한 의사에 따라 차이는 있겠지만 6,3%, 13%, 17%, 20%, 심지어는 23%라는 의사도 있는데 평균 15% 정도라고 보면 좋을 것이다.

자기치료기로 맹험법에 의한 테스트는 내가 실시한 것과 남부전칙 선생이 시행한 것이 있다.

맹험법에 의하여 효과를 조사할 경우에 문제가 있다면 환자는 병이 낫는 치료기나 약품을 받고싶어하는데 효과가 없다는 것을 알게 되면 환자의 체면이 말이 아니다. 또 낫지 않는 것을 받았기 때문에 병이 악화되면 대단히 곤란하다. 그러므로 새로 개발한 치료기나 약품의 효과를 테스트할 경우에는 이미 유효율이 높게 알려진 동류의 것과 효과를 비교하면 좋다. 그러나 이 경우에는 심리적 작용에 의한 효과가 몇 %로 나타나는지를 알 수 없다.

필자는 본서에서 자속밀도가 700가우스의 것은 유효율에 별다른 차이가 없었으나 200가우스 것은 유효율이 대단히 낮았던 것을 소개한 바 있다.

자기치료기에 대해 맹험법에 의한 테스트를 할 경우에 메이커들이나 의사들로부터 질문을 받은 경우가 있으므로 여기에 설명한다.

효과를 판정하는 경우를 일반적으로 다음 6단계로 나누어 실시하고 있었다.

(1) 대단히 잘 낫는다

(2) 낫는다

(3) 조금 낫다

(4) 낫지 않는다

(5) 도리어 악화되었다

(6) 잘 모르겠다

그리고 넓은 의미의 효과를 판단할 수 있는 것은 1과 2의 합계이며 3~6의 합계를 무효라고 판정한 것이다.

이러한 일을 하지 않으면 안 되는 것은 어디까지나 자각 증상의 변화를 효과로 나타내는 지표로 삼고 있기 때문이다. 기술이 진보하여 혈액 중의 어떤 성분을 측정하여 측정기를 대기만 하면 본인이 아무 말을 하지 않더라도 아픔을 느끼고 있는지의 여부를 알 수 있다면 이러한 번거로운 맹험법은 필요없게 된다.

이것은 불가능하지 않다. 실현되는 것은 당분간 앞날의 과제일 뿐이다.

두 종류의 자기목걸이의 효과 비교

비교 시험으로 두 종류의 자기목걸이가 어깨결림에 어느 정도의 효과를 나타내는가 비교하여 보는 것이다.

한 쪽은 표면의 자속밀도가 1,300가우스의 사마리움·코발트자석을 사용한 것이고 다른 하나는 700가우스의 페라이트자석을 사용한 것이다.

전자는 120명에 대한 조사였고, 후자는 166명에 대한 조사였다. 두 종류의 목걸이에 대해 대단히 잘 낫다, 낫다, 조금 낫다, 낫지 않았다 등 어떻게 되어 있는지를 2회에 걸쳐 표시하였다. 또 낫다고 하였을 경우에 사용하기 시작해서 몇 날째부터 효과가 나타났는지를 도표에 표시하였다.

양쪽 그림에서 숫자는 점이 아니며 범위를 봉선(棒線)에 의하여 표시하였다. 이것은 더 많은 수에 어디에 결착될 것이라는 범위를 표시하고 있다. 다시 말하면 몇 만명이나 몇 십만명에 대해 조사하여 보면 이 선의 어디에 낙착한다는 뜻이다.

일반적으로 이와 같은 유효율을 기록할 경우에는 신뢰계수 95%(확실성은 95%이라는 뜻)에서의 신뢰범위(신용할 수 있는 범위)로서 표시하게 된다. 이 경우에는 그와 같이 하고 있다. 따라서 이 선이 서로 겹치느냐가 문제가 되는데 양쪽 그림에서 일부를 제외하면 비교적 잘 겹쳐 있다.

　사실문제로서 몇 만명 몇 십만명에 대해 조사한다는 것은 큰일이며 몇 십명이라거나 몇 백명 정도에 대해 조사한 결과로부터 추정하기 위한 통계적인 수단인 것이다.

[도표21] 2종류의 자기목걸이의 효과비교
　　　　효과정도의 비율(신뢰계수 95%)

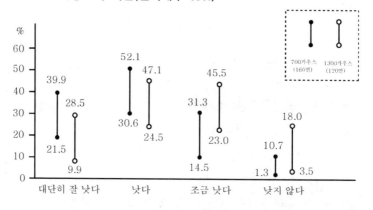

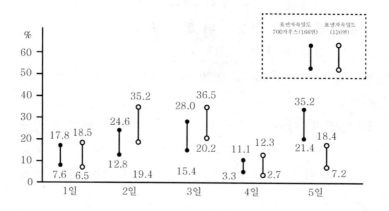

이 경우에도 효과의 정도는 사용한 사람의 자각증상에 대한 결과에 바탕을 두고 있기 때문에 개인차가 있고 다소의 엇갈림이 있는 것은 부득이한 일이다.

2. 정상자장을 응용한 치료기의 유효성

정상자장을 응용한 치료기에 대해서는 주로 총론적인 것을 기술하였을 뿐 각종 치료기의 유효성에 대해서는 언급한 바 없다. 따라서 좀더 구체적으로 논술하려고 한다. 그런데 곤란한 것은 연구는 많이하고 있을 것으로 생각되나 발표된 논문의 수가 적다는 것이다.

현재 자기치료기는 약 150품목 정도 되어 있으나 허가를 받기 위해서는 품목마다 두 병원 이상의 임상시험 결과를 첨부해서 제출해야 한다. 같은 것을 다른 메이커가 허가를 받을 경우에도 새로 임상치험 결과를 제출하지 않으면 안된다. 따라서 허가를 얻은 품목 수의 두 배 이상은 논문이 작성되어 있어야 한다.

이러한 논문의 일부는 발표되어 있지만 대부분은 내용 뿐이다.

① 메이커측으로서는 이러한 치험결과를 기업비밀이라하여 발표하지 않는 경우가 많다. 철저한 기업비밀로 다루는 이유는 다음과 같다

만약 어떤 메이커에 이와 같은 치험결과를 제출하면 누구든지 허가를 받을 수 있다는 본보기를 보여주는 것이 되어 경쟁상대에게 이익을 준다는 생각 때문이다

② 임상치험을 실시한 병원측에서는 다음과 같은 생각을 갖는 경우도 있다. 그것은 치험결과를 발표하게 되면 그때부터 허가를 원하는 메이커들이 치험결과의 논문을 제공해 달라고 하기 때문에 발표를 보류한다는 것이다.

그러나 나는 임상치험의 결과를 메이커측의 양해를 받아 일반에게 발표하고 있다.

그렇기 때문에 한 때는 나에게 부탁하면 허가를 쉽게 받을 수 있다고 생각해서인지 여러 메이커들로부터 부탁을 받았다. 새로운 아이디어라거나 의학적 흥미 연구치험을 하는 것이나 허가를 받기 위한 치험은 거절한다.

이상과 같은 소신때문에 넓은 식견에 의한 해설은 할 수 없다. 나도 몇 편의 연구논문을 받아 가지고 있는데 이것은 "어느 메이커의 자기치료기 제조, 판매허가를 위한 병원의사의 치험결과이다" 이것을 밝히지 않는다면 내용을 활용해도 좋다는 양해를 얻고 있다.

또 이미 발표된 논문에 대해서는 다른 사람에게 더 알리기 위해 발표한 것이라고 생각해서 그 내용을 "○○선생님의 연구로서 소개해도 좋겠다"라고 생각한다.

위와 같은 사정에 따라 다음과 같이 소개하여 본다.

자기복대의 효과

(1) 요통에 유효하며 부작용이 전혀 없다.

먼저 우리들이 시행한 치험결과에 대해 아래와 같이 기술하여 본다.

치험대상으로 한 자기복대는 세 종류의 것이 있으며 어느 것이나 복대의 중앙부에는 페라이트자석이 붙어있다.

이중 A형으로 명명한 것은 폭이 18cm이고, 복대의 중심부 양쪽에 표면 자속밀도 620가우스의 페라이트를 한쪽에 4개씩에 3열로 양폭에 6열 합계 24개를 붙였다.

B형은 폭이 A형과 같으나 자석수가 한쪽에 8개, 양쪽에 16개를 붙였다.

[도표 23] 자기복대의 종류

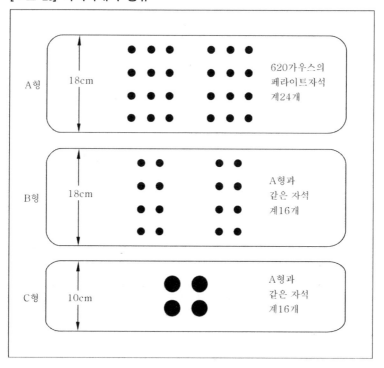

치료대상으로 한 증상은 주로 요통으로 많은 증거사례를 모으기 위해 앙케이트 엽서에 기재하여 효과의 정도를 표시하도록 하였다. 효과의 표시로서는 대단히 잘 낫다, 낫다, 조금 낫다, 낫지 않았다와 응답이 없는 것으로 구별하였다.

이러한 효과에 대한 정도는 사용한 개인의 판단에 맡겼다. 그리고 대단히 잘 낫다와 낫다를 합친수의 전체적인 증거사례에 대한 비율을 유효율로 하였으므로 판정에는 개인차가 따랐다고 생각된다.

치험을 대상으로 한 증거사례는 A형을 사용하는 사람이 212명, B형 219명, C형 44명이었다.

앙케이트에 기재된 효과 중 대단히 잘 낫다라고 대답한 사람의 수는 전체수에 대한 비율을 도표에 표시하였고 그림 위에다 양자수의 합계와 전체적인 증거사례에 대한 비율(유효율)도 기재하였다.

도표에서 나타나 있듯이 자기복대의 A형 B형 및 C형의 유효율은 잘 겹쳐져 있다.

또 어떤 부작용은 없었는지를 조사하였다. 그리고 부작용으로는 자각증상으로부터 나타난 위화감은 없었는지와 임상검사의 결과 인체에 불리한 영향은 없었는지도 검토하였다.

자기복대를 사용한 479명 (A,B,C형을 사용한 합계) 중에는 부작용, 즉, 두통이라거나, 현기증이라거나, 권태감 등이 있었다고 기재한 사람은 한 사람도 없었다. 또 만성적 내과질환(고혈압, 만성위염, 만성간염 등)이 있는 사람으로 요통을 호소하던 사람 24명에게 자기복대를 사용하게 하고 전후의 소변, 혈액 등 여러 가지 검사결과를 비교하였으나 인체에 나쁜 영향을 일으킨 사람은 전혀 없었다.

이상에서 본 연구결과 자기복대는 요통에 대해 유효하며 부작용은 없다고 판단하였다.

(2) 열을 가하면 더 유효하다

또 하나의 치험결과로서 제1병원의 복전호삼의 클럽이 시행한 연구를 소개한다(자기와 생체심포지움 제3집 게재).

임상치험은 맹험법에 의해 시행하고 있다. 사용한 자기복대는 20cm이며 표면자속밀도는 800~900가우스의 페라이트 자석을 한쪽 4개씩 2열로 전체는 4개씩 4열로 전부 16개를 붙이고 있다.

이것은 3군으로 나누어져 있는데 A군은 복대에 자석을 붙인 것이고 B군은 자석과 동형의 것이 붙여져 있지만 자기를 띠지 않는다. C군은 자석이 있는 장소의 바깥쪽에 주머니를 만들고 회로를 넣어 사람 몸에 부착시키는 것이다. 회로를 붙인 복대를 환자는 알고 있지만 자기가 있는지 없는지는 모르게 되어 있다

치험을 대상으로 한 증상의 실례는 A군 72명, B군 78명, C군 62명이었다.

그 효과에 대해서는 다음 기준에 따라 분류하였다.

저효………요통이 전혀 없는 것

유효………요통이 대체로 낫거나 없어진 것

조금유효…경쾌되었으나 고통이 조금 남는 것

무효………전혀 효과가 없는 것

[도표 24] A형, B형, C형 자기복대의 요통에 대한 효과
   (신뢰구간) 신뢰계수 95%

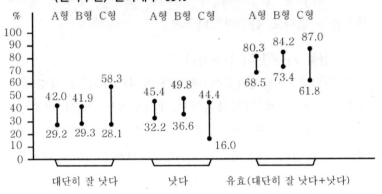

이와 같은 각 분류에 속하는 수 및 전체에 대한 율은 위의 표와 같은데 저효와 유효를 합친 것을 넓은 의미로 유효라고 한다면 유효율은 A군에서는 50%, B군 9.0%, C군 62.9%가 되었다.

[표4] 자기복대에 대한 효과

효과의 정도 / 구별	저효	유효	조금유효	무효	계
A 군	8	28	25	15	72
B 군	0	7	15	56	78
C 군	13	26	17	6	62

A군: 자기복대

B군: 무자기복대

C군: 자기복대에 온열효과를 가한 것

이 결과를 보면 열을 가한 자기복대의 효과가 가장 높고 다음이 보통의 자기 복대이다. 이러한 것은 자기가 없는 복대와는 유효율에서 확실히 차이가 있다는 것을 알게 된다. 세 부분의 유효율 비교를 위해서 통계 처리를 하더라도 위와 같은 결론에 도달한다.

요통에 대해 자기복대는 유효하지만 온열을 동시에 작용시키면 유효도는 더 높아지는 것을 나타낸다.

복전씨는 임상검사를 하고나서 인체에 불리한 부작용은 없는지도 검토하였다.

자기를 띠지않은 복대를 착용한 사람이 39명, 자석이 붙은 복대를 착용한 사람35명, 자석과 회로를 병용한 사람 63명에 대해 소변과 혈액 등을 채취하여 검사하고 혈압의 측정 등도 검사하여 사용전후의 결과를 비교하였으나. 부작용이 나타났다는 소견은 없었다.

이상의 자기복대에 대한 효과를 다음과 같이 소개하였다.

자기침구의 효과

수년간 보급된 자기치료기로서 자기침구가 있는데 우리들도 1949년경에 자석을 붙인 '폼라바 매트리스'에 대해 치험을 실시한 일이 있었다.(자기와 생체 심포지움 제1집 게재) 이 시험에서는 자기가 있는 것과 없는 것을 충분하게 비교 시험하고 있지 않았는데 그것을 바탕으로 한 사항이 이상검사 결과의 변동에 대해 검토하는 점에 있었다. 우리들이 연구대상으로 한 자기매트리스는 표면 자속밀도 약 600가우스 6개를 1열로 늘어놓은 것 뿐이다. 현재 허가를 받은 자기침구는 표면 자속밀도가 900~1,000가우스 정도의 것은 50~100개이고 그 이상을 늘어놓기 때문에 총 자속(자력선의 총수)에는 비교가 안 된다.

자기를 붙인 침구로서 몸의 아래쪽 요잇과 매트리스에 자석을 붙인 것, 이불껍데기에 자석을 붙인 것이 있다.

어느 것이나 알맞은 효과를 강조하면서 시장에 나와 있으나 치험결과에 대해 발표된 것은 없었다.

그래서 자기침구 메이커에 허가를 얻기 위해 제출한 임상치험자료를 제출하여 주도록 부탁하니 2, 3사의 메이커가 있었으나 메이커 이름과 병원이름은 밝히지 않기로 약속했기 때문에 독자여러분의 양해를 바란다.

(1) 자속밀도가 높은 쪽이 요통과 어깨결림에 더 유효하다.
여기에서 설명하는 자기매트의 표면 자속밀도는 900가우스인데 전후에 페라이트자석을 얇은 금속으로 쌓아 비교적 얇은 매트에 46개가 메워진 것이다.

임상적 치험을 실시함에 있어 동일재료로 동일형태의 매트에 표면자속 밀도 100가우스를 사용하여 900가우스와 비교시험을 실시하였다.

치험대상의 증상은 요통과 어깨결림이고 효과의 산정은 다음과 같은데 먼저 사용전 증상의 산정을 다음 3단계로 구별하였다.

① 동통이나 결림이 비교적 강하나 일상생활은 겨우 할 수 있으며 통원치료가 가능한 정도의 것

② 다소의 운동장애는 있으나 일상생활에는 지장이 없는 정도의 것

③ 부정기적으로 아픔이나 결림을 호소하나 일상생활에 지장이 없는 정도의 것

그리고 효과의 산정을 다음과 같이 5단계로 나누어 실시하였다.

A. 저효 - 고통스럽던 증상이 없어진 것 또는 ①을 ③에서 개선된 것

B. 유효 - ①의 상태에서 ②로 또는 ②의 상태에서 ③으로 개선된 것

C. 조금유효 - 주된 증상은 개선되었으나 고통이 아직 남아 있는 것

D. 무효 - 치료전에 비하여 전혀 개선이 안된 것

E. 악화 - 치료전보다 더 악화된 것, 치험을 실시한 증상의 결과는 900가우스의 자기침구를 사용한 것 등이다.

이것을 앞의 A~E군으로 나누어 표시하면 다음 표와 같은데 이 표에는 요통에 대한 효과와 어깨결림에 대한 효과가 기록되어 있다.

다음 표에서 900가우스의 자석을 붙인 침구와 100가우스의 자석을 붙인 침구간의 유효율에 확실히 차이가 있느냐의 통계를 검토하지 않으면 안 된다. 표에 나타난 저효와 유효수를 합친 것을 넓은 의미의 유효로 하고 신뢰계수 95%에 있어 x(가이) 자승검정을 실시한즉, 양자간에는 명백한 차

이가 있었다. g(가이)자승검정은 통계적인 방법이므로 여기에서는 자세하게 설명하지 않겠다. 통계적으로 보면 900가우스 자석을 붙인 침구쪽이 100가우스의 자석을 붙인 것보다 유효율이 명백히 높다는 결과가 나왔다.

[표 5] 요통에 대한 효과

	A	B	C	D	E	계
자기침구 (900가우스)	5	12	11	2	0	30
동상 (100가우스)	0	8	15	7	0	30
계	5	20	26	9	0	30

[표6] 어깨결림에 대한 효과

	A	B	C	D	E	계
자기침구 (900가우스)	3	15	10	2	0	30
동상 (100가우스)	0	9	11	10	0	30
계	3	24	21	12	0	60

A : 저효 B : 유효 C : 조금유효 C : 무효 E : 악화

(2) 다른 병원에서도 같은 결과를 얻었다.

(1) 자기침구와 같은 것을 사용한 어느 대학병원에서 별도로 실시한 치험결과를 소개하면 이 경우에도 앞에서와 동일한 효과판정을 하였다.

동일한 방법의 결과가 정리된 것을 위표와 같이 정리했

다.

이 경우에도 900가우스의 자석을 사용한 침구와 100가우스의 것을 사용한 침구에는 신뢰계수 95%로 유효율에 현저한 차이가 있으며 전자의 유효율이 높은 것을 알 수 있다.

이 치험에서도 인체에 불쾌한 느낌을 준 일은 전혀 일어나지 않았다. 그 외의 일반적인 임상검사에서도 인체에 해로운 결과는 나타나지 않았다.

저효와 유효수의 전체적인 비율을 유효율로 하고 비교해 본다.

두 병원에서 시행한 치험은 900가우스를 붙인 침구와 100가우스를 붙인 침구와의 효과를 χ(가이) 자승검정으로 비교하는 것이 목적이므로 소수의 예로도 산정이 가능하다. 그러나 유효율을 검토할 목적이라면 통계적 방법으로는 소수이기 때문에 넓은 범위로 확대된다. 그래서 900가우스의 자석을 붙인 침구의 유효율을 두 병원의 치험결과와 합쳐 검토하였다.

그렇게 한즉 요통에 대해서는 60실 예중 넓은 의미의 유효수는 37실 예로서 61.7%가 된다. 이것은 신뢰계수 95%가 되며 이것을 요통의 경우와 같이 유효율의 신뢰구간으로 하여 계산하면 52.7~77.3%가 된다.

사용자의 앙케이트로 유효성을 실증하다.

실제로 자기침구를 치료기로서 판매하고 있다. 많은 사람들이 사용하였을 때 어떤 반응이 있었나, 어느 메이커의 물건에 대하여 앙케트 조사를 하였다.

자기침구는 약 1000가우스의 페라이트자석 136개를 두툼한 요잇에 붙인 것이다. 따라서 먼저 치험에 사용된 것보다는 자속밀도와 자석의 수가 많다.

앙케이트에 대한 회답 중에 요통효과에 대하여 대답한 사람의 수는 674명이며 넓은 의미의 유효율은 375명으로 55.6%에 해당하는 것인데 전과 같이 신뢰구간으로 계산하면 51.9~59.4%가 된다.

또 어깨결림에 대한 치험과 앙케이트의 조사에 대해서도 유효율은 95%의 신뢰구간으로 계산되었다.

양쪽 예에서 대상으로 한 자기침구는 같은 것이 아니다. 따라서 양쪽의 유효율을 단순히 비교하더라도 어느 정도의 의미가 있는지는 알 수 없다. 그러나 어느 것이나 허가를 받아 이미 자기치료기로써 제조, 판매되었기 때문에 무엇인가 일치점이 있는지 모른다.

두 가지 자기침구는 모두 일반인이 사용하여 호평을 받고 있다. 그래서 요통에 대한 유효율과 어깨결림에 대한 유효율로 나누었다. 도표와 같이 유효율의 신뢰구간은 넓은 범위에 걸쳐 있다. 앙케이트에서는 수가 많아 그 범위는 좁게 하였다. 그러나 요통의 경우나 어깨결림에서 나타난 치험의 유효율은 서로 중복상태를 보여주고 있다.

이러한 방법으로 비교한 이유는 다음과 같다. 의사가 하는 치험은 별로 많은 실증사례를 대상으로 실시하지 않으나 보통 30가지, 많아야 100가지 이내이다. 이에 대해 앙케이트에서는 수백 또는 그 이상의 많은 수를 모을 수 있다.

그런데, 효과의 산정은 치험에서는 의사가 시행하고 앙케이트에서는 사용하고 있는 사람이 한다. 따라서 엇갈림이 생긴 것이 아닌가 하고 생각하였으나 이번 조사에서는 잘 일치되고 있다.

[도표 25] 자기침구의 유효율

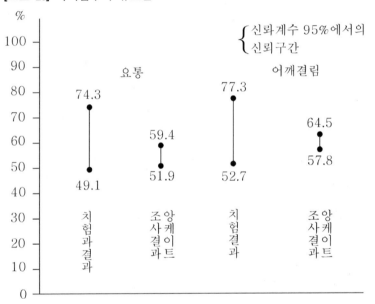

체험결과에 기록되어 있는 유효성과 일반 사람들이 사용하여 감각으로 느껴온 유효도가 너무 다른 경우가 있다. 이러한 치료기는 제조과정에서 잘못 되었기 때문에 시장에서 환영받지 못한다. 이 치험을 통한 유효율과 앙케이트에 의한 유효율이 잘 중복된 것은 다행스러운 일임과 동시에 자기침구가 장기간 많은 사람들에게 애호를 받게된 이유가 된다.

3. 자기는 인체에 어떻게 작용하는가?

지구는 커다란 자석이다.

자기라고 하면 누구든지 먼저 생각하는 것이 자석인데 많은 사람들은 어린시절에 자석을 가지고 놀거나 학습을 해본 경험을 가지고 있을 것이다.

그만큼 자기라면 신비한 힘을 가지고 있는 물건이라고 생각하는 사람이 많다. 그러나 또 한 쪽에서는 자석효용이란 철을 끌어 당기는 것뿐이며 다른 데에는 아무 기능도 하지 않는다고 생각하는데 자기치료기를 매일 사용하면서도 그것이 왜 인체에 효과가 있는지를 모르는 사람이 많다.

여기에서는 자기가 가지고 있는 특징과 인체에 작용하는 과정에 대하여 논술해 본다.

지구상의 모든 생물은 긴 세월 자기의 영향을 받으며 생활하고 있다. 다시 말하면 지구 그 자체가 하나의 커다란 자석에 틀림없다.

지구상의 물리적, 화학적인 작용으로 인체를 포함한 생물체의 환경에 존재하는 것은 중력, 태양열, 공기 등 한이 없다. 그런데 지구가 하나의 커다란 자석이기 때문에 인간이 살고 있는 환경에는 항상 자장이 있으며 이것을 환경자장이라고 한다.

그런데 인체의 생활환경 현상으로서 자장 이외의 것이 인체를 포함한 생물체에게 어떠한 영향을 나타내느냐에 대하여는 학자들에 의하여 철저히 조사되었다. 그러나, 자장이 인체에 어떠한 영향을 일으키고 있느냐는 수수께끼에 싸여 있다. 다만 과거의 연구에서도 자장과 인체가 어떤 관계가 있을 것 같다는 연구는 각국에서 가끔 발표되었지만, 종합된 것은 없었다. 그것은 자기라는 현상이 손으로 붙잡기 어려운 것도 원인의 하나이다.

예로부터 의학자나 물리학자 중에는 자장 속에서 사람을 포함한 생물이 생활하기 때문에 환경자장이 변하면 어떤 영향이 있을 것으로 생각한 사람도 있다.

자기는 전지, 열, 빛, 압력 등과 같은 물리현상의 하나이다. 전기와는 서로 다른 점도 있지만 비교적 가까운 관계인데 가장 큰 차이는 전기에서는 플러스와 마이너스의 전류를 뽑아낼 수 있지만, 자기에서는 N극과 S극을 따로 뽑아 낼 수 없다. 다시 말하면 한쪽에 극이 있으면 대를 이루는 다른쪽에도 반드시 극이 존재한다.

자장이라는 것은 공간에서는 3차원의 현상이며 입체적인 것이다. 보이지도 않고 만져지지도 않으며 그 속으로 들어가도 보통 사람에게는 감지되지도 않는다. 특수한 방법으로만 사람이 감지할 수 있는 것이다. 보통은 인체에 의해 감지할 수 없는 것이 인체와의 관련을 어렵게 하는 이유가 되는 것 같다.

자장이란 무엇인가?

자장이란 한 마디로 자력선의 존재 장소인 것이다.

즉, 자장의 방향을 표시하는 선을 말하는데 공간에 선이 그려져 있다는 뜻은 아니다. 이것은 일정한 측정방법을 취하지 않으면 포착할 수 없으나 간단하게 알 수 있는 방법으로서 봉자석과 묘철을 사용하는 방법이 있다. 이것에 의하여 묘철이 한 줄로 서는 방향에 자력선이 달리고 있다.

이 자력은 자석의 내부에서는 S극으로부터 N극 방향으로 밖에서는 그 역방향이 되어 있다. 이것은 하나의 약속처럼 되어 있다. 지구에 대해 생각하여 보면 N극은 북극쪽으로 잡아 당기고, S극은 남극쪽으로 잡아 당긴다. 이것은 지구가 하나의 자석이란 증명과 동시에, 지구의 북극 가까이는 S극이, 남극 가까이는 N극이 존재한다.

같은 자장이라 하더라도 강한 자장과 약한 자장이 있다. 이 자장의 강도를 "에르스테트"이라는 단위로 표시한다. 단위면적 언저리의 자속밀도(자력선 속의 밀도)로 표시할 때에는 "가우스"라는 단위를 사용한다.

다만, 공기 중이나 수중, 인체 속에서는 1에르스테트 강도의 자장일 때에는 1가우스의 자속밀도가 있고 숫자 그 자체는 같다고 생각한다.

에르스테트로 표시할 때에는 자장의 강도라고 부르며 가우스로 표시할 때에는 자속밀도라고 한다.

흔히 자기치료기에 사용되는 자석 강도의 표현으로, 500가우스라는 표현이 있는데, 이것은 1㎠언저리에 500본의 자력선이 있는 것으로 생각하면 좋다.

에르스테트이라거나 가우스라고 하는 단위를 알기 쉽게 설명할 수 없고 간단하게는 위와 같이 생각하면 좋을 것이다.

전문가로부터는 과학적이 아니라는 평을 받을지도 모르지만, 현재 자기치료기로서의 평가를 받자면 자석 또는 그 치료기 표면의 자속밀도가 500가우스 이상이라야 한다.

우리들이 살고 있는 지구가 하나의 거대한 자석이라는 것을 설명했는데 그렇다면 당연히 자력선이 지구 주위에도 통하고 있는 것이다.

자력선이 있는 장소를 자장이라고 부르며 지구 주위에도 자장이 있고, 또 우리들은 이러한 자장 가운데서 살고 있는 것이다.

해마다 저하하는 지구의 자력

지금 문제가 되고 있는 것은 지구의 자력이 해마다 감소하고 있다는 것이다. 발표된 숫자는 학자에 따라 다소 차이는 있으나 현재 500년전과 비교하면 약 반으로 되어 있고 최근 100년 동안에 5% 감소되었다는 것이다. 2,000년 후에는 지구의 자력은 0이 될 것이라고 주장하는 학자도 있으나, 이제까지의 경로로 보거나, 또 증가에 의해 0이 되지 않을 것이라고 추측한다. 우리는 2,000년후까지의 일을 걱정할 필요는 없으나, 문제는 지금도 자력이 감소되고 있다.

덧붙여 말하면 일본 주변 환경자장의 자속밀도는 약 0.5가우스이다.

지구의 자장이 저하하는 일에 대해 우리들의 생활환경이 자장을 차단하게 되어 있다.

예로서 어떤 사람이 철근이나 철골로 된 맨션아파트에 살고 있고 일하는 장소도 철로 둘러싸였다고 하면, 그 사람의 몸에 받는 환경자장은 대단히 감소되어 있는 것이다.

철은 공기에 비해 수 백배~수 천배나 자력이 잘 통한다. 그래서 철근이나 철골로된 콘크리트 건물 속에서는 환경자장이 극도로 감소되어 있는 것이다.

이것은 철을 다량으로 사용하는 차량도 같다. 차량 내부의 지자기는 0.25~0.28가우스이며, 외부에 비해 반 가까이 감소되어 있다.

자기결핍증후군의 제창

현대인은 만성적으로 자기가 부족되어 있을 것이라고 생각한다.

"요사이는 어쩐지 쉽게 피로하다. 어깨결림이 심하다. 잠이 잘 안 온다"고 호소하는 사람이 늘고 있다.

본인은 원인도 모른다. 그렇다고해서 의사에게 진찰을 받아도 이렇다할 결정적인 진단도 나오지 않는다. 원인 불명의 증상 중에 비교적 많은 것은 어깨결림, 요통, 경견완증후군, 습관성변비, 불면증, 두통, 원인불명의 흉통, 수족의 아픔, 원인불명의 현기증, 발이나 몸이 나른함 등이다.

여기에는 자율신경실조증이라는 것과 부정수소증후군의 일부도 포함되어 있다.

이러한 증상 중에는 혈압의 이상, 당뇨병, 소화기질환, 뼈나 신경병에 부수해서 일어나는 것도 있는데 다른 병에 부수된 병은 제외된다.

자각증상이 있는데 원인이 어디에 있는지 모른다. 증상이 일진일퇴하여 의사도 치료에 자신이 없어 포기하는 경우가 많다.

이러한 증상 중에 자기결핍증후군이라고 할 만한 것이 있지 않을까 생각하였다.

증후군으로써 표현한 것은 병명으로 취급할 정도의 것은 아니지만, 몇 가지 증상이 중복된 하나의 병적 상태로 생각하였기 때문이다.

중하지 않지만 낫기 어려운 증상

평소에 환자를 진찰하면 병의 호소는 강한 반면 검사결과는 약하여 병적이나 소견도 없고 적당한 치료법도 없어 치료되기 어려운 증상이 있다. 예로서, 어깨가 심하게 결린다거나, 웬지 모르게 머리가 무겁다거나, 멍청해진다는 증상이 그것이다.

그래서 이러한 환자들에게 정상자장치료, 변동자장을 사용하여 자기치료를 실시해 보았는데 어느 정도의 효과를 거두었다.

간질 등 난치병에도 효과가 있는 경우가 있었다.

그러나 이것은 어디까지나 몇 번의 예에 그쳤을 뿐 언제나 같은 효과가 있다는 것은 아니니까 오해없기를 바란다.

민간요법에서는 한 사람이 치료되면 마치 같은 증상일 때에는 전부에게 효과가 있는 것처럼 생각하기 쉬우나 그것은 잘못된 것이다.

자기가 자율신경에 작용하는 비법

자기가 자율신경에 작용하는 것과 비밀자기가 자율신경에 어떻게 작용하느냐의 결과는 1949년에 덴마크 K.M 한센 박사에 의해 발표되었다.

이 연구에 대상이 된 것은 젊고 건강한 남녀 25명이었는데 그 방법은 견골하부(배중)를 시험단위로 하였다. 피부에 상처를 입혀 염산히스타밍(자율신경중 부교감신경을 자극하여 혈관을 확장시키는 물질)을 피부밑에 반응시켜 한 쪽에는 자장을 작용시키고 다른 쪽에는 자장을 작용시키지 않고 관찰하였다.

자장을 작용시키기 위해서는 그 부위 가까이에 전자석의 자극을 놓아둔 것이다. 또 자장을 작용시키지 않는 부위에는 전자석의 자극과 같은 길이의 알루미늄의 덩어리를 자극과 같은 장소에 두었는데 이것은 온도조건이나 그밖의 것을 동일하게 하기 위해서이다.

작용시킨 자장은 전자석에 의해 만들어진 것이다. 그러나 그 규격은 18cm×3cm×3cm의 철심에 직경 0.3mm의 피복 동선을 19,000회 감아서 만들고 이에 0.19암페아의 직류를 통하게 한 것이다.

이 전자석에는 자추상 자극으로부터 2mm에 1,000가우스 10mm에 600가우스의 자장이 얻어지고 있다. 이 전자석의 자극을 인체의 피부로 부터 2~101mm의 곳에 붙이고 있으므로 1000~600가우스의 자장을 작용시킨 모양이 된다. 한센 박사의 논문에는 각자의 시험에 대한 하나의 자료가 표시되어 있었다. 그리고 결론은 자장을 작용시키면 최초에 부교감신경의 감수성을 높이고 다음에 감소하고 약해진다고 기록되어 있다.

자율신경은 왜, 중요한가?

자율신경기능의 변조는 혈액순환, 위장활동의 흐트러짐에 통한다. 그리고 어깨결림, 요통, 경견완증후군, 신경통, 습관성변비, 불면증, 전신 나른증 등의 일부에 자기결핍증후군이 포함되는데, 이러한 것에 자기가 효험이 있다는 것도 자율신경에 대한 자기의 기능과 효과를 알면 이해가 쉽다.

최근에는 일반인들도 자율신경 기능의 중요성을 잘 알고 있으나, 다시 한번 고찰하여 보자

인간의 신경은 크게 나누면 세 종류로 나눌 수 있다.

하나는 여러 가지 정보를 전달하는 신경계통, 지각신경계, 또 하나는 운동을 관장하는 신경계통 운동신경계, 또 다른 하나는 내장의 기능과 혈액순환을 통제하는 자율신경으로 되어 있다.

구체적으로 말하면 자율신경의 지배하에 있는 위와 장은 본인의 의지와는 관계없이 항상 일정하게 움직이고 있다.

더구나 최근처럼 바쁜 사회에서는 정신적 긴장도 쌓이기 때문에 자율신경의 조화도 무너지기 쉽다.

자기에는 이 자율신경의 기능을 조절하는 작용이 포함되어 있다는 것을 한센 박사의 연구에 의하여 알게 되었다.

자장의 작용과 자율신경기능의 활성화

자기치료기 기능의 중요한 것 중의 하나는 자율신경에 대한 작용이 있는데 여기에는 다음과 같은 반론이 있다.

그것은 "자율신경기능은 활동하는 낮에는 교감신경이 높은 상태이고 야간은 부교감신경이 낮은 상태가 된다. 자율신경기능은 낮과 밤이 거의 반대로 되어 있어야 한다. 그럼에도 불구하고 자기치료기는 낮에 사용해도 좋고 (자기목걸이, 자기복대, 자기밴드 등) 밤에 사용해도 좋다(자기목침, 자기침구 등)는 것은 이상하지 않느냐? 낮에 사용해서 좋다면 밤에 사용하면 당연히 나쁠 것이며 그 반대의 경우로도 말할 수 있다고 생각하는데……"등의 이론이다.

자기치료효과와 자율신경기능과의 관계는 복잡한데 그 이유는 다음과 같은 이유 때문이다.

자율신경기능에는 낮과 밤뿐만 아니라 인간에도 차이가 있다. 인체에는 교감신경 긴장형과 부교감신경 긴장형이 존재한다. 이 일에 대해서는 유명한 에핑겔과 헤스가 약을 사용하거나 그 밖의 테스트를 하여 이와 같은 두 개의 형태로 분류한 것이다.

그러나 그 후 교감신경과 부교감신경의 자극에 대하여 동시에 반응하기 쉬운 사람과 반응하기 어려운 사람이 있다는 것을 알게 되었다. 따라서 이것을 포함하여 분류하면 다음과 같은 네 가지 형이 된다.

① 교감신경이 흥분하기 쉬운 사람
② 부교감신경이 흥분하기 쉬운 사람

③ 양쪽 다 자극되기 쉬운 사람

④ 양쪽 다 자극되기 어려운 사람

자율신경 기능은 이와 같이 복잡하지만 그 후 벨그만은, 자율신경기능이 민감하거나 불안정한 체질을 가지고 있는 사람을 자율신경불안증 환자라고 했다.

벨그만의 생각으로는 교감신경 긴장형이라든지 부교감신경 긴장형으로 나눈 것이 아니라 자율신경기능이 안정되어 있느냐 불안정 하느냐 하는 견지에서 구별하였다.

그후 일본에서 메코리-루시험이라는 방법을 써서 인체를 S형(교감신경 과반응형)과 P형(교감신경 저반응형) 및 N형(중간형)으로 나누고 있다. 그리고 건강한 청년에게는 S형 40%, N형 55%, P형 5%라고 기록되어 있다.

이에 대해 노년에는 반대로 P형이 70%에 달하고 있다.

또 젊은 여자는 월경주기와 관계되며 형이 시기적으로 변동한다고 기록되어 있다 즉, 일반적으로 한개인의 낮과 밤뿐만 아니라, 각 개인간에서나 또 성별, 연령층에 따라서도 차이가 생기고 있다.

충중 교수 등은 약을 사용한 방법이 아니고 자율신경 기능을 객관적으로 파악하는 방법을 추구하는 일이 앞으로는 필요하다는 것이다.

자율신경 기능의 복잡한 요소

자율신경기능은 다음과 같은 복잡한 요소가 있다. 그것은 약 중에는 확실히 교감신경과 부교감신경을 항진시키거나

억제하는 힘이 존재한다. 그런데 복잡하게도 소량이면 항진
시키고 다량이면 억제하는 효과가 있다. 다시 또 지오리다
진이란 약처럼 흥분상태에서 사용하면, 유효하지만 우울상
태에도 효과를 발휘하는 것도 있다. 그뿐만 아니라 이 약품
은 교감신경 작용을 중개하는 물질인 아드레나린 및 노루아
드레나린을 억제하는 작용(항(抗)아드레나린 작용)과 부교
감신경의 말단 물질로서의 아세질고린을 억제하는 작용(항
아세질고린 작용)의 양쪽을 가진 것도 신기한 일이다. 물론
사용하는 양에 따라 어느 쪽의 작용이 효과가 나타나게 될
것인가 결정될 것이다.

이상과 같이 자율신경기능의 구성은 대단히 복잡하며 따
라서 자기와의 관계도 쉽게 결정할 수 없다. 이러한 일은
임상적 연구를 쌓아올림으로써 해결해 나가지 않으면 안 되
는 것이다.

같은 자기치료기라도 낮에 사용하는 것과 밤에 사용하는
것과는 같은 물질이 아니라는 것이다. 따라서 이론적으로
말하면 낮에 효험이 있는 것과 밤에 효험이 있는 것이 따로
있다 하더라도 물건 그 자체가 다른 것이기 때문에 불합리
한 것은 아니다.

예로서 낮에 사용하는 것은 인체에 넓은 범위에 자장이
작용하는 것은 아니다. 피부에 붙이는 자기치료기, 자기복
대, 자기목걸이 등을 보더라도 그렇게 넓은 범위에 자장이
작용하는 것이 아니다. 이와 반대로 자기침구(자기벼개를
병용하였을 경우는 더하지만)는 인체의 넓은 범위에 자장이
작용하는 것이다. 인체에 작용하는 총자속(자기 전체의 양,

자속밀도가 아니다)은 자기침구의 경우, 일반적으로 낮에 사용하는 자기치료기 보다도 대단히 큰 것이다. 이 일로서 자율신경계에 대한 자장작용의 구조가 다른 원인이 아닐까 하고 추정할 수 있다.

임상치험의 결과에서도 일반적으로 낮에 사용하는 자기치료기와 밤에 사용하는 자기침구도 유효하다는 결과로 되어 있기 때문에 이와 같은 생각을 하지 않을 수 없다.

또 자기치료기의 유효율은 100%가 아니고 70% 정도라는 것은 자율신경기능에 개인차가 있기 때문이다.

제 8 장
교번자장치료(交番磁場治療)
-제2세대의 자기치료기-

1. 변동자장 치료의 효과

변동자장이란 무엇인가?

1975년대 초까지, 전적으로 정상자장의 의학적 응용에 대한 연구만 하고 있었다. 나름대로 성과를 얻을 수 있었다. 그리고 뒤에는 변동자장 치료의 연구에 열중하기 시작하였다.

현재는 주로 교번자장치료와 빠루스자장치료에 대하여 연구하고 있다. 여기서는 변동자장치료기를 중심으로 그것이 어떤 효과를 가져오는지에 대하여 설명하기로 한다.

우선 변동자장의 특징을 간단히 설명하자.

변동자장은 시간과 함께 어떤 장소의 자장의 강도와 방향이 변하는 것인데 정상자장에서는 시간이 경과하더라도 자장의 강도나 방향은 변하지 않는다.

어떤 장소에 변동자장을 작용시키려면 그 장소에 자석을

근접시키거나 그곳에서 멀리하면 된다. 그러나 이것은 가장 원시적인 변동자장을 만드는 방법이다.

가장 본격적인 것으로는 전자석에 교류와 맥류(脈流) 등 시간의 경과와 함께 변화하는 전류를 흐르게 함으로써 그 주변에 변동자장을 만들 수 있다.

특수한 것으로는 전자석에 흐르는 전류를 다른 현상으로 함께 흐르게 하거나 멈추게 하면서 변동자장을 만들 수 있다. 하나의 예로 맥박동기 직류자장이 바로 그것이다.

이것은 전자석에 흐르는 전류를 사람이나 동물의 맥박에 함께 흐르게 하거나, 멈추게 하여 만든다. 그리고 전류가 멈추고 있는 시간과 흐르고 있는 시간의 길이도 조절할 수 있는데 이러한 변동자장도 특이한 생리적인 효과를 나타낸다고 한다.

다만 정상자장치료기 중에도 변동자장의 특징을 겸하고 있는 것이 있으며 그것은 자기족저판이다. 즉, 발바닥에 자석을 붙이도록 한 것이다.

이것을 붙이고, 걷지 않는 상태일 때에는 정상자장이 발바닥에 작용하고 있지만 걸으면 변동자장이 발에 작용하는 것이다. 그 이유는 발을 들었을 때에는 자석이 발바닥에서 떨어지고 발을 디디면 발바닥에 접근하여 피부에 파고들기 때문이다.

발바닥에 작용하는 자장은 발을 들거나 또는 디딜 때마다 변하며 결국 발을 들었을 때 작용하는 자장은 약해지고 디뎠을 때는 강해지는 것이다. 이것은 구두바닥과 구두창에 자석을 넣은 것으로서 발바닥과 닿는 샌들면에 자속을 붙인 것도 같은 것이다.

변동자장 중에는 이런 것이 있다.

변동자장에 속하는 것은 다음과 같다.
① 교번자장
② 맥동자장
③ 동전자장
④ 이동자장
⑤ 빠루스자장
⑥ 그밖의 변동자장

이 가운데에서 교번자장을 만들려면 전자석에 교류로서 전류를 흐르게 하면 된다. 맥동자장을 만들려면 전자석에 맥류를 통하면 된다.

두 자장의 차이는, 교번자장에서는 자력선의 방향이 시간과 함께 엇갈려 반대로 되며 강도를 변화한다. 그러나 맥동자장은 시간과 함께 변화하나 자력선의 방향은 변하지 않는다.

회전자장·이동자장은 일반적으로는 몇 개의 전자석을 원형으로 배치하거나 또는 직선상에 늘어놓고 전류를 흘려 자석으로 만드는 것이다.

예로서 국철이나 개발도상국과 모터카에 사용하는 자장은 이동자장이다. 일정선상을 자장이 있는 속력으로 이동하여 가기 때문이다. 모터카는 자석의 반발력을 사용해서 차체를 뜨게 한 다음 이동자장의 힘에 의해 빠른 속력으로 차체를

달리게 하는 것이다-

빠루스자장은 지금 치료에 대해 연구하고 있으므로 다음에 소개한다.

그밖의 변동자장은 자기족저판 등이 이에 해당한다.

이상이 변동자장의 종류인데 주로 연구하고 있는 것이 ①의 교번자장과 ⑤의 빠루스자장 두 가지이다.

변동자장은 현재 시판되고 있는데 누구나 쉽게 구할 수 있는 것은 교번자장을 이용한 자기치료기(교류자기치료기)이다. 한 때 회전자장을 응용한 치료기도 팔리고 있었으나 지금은 별로 눈에 띠지 않는다. 빠루스자장치료에 대해서는 치료효과를 검토하고 있으나 아직 치료기로서 일반인들의 인정과 허가를 확보하지 못하고 있다.

이외의 변동자장을 응용한 치료기는 아직 개발되지 않았다. 그러나 장래에는 다른 자장, 즉 이동자장을 응용한 치료기 등이 개발될지도 모른다.

여기에서 미리 양해를 얻지 않으면 안될 것은 정상자장치료기도 그랬지만 변동자장치료기의 경우는 디자인의 방법 여하에 따라 여러 가지의 물건을 만들 수 있다. 자장의 강도, 자장이 발생하는 주기(1초 또는 1분에 몇 회의 자장이 발생하는가) 자장의 파형 등 여러 가지를 변경할 수 있는데 빠루스자장도 이 가운데 포함된다.

변동자장치료기의 효과에 대하여 일반론으로 기술하는 것은 대단히 곤란하다. 그러므로 '내가 연구의 대상으로 한 치료기'라는 것에 한하지 않으면 안 된다.

교번자장치료의 발상은 언제 생겼는가?

교번자장(통칭, 교류자기)치료란 교번자장을 인체에 작용시켜 실시하는 치료를 말한다. 일본에서는 교류자기치료기 2, 3종이 1926년부터 팔리고 있었으므로 시중에 나온지는 오래된다.

1933년 당시 전기시험소에 소속되어 있던 소창삼랑이 치료기에 사용하는 교번자장치료기에 대해서도 의학적인 유효성을 테스트하고 있었다. 그러나 명확한 치료효과는 인정되지 않았다. 시판되고 있는 물건이 치료효과를 발휘하는데 충분한 정도의 자장을 발생하지 않았기 때문이거나 혹은 적응증의 선택방법에 문제가 있었는지도 모를 일이다. 또 테스트를 시행한 기간도 짧았던 것 같다. 따라서 그러한 조건 때문에 이와 같은 결론이 나왔는지도 모른다.

그 전해에 동북대학에서 교번자장(50 또는 60헬스)를 인체에 작용시키는 치료기가 발명되었다. 이 치료기는 1938년경부터 치료기로 인정받게 되었다.

당시는 약사법도 지금과 같이 정비되어 있지 않았기 때문에 교번자장치료기는 "만병통치" 등으로 선전되어 팔리고 있었다. 1948년에 약사법이 정비되었을 때 종래 팔리던 치료기로서 인정되었다.

1961년에 자기치료기가 약사법에 새로이 등재되었기 때문에, 그에 의한 규제를 받게 되었으며 명칭도 교류자기치료기로 통일되어 현재에 이르고 있다.

인체는 전기가 통하는 일종의 물체이므로 이에 교번자장

을 작용시키면 당연히 어떤 전기적인 변화를 나타낼 것은 벌써부터 예상되었으며 이와 같은 현상에 의한 치료효과도 기대되었다. 이에 관해서는 우리들도 인체를 대상으로 시험한 결과 과전류가 일어나는 것을 확인하였다.

인체에 이와 같은 전기적 효과를 일으키는 강도와 사용시간을 조절하여 사용할 경우에 어떤 치료효과가 있는 것이 아닐까하는 기대는 당연한 결과이다.

심한 어깨결림과 요통으로 치험

교번자장치료에 관계한 후 전자기학적인 면에서 무장공대 전자통신공학과 전중겸의 교수의 지도에 의해 장치를 만들고 임상치험을 실시하였다.

그 결과 현재는 일반인에게도 사용이 허락되었으며 이 장치는 옆에서 보면 약간 B자와 비슷하여, B형 교류자기치료기라고 부르기로 했으며, 임상치험은 다음과 같이 실시하였는데 이 임상치험에서 대상으로 한 사람들은 병원 환자를 비롯하여 37명이었다.

누구나 심한 어깨결림을 호소하고 있었으며 그와 함께 요통의 증상을 가지고 있는 사람이 14명이나 있었다.

외래환자에게는 각자 교번자기치료기를 한 대씩 자기집으로 가지고 가게 하여 의사의 지시에 따라 사용하도록 하였으며 그때 지시 내용은 다음과 같다.

누운위치나 앉은자세로 어깨부분에 교번자장이 작용하도록 하고 아침 30분, 저녁 30분씩 1일 2번 사용하도록 하였는데 요통으로 호소하는 환자에게도 30분씩 사용하도록 하였다.

임상검사로는 혈액, 소변검사를 하였는데 사용개시 전과 사용 2주일 후에 실시하고 그 후에도 관찰을 계속하였다.

대부분의 환자들은 만성적인 병을 앓고 있었으므로 항상 약을 먹고 있었는데 약은 종전대로 사용하도록 하였다.

유효하다는 통계에는 37명 중 30명이었다.

이 치료를 시작해서부터 어깨결림 증상이 개선된 사람은 37명 중 30명이었으며 이것의 신뢰계수를 95%라고 한다면 유효율의 신뢰구간은 94.1~68.1%로 결과에 안심하였다.

37명 중 요통이 경쾌하게 완치된 사람, 전신권태가 호전된 사람은 11명이었다.

Y·O는 89세의 노인으로 병명은 고혈압증, 뇌동맥경화증, 관부전증이란 노인 특유의 병을 지니고 있고 어깨결림으로도 고생하고 있었다.

치료를 시작해서 5일만에 어깨결림이 없어지고 그와 동시에 피로감도 가벼워졌다고 한다.

T·S는 45세의 남자로서 만성간염으로 고생하고 있었는데 이 사람의 경우는 4일만에 어깨결림이 없어지고 간기능도 호전되었다고 한다.

H·M은 39세의 여자인데 교원병(膠原病)과 만성적 기관지염이었다. 어깨결림 이외에도 요통으로 고생하고 있었으므로 그녀의 몸은 만신창이의 상태였다.

이 여자의 경우는 50일만에 어깨결림이 없어지고 요통도 5일만에 경쾌하게 되었고 그밖의 자각증상으로서는 이 치료를 시작해서부터 잠도 잘자게 되었다고 한다.

K·H는 78세의 노인으로 고혈압·뇌동맥경화증이란 증세에다 어깨결림과 요통까지 있었다.

이 노인의 어깨결림은 2일, 요통은 7일만에 없어졌으며 혈압도 저하되었다고 한다.

혈압의 이야기가 나왔기 때문에 자기와 혈압과의 관계에 대하여 설명한다.

정상적인 혈압이란 연령에다 90을 더한 것이라고 말한 때가 있었다. 그러나 평균연령이 늘어나게 되면서 이것은 통용되지 않는다. 이 논리대로라면 100세 노인의 혈압은 190이 정상이라고 보아야하는데 일반적으로 혈압은 위쪽이 150이하 아래쪽은 90이상이 정상으로 되어 있다.

고혈압에 자기치료기가 어느 정도 유효하느냐 하는 문제인데, 효과가 있다는 보고도 있었고 병이 치료됐다는 경우도 있었으므로 부정할 수 없다.

장의 움직임이 활발해진다.

J·E는 고혈압증과 고지혈증으로 고생하는 73세의 노인이었는데 교번자장치료기를 사용하여 어깨결림은 5일만에 없어졌다. 이 노인은 만성변비도 있었으나 교류자기치료기를 허리 위쪽에 작용시키면서 변비 증상으로부터 해방되었다.

교번자장치료를 시작한 후 항상 마음에 걸리는 일이 있었다. 그것은 교류자기치료기를 복부나 등에 대고 전류를 흐르게 한 다음, 어느 정도 시간이 지나면 환자의 배속에서 갑자기 꾸룩꾸룩하는 소리가 난다. 그러나 이것은 장의 운동이 활발해지기 때문이다.

이것을 확인하려고 시험을 해 보았는데 그 결과에 대해서는 아직 발표되어 있지 않으나 대략 다음과 같다.

이 시험은 건강인에게 시험하였는데 교류자기치료기가 배꼽 뒤의 등에 작용하도록 하고 침대면과 치료기의 면이 같은 높이가 되게 하고 그 위에 똑바로 눕도록 하였다. 그리고 배꼽 바로 옆에 청진기를 대고 50cm 정도의 고무관으로 소리를 유도하여 고무관에 꼭맞는 조그마한 송화기를 달고, 소리를 테프에 녹음하고 이것을 재생하여 기록할 수 있는 회로를 통해 종이 위에 기록하였다. 처음에는 교류자기치료기에 전기를 통하지 않는 상태에서 장의 소리를 기록하였다.

장은 항상 움직이고 있고 그에 따라 소리를 내기 때문에 이것을 기록할 수 있다. 그리고 조금 시간이 지난 다음, 갑자기 교류자기치료기에 전류를 흐르게 하는 것이다. 그러면 장의 소리는 한때 대단히 적어지고 약 3~4분 지나면 차차 소리가 커지는데 이것은 교번자장을 작용시키기 이전에 비해 장의 운동이 활발해지기 때문이다.

이것은 복부의 뒤에 있는 자율신경에 교번자장이 작용하기 때문이거나 또는 장에 직접 작용하기 때문이다. 교번자장을 작용시키면 장이 꾸룩꾸룩 소리를 내는 것은 확실하고, 이것을 시험적으로 확인할 수 있었다.

교번자장치료기가 모든 사람에게 효과가 있었던 것은 아니다. 본래 자기치료의 성격에서는 효과가 있어도 불가사의한 일은 아니라고 생각한 사람에게는 효과가 없었다.

I·I는 32세의 여자인데 그는 경완증후군경추골연골증이라는 병명으로 병원에 다니고 있었는데, 어깨결림 증상도 있었다. 치료를 시작한지 14일 만에 경쾌하게 나았다. 그러나 그 후에 증상은 일진일퇴일 뿐 어깨결림이 없어졌다고는 말하지 않았다. 결과적으로 이 여자의 경우는 효과가 인정되지 않았던 부류에 속한다고 생각한다.

K·T는 20세의 여자인데 메니엘의 증후군, 자율신경실조증으로 병원에 다니고 있었고 어깨결림으로 자기치료를 시작해서 2주일이 지났는데도 아무 변화가 없었다. 치료효과가 유효율 100%는 아니다. 이와 같은 현상은 다른 모든 치료에 대해서도 비슷할 것이다.

부작용의 증상은 인정되지 않았다.

정상자장치료기는 임상시험에서 부작용이 없다는 것에 대하여 어느 정도의 자신이 있었다. 그러나 교번자장치료기는 처음하는 임상시험이기 때문에 주의깊게 조사하였다. 그 결과 이 치료기의 사용으로 인해 병이 악화됐다고 호소한 예는 한 건도 없었다.

이 치료기를 가장 오래 사용한 사람은 연속 100일 이상에 달하고 있으나 그래도 아무 이상이나 부작용을 호소한 사람은 없었다.

교번자장의 생체에 대한 작용으로서 인체의 작용에 관한 보고는 소수였고 임상검사에서 본 부작용의 유무에 대하여는 거의 검토되지 않고 있다. 그런 만큼 효과의 검토도 똑같지만 자각증상 및 이상검사 결과로 본 부작용의 유무에 대하여 점검하였다. 자각증상을 알고나서 부작용과 비슷한 증상을 호소한 사람은 한 사람도 없었다.

임상결과를 알고부터 부작용에 대해서도 사용전 및 연속 사용 2주일 후의 결과를 통계학적으로 처리한 것도 부작용은 없었다. 특히 주목할 만한 것은 머리에 작용시킨 사람의 예로서 뇌동맥경화성 정신장애가 대단히 경쾌해졌고 또 다른 예로 뇌출혈로 인한 한쪽 마비가 대단히 잘 회복된 일이었다.

그러나 이 환자들은 다른 약도 수없이 사용하고 있었기 때문에 이와 같은 효과와 교번자장치료기의 관계는 밝혀내지 못하였다. 그러나 부작용이 없었던 것만은 사실이다.

병원에서의 치험결과

우리들의 연구클럽 외에도 교번자장치료기를 사용하여 임상시험을 한 사람들이 있었다.

그것은 칠택노인리하비리테 손병원의 화합건이 박사팀이었다.

그의 결과보고는 자기와 생체심포지움 제3집에 자세하게 기재되어 있다.

　연구대상으로 한 것은 병원외래 및 입원환자로서 어깨결림을 호소한 사람 35명(남 18명 여 17명)이다.

　어깨결림 증상을 5단계로 효과에 대하여 검토한즉 저효 9예, 유효 17예, 무효 8예, 악화1 등이며 유효율 즉, 저효의 예와 유효의 예의 합계전 체예수에 대한 백분율은 74.3%였다.

　이 숫자를 통계적으로 처리하면 신뢰계수 95%에서 유효율의 신뢰구간은 59.3~89.3%이다.

　이것을 사용한 후 일부의 예에서 일시적으로 증상이 도리어 악화되는 일도 있었으나 그래도 사용을 계속하는 동안에 호전된 예가 거의 대부분이었다.

　효과판정에서 악화라고 분류된 1예는 사용 중 증상이 일시 나쁘게 되었을 때 사용을 중지하였기 때문에 분류에서는 악화로 된 유일한 예인 것이다.

　이러한 환자라도 사용시간이나 사용회수를 적게하여 계속하면 효과를 얻게 되는 경우가 있다. 그러나 여기에서는 그와같이 하지 않을 수 없었다.

　유효율에 남녀의 차이는 나타나지 않았으며 50세 미만과 50세 이상에서도 차이가 없었다.

　그러나 고혈압은 저혈압보다 어깨결림에 대한 유효율은 큰 영향을 나타냈다.

　부작용에 대해서는 자각증상과 임상검사 결과의 양쪽에서 검토하였다.

　이 장치를 사용함으로써 어떤 부작용을 호소한 사람은 없었다. 대부분이 오히려 기분이 좋아졌다고 말하였다.

일부에서는 일시적으로 증상이 오히려 악화된 사람도 있었다. 그러나 이러한 경우에도 계속 사용하면 경쾌해 졌고 부작용이 나타나 사용을 중지한 예는 없었다.

악화로 분류한 예는 증상이 악화되었을 때 우연히 사용을 중지하게 된 것이며 의학적으로 보면 악화되었기 때문에 중지한 것은 아니었다.

이상 기술한 것을 검토해 보면 교번자장치료기는 어깨결림치료에 유효하며 부작용을 나타내지 않았다는 결과를 알 수 있다.

화합박사 논문에는 어깨결림에 대해서 자기목걸이와 같은 정도의 효과를 얻었다고 기록되어 있다.

기대되는 그 밖의 임상효과

일본에서 치험을 실시한 교류자기치료기가 약사법에 의해 치료기로 허가된 것이 1980년 11월이었다.

어깨결림이나 요통에 유효하게 작용함은 명백하지만, 다른 내과적 질환에도 효과가 있지 않을까 생각하고 치료를 해보았다. 그러면 몇 가지 임상예를 소개하여 본다.

(A) 만성기관지염 환자의 가슴 또는 등에 작용시키면 기침이나 담이 나오는 상태가 적어진다. 이 경우 1회 30분씩 1일 1~3회 작용시키도록 하였다. 약을 주면서 사용하지만 약간의 효과보다는 증상이 더 경쾌한 것 같다.

(B) 간질(수면발작의 종류)의 경우 및 뇌순환 장해로 인한 정신장애의 경우에서 발작이 경감되거나 증상이 경쾌하

여지고 있다. 이 경우 두부에 작용시켰는데 매회 시간을 연장하면서 1회 10분부터 30분으로 하고 사용회수도 1일 1회에서 3회로 증가시켰다.

(C) 본능성고혈압증으로 염분제한이나 강압제로서는 좀처럼 혈압이 안정되지 않거나 또는 정상에 가까운 혈압까지 조절이 안될 경우가 있다. 이러한 환자는 뒤에서부터 양쪽 신장부에 작용시킴으로써 환자의 혈압이 안정되었다. 사용시간은 전과 같다.

이러한 효과가 어느 정도의 확률로 나타나는지, 또는 우연히 일어나는가에 대해서는 아직 알 수 없으나 곧 시도해 볼 생각이다.

교번자장을 골절이나 위관절의 치료에 응용하여 유효한 상태를 경험한 의사가 있다. 이것은 동물시험이지만 교번자장을 작용시키면 상처가 빨리 낫는다고 한다.

교번자장치료기가 더 광범위하게 사용되어 사용경험과 연구결과가 쌓이면 적응증은 확대될지도 모른다.

현재 혈액의 순환을 잘하게 하고 신체 각 부위의 결림에 효과가 있다는 것이 약사법에 의해 인정되었다. 이것은 자기치료기(정상자장 및 교번자장을 응용한 것)의 적응증으로 되어 있다. 그러나 교류자기치료기는 달리 유효하게 작용한다는 병적 상태나 증상도 있다. 그래서 적응을 넓히기 위해 많은 임상치험을 거듭하고 유효성이 확립되어 그것이 법률적으로 받아들여지는 것이 필요하다.

자기치료기의 적응증에 대해서는 1961년에 제정된 것이다. 그때부터 이미 25년이 경과하였고 자기치료기 그 자체도 진보 및 변모되어 있으므로 재평가할 시기에 와있다고 생각한다.

진동과 발열의 효과

교번자장치료에 관한 연구를 시작한지 벌써 10년, 임상치험을 실시하여 교류자기치료기가 허가된지 5년의 세월이 흘렀다.

교번자장치료에 대해서는 여러 가지 평가가 있었다. 그러나 일반적으로 인체에 교번자장을 작용시키기 위해서는 교류전자석이 사용되는 경우가 많으며 이 교류전자석은 보통 열을 발생하고 동시에 진동도 발생한다.

다시 말하면 먼저 진동이 인체에 전해지고 시간의 경과와 함께 더운 기운이 전해지는 것이다.

이것 때문에 어느 학자는 교류자기치료기의 치료 효과는 진동과 가온, 즉 맛사지효과와 온열효과에 의한 것이며, 교번자장은 단순히 부수적이라고도 한다.

과거에 제조, 판매된 교류자기치료기는 진동이 발생하고 열을 생체에 전하는 것이 있었다. 효과만 있으면 좋지 않겠느냐는 의견이 있었고 효과를 목적으로 만들어진 장치도 있었다.

그러나 치험을 한 교류자기치료기는, 진동은 발생하지 않고 열을 일으켰을 경우에는 위험방지의 의미도 있어 일정온도 이상이 되면 자동적으로 전류가 끊어지도록 되어 있다. 일부러 진동과 일정온도 이상의 열이 되지 않도록 한 것은 교번자장 그자체에 의해 효과가 있는지의 여부를 시험하기 위해서였다. 그 결과 교번자장 그 자체에도 치료효과가 있다는 것을 알 수 있었다.

다만, 진동에 의한 맛사지 효과도 회망하는 사람들을 위해서는 가능하도록 연구하였는데 이것은 다음으로 미룬다.

3중의 안전장치

변동자장치료기로서 약사법의 적용을 받고 현재 허가되어 있는 것은 몇 종류밖에 없다. 다음 개발에 관한 것으로 약사법의 허가를 받은 교류자기치료기의 개요를 설명한다.

교류자기치료의 효과에 대해서는 진동과 온열의 효과가 주체일 것이라는 의견이 있었으므로, 이 치료기에는 그것을 억제하려고 열심히 연구하였다.

그러기 위하여 교류전자석을 플라스틱 용기 속에 넣어 각 부분을 충분히 조여 덜컹거리지 않도록 하고, 진동이 발생하지 않도록 한 장치를 하였다.

다음에, 코어[동선을 감은 전자석의 봉(棒)]로서 사용하는 규조철판의 크기와 두께, 코일에 사용하는 동선의 굵기, 감은회수 등을 연구함으로써 발열을 최대한 억제하도록 하였다.

따라서 의복 위로부터 인체에 접착시켜 사용해도 진동이 전해지는 것은 거의 없었으며 온열을 느끼는 일도 거의 없었다.

이 치료기에는 발열에 대해 특히 배려하였으며, 일정 온도이상 상승하지 않도록 연구하였다. 그것은 타이머를 포함해 3중의 안전장치를 한 것이다.

종래의 정상자장치료기는 제조의 잘못으로 인한 위험성이 특별한 경우를 제외하면 거의 없었다. 그러나 교번자장치료기에서는 어떤 사람이 어떤 사용법으로 사용할 것인지 모르기 때문에 안전성만은 철저하게 점검하였다.

첫째 타이머에 의해 일정시간만 전류가 통할 수 있게 되어 있다. 즉 한번의 사용기간은 보통 30분 내외이므로 타이머를 그와 같이 고정시켜 놓고 자연히 끊어지도록 하였다. 장치를 섭씨 14도의 공기 중에 장치하였을 때 30분간의 사용으로는 플라스틱 용기표면의 온도상승은 10도 내외이었다.

타이머가 정상대로 작동하면 과열되는 일은 없을 것이다. 만일 고장으로 타이머가 작동하지 않았다면 전류가 차단되지 않는 일도 발생한다. 그때에는 당연히 고열이 된다. 그래서 코일의 외부에 그것을 접촉시켜 온도계를 설치하고 코일온도가 섭씨 80도로 되었을 때에는 자동적으로 전류가 끊어지도록 하였다.

방(섭시 14도)에 놓아두었을 때에 코일온도가 섭씨 80도에 오르려면 1시간 이상이 걸린다. 더구나 그 당시 상자의 표면온도는 섭씨 40도에 불과하다. 온도계의 작동으로 전류가 끊어지면 방치하여 두고 코일온도가 내려가면 재차 전기가 통하도록 되어 있다.

그러나 타이머나 온도계가 동시에 고장난다는 것도 발생할 수 있다. 그래서 이때를 대비하여 온도 휴즈가 장치되어

있다. 코일온도가 섭씨 100도가 되면 자동적으로 휴즈가 절
단된다. 이경우에도 치료기의 표면온도는 섭씨 50도 정도이
므로 직접 접촉한다 하더라도 화상을 입는 일은 없다. 전기
휴즈가 절단되었을 때는 바꾸어 낄 필요가 있으나 현재까지
는 이러한 일은 한번도 발생한 일이 없었다.

이와 같이 3중의 안전장치가 달려있기 때문에 전기를 사
용하는 치료기로서의 안전성은 대단히 높다.

이 장치가 발생하는 자장은 상용주파수 (관동에서는 50헬
스)의 교번자장이며 양자극(兩磁極)에 가까운 곳에서는 최
대로 보아 약 800가우스로 자극이 멀어짐에 따라 감소되어
있다. 그러나 4cm 떨어진 곳에서도 100가우스 이상의 자속
밀도를 유지하고 있다.

그러나 여기에 기술한 것 외에도 교류자기치료기는 팔리
고 있다. 각각 특징도 있고 안전성도 고려되어 있다. 이상
논술한 내용은 메이커의 양해를 얻지 못하여 생산메이커 이
름은 기재되어 있지 않다.

2. 난치병에 대한 효과

어린이 간질에 뜻밖의 효과

자기치료에 대한 연구를 오랫동안 하고 있으면, 예상하지
않았던 효과를 발견하게 되어 나 스스로도 놀라는 일이 가
끔 있다. 그러한 일에 대하여 설명한다.

1979년 4월 북해도에서 어느 할머니가 9살된 손자를 데리
고 찾아왔는데 그 소년은 4살 때부터 간질을 앓아왔다는 것

이다.

할머니는 "이 아이는 아무래도 못쓰게 될 것 같다"고 어느 의사가 말하였다고 한다.

다시 말하면 약으로 간질의 발작은 억제 할 수 있지만 약을 많이 먹으면 부작용으로 몸을 못쓰게 될 가능성이 있다는 것이다.

그렇다고 해서 약을 먹지 않으면 간질발작이 자주 일어나 그로 인해 목숨을 빼앗길지도 모른다.

의사는 "앞으로 3년정도 살면 다행이라고" 하였다는 것이다.

부모는 이미 단념하고 있었으나 할머니는 무슨 일이 있어도 단념할 수 없다는 것이다.

간질은 원인을 밝히는 것도 어렵지만 치료도 곤란한 병의 하나이다.

할머니가 돌연 찾아온 것은 자기치료를 하고 있다는 기사가 북해도신문에 실렸으므로 이 치료를 받게 되면 어떻게든 치료될 수 있지 않을까 하는 생각을 한 것이다.

그러나 이 할머니와 손자의 힘이 되어줄 만한 방법은 전혀 없었다. 특히 간질병은 나에게 전문이 아니기 때문에 어쩔 수 없는 상태였다. 그래서 할머니에게 잘 이야기 하고 그동안 치료를 받던 의사의 말을 잘 듣고 할 수 있는데 까지 해보고 나서 "최선을 다하고 천명을 기다린다"는 것 밖에는 없을 것이라고 설명하였다.

사전에 아무 연락도 없이 찾아왔으므로 도움이 되지못한 다하여 큰 책임감은 없었다.

그러나 북해도에서 일부러 비행기를 타고온 할머니를 그대로 돌려 보내려니 가엾은 생각이 들었다. 그때 문득 머리에 떠오르는 것은 치험 중에 있는 교류자기치료의 일이었다.

시험제작하여 주기로 되어 있던 석도에게 연락하니 시작품이 있다기에 곧 한 대를 가지고 오게 하여 사용법을 설명해 주었다. 나로서도 경험이 없는 일이기 때문에 만약 조금이라도 이상한 증상이 나타나면 사용을 중지하도록 잘 이야기하였다.

사용법은 1회 5분부터 1일 3회정도 사용하도록 하였다. 작용시키는 장소는 머리로 하고 타올 5, 6매 정도를 접어 치료기 위에다 놓고 목침처럼 사용하라고 했는데 그 할머니는 그 후 여러번 치료경과를 편지로 알려왔다.

처음 받아본 편지는 다음과 같다.

(전략)…24일 A병원에서 뇌파검사를 했습니다. 의사 선생님도 좀 의외라는 듯한 얼굴로 조그마한 파(波)가 두 개 있을 뿐 그것도 경련을 일으키는 파는 아니라고 말씀하셨습니다. 기계(교류자기치료기)를 사용하게 된 이후 특별히 변한 것은 밤에 잠드는 것이 대단히 쉬워졌습니다. 그리고 아침에도 번뜩 눈을 뜨므로 가족들이 크게 기뻐하고 있습니다. (중략…) 아침에 가족들은 식사를 6시에 끝내고 6시 15분부터 기계를 움직이면 45분에 기분좋은 얼굴로 일어납니다. (후략)

이것은 치료기를 가지고 돌아간 다음 2개월 후에 나에게 보낸 편지이다.

그때까지 소년은 잠드는 습관이 매우 나쁘고 할머니도 딱하게 여기고 있었으며 또 편지에는 밥도 잘 먹게 되었다고 한다.

그때부터 1개월후인 6월 30일 할머니로부터 두 번째 편지가 왔다.

(전략) 이쪽에서는 선생님 덕분으로 손자가 학교 3년생이 되었다고 이웃의 여러분들까지 기뻐하고 있습니다. 학교 선생님께서도 공부도 잘 한다고 오늘도 칭찬을 받아 기뻐하면서 집에 돌아왔습니다. 4개월째부터는 아침만 약을 먹었으나 전혀 이상이 없으므로 가족과 의논하여 5개월째부터 모든 약을 그만두었습니다(후략)는 편지가 왔다.

나는 할머니에게 "병원에서 손자를 치료해 주는 의사에게 자기 이야기는 말하지 마십시오" 하였다. 만약 자기 이야기를 하면 "그런 주술 같은 것을 사용하려면 우리 병원에는 오지 마시오"라고 할지 모르기 때문이었다.

그로부터 만 2년간 할머니와 편지교환은 계속되었다.

할머니로부터의 마지막 편지

마지막으로 1981년 3월 16일에 보내온 것은 다음과 같다.

(전략)······2년 전에 신문을 보고 선생님을 찾아뵙던 일이 생각납니다. 그 당시 돌아와서 목상태가 좋지않아 1개월쯤 마음이 혼들렸습니다. 그래서 학교 선생님으로부터 불평이 나왔고 3년생은 특수학생이라는 말씀이 계셔서 생각다 못해 처음 상경하였던 것입니다.

훌륭하신 선생님이 저 같은 시골뜨기를 만나 주실까 하는 불안이 가슴과 머리에 꽉차 있었으나 무슨 일이 있어도 손자를 버젓한 하나의 인간으로 만들어 놓지 못한다면 죽는 편이 좋겠다, 죽음을 각오한다면 무슨 일인들 못하랴 하는 생각을 하였습니다.

평소에 일본 어디든지 여행하는 것이 꿈이라고 무사태평한 소리를 하여도 언제나 누군가를 의지하지 않고서는 아무데도 못가는 것이 저입니다. 그러나 그때는 봄철 농사준비에 바빴고 제가 아들과 며느리의 부탁을 받아 떠났던 것인데 선생님께서 잘 선처해 주셔서 저도 마음이 편하게 되었고 참으로 다행이었습니다.

무럭무럭 자라나는 손자와 항상 선생님 이야기를 합니다. 손자도 얼마 안가 5살이 됩니다. 4년 3개월간이나 먹은 약의 부작용도 있고해서 무시할 수 없을 것이라고 생각하였습니만 지금은 다른 아이들과 다름없이 일요일 아침에는 차로 근처의 스키장에 보내주고 저녁에는 데리고 오는데 승강기를 몇 번이나 타면서 재미있게 놀고 있습니다.

다른집 아이들만큼 공부는 못 합니다만 중간정도 실력입니다.

집에서는 옛처럼 잘놀고 잘배우려는 교육입니다. 2년 전에 비하면 매우 밝고 행복한 나날입니다. 선생님들과 여러분의 은혜는 결코 잊지 않겠습니다. (후략)

다행히도 이 소년의 경우는 자기치료기의 효과가 있었던 것으로 생각된다.

그러나 간질병은 뇌를 해부해 보더라도 병의 원인이 어디에 있는지 발견하는 것 조차 쉽지않고 왜 효험이 있었느냐는 것도 명백하지 않다.

그만큼 이 아이의 경우는 나의 오랜 경험 가운데서도 드물게 나타난 경우이다.

어떤 의미에서는 할머니의 정성이 손자의 병을 고쳤다고 생각한다.

다만 다른 뜻으로 말할 수 있는 것은 자기작용에 의해 혈액순환 그밖의 것이 변한 것이 확실하다고 생각한다.

노인성 정신장애에도 효과

일본사람들의 수명은 더욱 길어지는 경향에 있으며 세계 제1의 장수자는 일본의 천중천대이고 그밖에 노인들도 70, 80세는 보통 살고 있다.

장수한다는 것은 좋은 일이고 건강하게 늙는다는 것이 바람직한 일이다. 즉 자기일은 자기가 한다는 의욕과 그것을 할 수 있는 건강상태를 유지한다는 것이다. 누워만 있는 노인이나 멍청한 노인은 본인도 불행할 것이고 주위 사람들도 곤란하다.

이제부터는 노인문제가 사회적으로 커다란 문제가 될 것이 틀림없다.

한때 노인성의 정신장애에 교류자기치료기가 유효한 것을 경험한 일이 있는데 이일에 대하여 다음과 같이 설명한다.

친구모친이 80세를 넘어서부터 말과 행동이 이상하여지고 정신장애를 일으켰다.

친구는 나에게 "정신병원에 입원시키려고 하는데 어떻겠는가"하고 의논하여 왔다. 나는 친구에게 "정신병원에 입원을 시키는 것도 하나의 방법이기는 하나, 노인의 정신장애는 내과의사도 어떻게 치료하는 방법이 있으니까 나에게 모셔 오도록 하라"고 하였다.

노인을 독방에다 입원시키고 곁에 간호원이 감시하게 하고 침대 양쪽에는 울타리를 만들었다.

뇌순환호전제로 치료해 보았으나 증상은 돌아서지 않았다. 입원 후 일주일쯤 지났을 때 시중드는 사람이 잠깐 자리를 뜬 사이 울타리를 넘어 마루 바닥으로 떨어져 이마에 상처가 생겼다. 약물요법으로는 아무 소용이 없다는 것을 알게 되고부터 정신병원에 입원하는 쪽이 좋았을 것이라고 생각하였다.

그래서 처음이지만 교번자장을 머리에 작용시켜 볼 생각으로 가족과 의논을 하였다. "이때까지의 치료는 전혀 호전된 느낌이 보이지 않는다. 결과는 어떻게 될지 알 수 없으나 교류전자석을 머리에 작용시켜 보고싶다"하고 권고하였는데 가족들은 "좋다고 생각되는 것은 무엇이든 해보고 싶다"는 대답이었다.

즉시 치험 중이던 교류자기치료기로 머리를 사이에 두고 작용시켜 보았다. 처음에는 짧은 시간부터 차차 시간을 연장하여 1회 20분 1일 3회씩 작용시키도록 하였고 이 치료와 함께 약물요법도 계속하였다.

이러한 증상의 환자머리에 작용시키는 것은 처음 실시하는 것이므로 호전시킬 자신이 없었고 또 마음 속으로는 매우 불안했다.

그런데 교류자기치료를 시작하여 일주일 정도 지났을 때 이 노인은 나에게 "선생님. 많은 신세를 지고 있습니다"하고 인사를 하는 것이 아닌가. 나는 이말에 깜짝 놀랐다. 그리고 "여기가 어디입니까? 내가 왜 여기에 와 있을까요?" 하고 말하였다. 그 후 이 환자는 완전히 정상적인 기력을 되찾았다. 그러나 그는 1개월 동안 자기 자신이 무엇을 했는지 전혀 기억하지 못하였다.

이 환자의 경우 약물요법을 계속하였기 때문에 그것이 효과를 나타낼 시기에 도달하여 정상을 되찾은 것인지, 교번자장치료가 효과를 발휘한 것인지 모를 일이다. 약의 효과에 교번자장의 효과가 가산되어 치료가 된 것인지 모른다. 이 환자는 약 8년간 보통 사람과 같은 생활을 하였으나 90세 가까운 고령으로 타계하였는데 사망할 때에는 다른 병으로 사망하였다.

간질소년의 예에서와 이번 뇌순환장애의 노인에 대한 효과에서 항상 이러한 효과를 발휘할 수 있느냐의 여부는 확신할 수 없다. 단순하고 우연한 일이었는지 모른다. 그러나 교류자기치료의 치험을 실시하던 중 이러한 예를 발견하게 됨으로써 그 후의 연구추진을 위하여 큰 힘이 되었다.

이와 같은 예는 사실로 있었던 일이지만 여기에 기술한 것이 바탕이 되어 자기치료의 효과가 과대하게 평가받는 것은 의사로서는 좀 더 연구해 볼 일이다.

3. 교류자기치료를 나는 이렇게 하고 있다.

현재 시판되고 있는 교류자기치료기에는 여러 종류가 있는데 각 치료기마다 다른 점이 있다. 예로서 자속밀도가 다르고 교번자장이 미치는 범위도 다르다. 또 진동이나 발열을 수반하는지 여부도 각각 다른데 말하자면 각 치료기에는 각각 개성이 있다고 본다. 따라서 공통의 효과라고 기술하는 것은 곤란한 일이다.

당연한 결과이지만 평소 환자치료에 사용하는 치료기에 대해 설명한다는 것을 이것외의 다른 방법은 없다. 또 다른 교류자기치료기도 후생대신의 제조허가를 받은 것이어서 치료효과에 대한 치험결과는 당연히 있을 것이다. 자세한 내용에 대해서는 아직 발표되지 않아 알 수 있는 방법이 없다.

5대를 동시에 사용한다.

사용한 장치는 B형 5대를 한세트로 하고 나무침대 상판 바로 밑에 일렬로 머리쪽부터 발끝까지 옆으로 늘어놓은 것이다. 그 침대의 상판위에 환자를 눕게 하였으며 환자와 치료기 사이에 있는 판은 두께 약 5mm의 합판이다.

이러한 5대의 치료기에는 타임스위치에 의하여 동시에 전류가 흘러 교번자장이 발생하도록 되어 있다.

그리고 15~30분간 환자의 증상에 따라 치료하도록 하였는데 이 경우 교번자장이 발생하기 때문에 우측의 모든 극이 N극으로 되는 순간 좌측 전부의 극은 S극이 되도록 도

선을 묶어 놓았다. 이와 같이하면 교번자장은 인체 옆으로
관통하여 인체를 감싸는 것처럼 작용하게 된다. 즉, 몸의 축
(軸)에 대하여 횡(橫)방향에서 자장이 작용하는 것이다.

보통은 침대의 환자를 하늘을 향해 눕도록 하고 치료하는
것인데 배위에 조그마한 영구자석을 놓으면 그것이 진동하
므로 교번자장이 몸 전체를 싸고 있다는 것을 아는 것이다.

병원에서는 몇 사람의 환자를 2시간이나 3시간을 연속 사
용하기 때문에 교류전자석으로의 치료기는 다소 발열한다.
그래서 선풍기로 냉각시킴으로써 열이 인체에 전달되지 않
도록 하고 있다.

치료에 필요한 시간만큼 자장이 발생하도록 타임스위치를
조절하여 놓았고 일정기간이 지나면 부자가 울리면서 자동
적으로 스위치는 끊어진다.

환부를 치료기 사이에 두고 실시하는 치료

이것은 주로 상지(上肢)와 하지의 관절통 및 근육통 등의
치료를 위해 시행하는 방법이다. 슬관절 등에 아픔이 있을
경우에는 그 아픔을 해소시킬 목적으로 실시한다. B형 교류
자기치료기는 환부의 양쪽에 놓고 치료를 실시하는 것인데
보통은 두 개의 치료기를 서로 대면하는 것 같은 방향으로
실시한다. 그러나, 만약 이와 같은 방향으로 해서 효과가 나
타나지 않을 때에는 서로 반발하는 것 같은 방향으로 할 경
우도 있는데 이 경우가 유효할 때도 있다.

교번자장과 정상자장의 병용

이것은 요통치료에 실시하는데 자석이 붙은 배 두렁이를 두르고 그 위에서 교번자장을 작용시키는 방법이다. 이 경우에 자석이 진동하여 인체에는 교번자장, 정상자장 및 맛사지효과가 미치게 되는 것이다.

요통 류머티즘 만성질환에

다섯대의 치료기를 한 세트로 짜넣은 침대에서 요통과 류머티즘성 등의 치료에 사용한다. 그 밖의 만성질환에서 약으로 충분한 효과가 나타나지 않은 환자에게 사용한다. 발병 횟수가 대단히 많아 좀처럼 호전되지 않을 것 같은 기관지천식환자에게 약과 병용하니 효과가 좋았다.

만성기관지염의 환자로써 약으로는 좀처럼 기침이나 가래가 치료되지 않는 경우도 약과 병용해서 효과를 보았는데 이러한 환자도 10여명 이상에 달한다.

그 밖에 같은 효과를 나타낸 병원의 사례가 있는데 약과 병용하기 때문에 어디까지가 약의 효과이고 어느 부분이 자장의 작용인지는 명백하지 않다. 그러나 이때까지의 경험으로 치료효과라는 점에서 반응은 확실히 있었다.

재래식 치료로 충분한 효과가 나타나지 않는 환자의 경우 교번자장을 작용시켜도 부작용이 없을 것 같이 생각될 때에는 이 치료를 실시할 예정이다.

[도표 26] B형 5대에 의한 치료

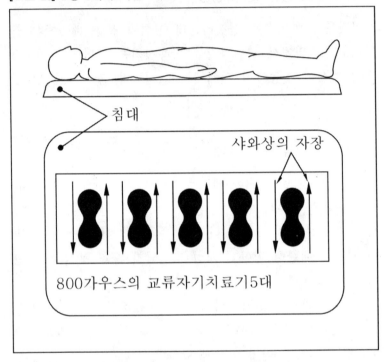

침대

샤와상의 자장

800가우스의 교류자기치료기5대

　이러한 치료는 임상적 치료에서나 있는 일이기 때문에 여기서는 자세하게 기술하지 않는다. 그러나 보통의 약물요법으로는 충분한 효과가 나타나지 않는 만성질환의 환자에 대해서는 교류자기치료를 적극적으로 실시하여 주기 바란다. 그리고 그러한 치료의 실증사례가 늘어나게 되면 자연히 교류자기치료에 대한 평가도 좋아진다고 생각한다.

4. 교류자기치료기의 적응증과 결림을 고치고 혈행을 좋게하는 효과

자기치료기의 적응증에 대하여 정상자장에 관한 내용과 적응증으로서는 약사법상 좋다고해서 인정된 것은 신체의 결림을 고치는 것과 혈행을 좋게 하는 것 등이다.

이것은 정상자장을 응용한 치료기의 경우와 교번자장을 이용한 치료기의 경우가 동일하다.

따라서 적응증으로는 신체각부의 결림에 대해서 유효하다. 실제로 이것은 임상치험에서도 명백하게 나타났다. 구체적인 증상으로 어깨결림은 물론이고 요통 근육통에도 유효하게 적응하고 있으므로 아픔의 일부가 결림의 변형으로 적응증 범위에 들어간다고 생각한다.

그런데 또 하나의 효과가 나타난 것은 혈행을 좋게 한다는 것이다. 이것은 결림의 경우와는 달리 약간 추상적인 표현이다.

즉, 결림을 고친다는 것은 어떤 병적 증상을 개선한다는 내용이므로 이것은 알기쉽다. 그러나 혈행을 좋게 한다는 것은 생리적 기능에 변화를 준다는 내용이다.

따라서 이러한 두 가지 적응성은 효과의 내용을 판단하는 데 있어서는 그 관점이 전혀 다르다. 혈행을 좋게 한다면 혈행이 나쁘기 때문에 일어나는 모든 병이나 병적 상태에 효과가 있느냐의 질문을 받는다.

고혈압증, 협심증, 뇌순환장애와 위궤양 등을 보더라도 혈행이 나쁘다는 것과는 대단히 밀접한 관계가 있다. 그렇다면 이러한 증상에 효험이 있다고 장담하느냐 하면 그것은 그럴 수 없을 것이다. 이러한 병에 대해서는 의사의 치료를 받아야 할 것이다. 교류자기치료기에만 효과를 의존한다는 것은 적절하지 못하다.

그러면, 왜 혈행을 좋게 한다는 것을 내세워도 되느냐는 다음과 같이 생각하고 싶다. 그것은 자기치료기의 치험결과 어깨결림의 증상이 호전됐다는 것은 초기부터 인정된 사항이다.

그런데 어깨결림을 포함해서 인체각부의 결림증상은 그 부분의 근육 등 혈행장해로 인해 발생한다.

결림에 유효하게 작용하는 근원은 혈행이 좋아지기 때문이라고 필자는 추정한다. 따라서 혈행을 좋게 한다고해도 혈행장애를 기초로한 병은 무엇이든 교류자기치료기 만으로 해결할 수 있다는 것은 아니다.

자기치료기의 법적규제를 강화했으면 좋겠다고 후생대신에게 건의했는데 약사법을 적용함에 있어서 강조해도 좋은 적응증은 무엇으로 하느냐에 대해 이상과 같이 추정한 것이다.

교류자기치료기의 사용법

교류자기치료기로 허가된 장치에는 몇 가지가 있다. 그러나 자신이 임상치험을 실시한 치료기 이외의 것에 대해서는 자세한 임상자료를 볼 기회가 없었으므로 자연히 한정된 치료기에 대하여 구체적인 사용방법을 기술할 수 밖에 없다.

이 점에 대하여 양해를 구한다.

여기에서 사용법에 대한 장치는, B형 교류자기치료기에 대해서인데 이 치료기의 특징은 앞에서 설명 하였다.

한 대를 사용할 경우

이 경우에는 자극면(자력이 나와 있는 쪽)을 아픔과 결림이 있는 곳을 향해 사용한다. 요부, 수족의 관절과 어깨에 사용할 경우에는 지속하는 방법 등을 적당히 관찰해서 사용할 수 있다. 타올 10장 정도를 사이에 넣어 벼개로 사용하여 머리에 작용시킬 수 있다. 어떻게 하면 환부에 닿기 쉽게 할 수 있을까? 잘 연구하면 넓은 범위에 걸쳐 사용하게 된다.

두 대를 사용할 경우

이것은 주로 아픈 곳을 사이에 두고 사용하는데 적합하다. 예로서 수족관절 등의 양쪽에서 작용시켜 관절통 등의 치료에 사용할 수 있으며 또 위를 향해 누워 양쪽에서 허리 등에 작용시키는 방법도 있고 그밖에 머리와 복부를 사이에 두고 사용할 수도 있다.

세 대를 사용할 경우

이 경우에는 여러 가지 사용법이 있다. 예로서 이불을 사용하여 장치와 장치 사이에 넣고 나란히 선 높이를 잘 맞추어 몸에 닿는 곳이 딱딱하지 않도록 한다. 그 위에서 위를 향해 옆으로 눕고 몸의 상반신과 하반신 혹은 몸의 전체에 작용시킨다. 스스로 머리를 쓰는 것이 귀찮을 때에는 이와 같이 사용하는데 편리한 이불도 팔고 있으며 많은 수를 한 꺼번에 사용하는 것이 효과가 크다.

교류자기치료기로서 인정된 것이 몇 개 있는데 각자 모양도 다르므로 당연히 사용법도 다르다. 따라서 각 메이커로부터 사용법의 설명을 듣고 가장 효과있는 사용법을 택하는 것이 좋다.

혈압이 올라갈 걱정은 전혀 없다.

이것은 혈행을 좋게 하는 것이다. 즉, 혈액을 전신으로 보내는 송수 펌프로서의 심장을 완전히 회전시키는 것과 같이 생각된다.

자동차를 예로 들면 엔진의 회전수를 상승시키려는 효과처럼 생각하기 쉽다. 혈압이 높은 사람은 동맥증의 압(혈압)이 상승할 것이다. 암수술을 받은 사람으로부터 전염할지 모른다고 생각하면 나 자신이 먼저 염려하게 된다. 이러한 질문을 가끔 받는다.

혈행을 좋게 한다는 것은 말초의 가느다란 동맥과 모세관 혈액의 흐름을 순조롭게 해서, 골고루 혈액을 퍼지도록 한다는 의미이다. 따라서 무턱대고 혈액의 흐름을 가속화하여 흐르게 한다는 것이 아니다. 혈압이 올라갈 걱정도 없거니와 암이 전염될 일도 없다. 이 일은 이때까지 나의 경험으로 말할 수 있다.

혈행장애와 밀접한 관계가 있는 병 치료에 교류자기치료만이 최선의 방법이라거나 혈행장애를 기조로 하는 병은 무엇이든 교류자기치료만으로 해결할 수 있다는 것은 아니다.

이것은 가정용 교류자기치료기를 사용할 경우에는 반드시 의사의 치료를 받으면서 병행해야 한다. 혈행장애의 개선에 무효라고 말하는 것은 아니다. 의사의 치료를 받으면서 교류자기치료를 병행하면 혈행장애에 효과를 발휘할 것이므로 시도하여 보는 것은 좋다고 생각한다.

가정용 치료기로서의 교류자기치료기

정상자장을 응용한 치료기는 현재까지 가정용 치료기로서 보급되고 있다. 의사의 손에서 환자의 손으로 건너가는 경우는 대단히 드물다.

그러나 장차 강력하고 커다란 영구자석을 만든다거나 한센이 시행한 것처럼 직류의 전자석을 사용하여 인체의 정상 자장을 작용시켜 이것이 유효성을 나타낸다면 의사들이 사용하는 물리요법 기기의 범위에 들어갈 수 있다.

교류자기치료기도 현재 허가된 것은 가정용 치료기로서 누구나 구입하여 사용할 수 있다.

그런데 교류자기치료기는 가정용으로만 사용되는 것이 아니고, 의사가 사용하는 의료용 치료기로 사용될 가능성이 많다.

정상자장을 응용한 치료기의 효과로서 다음과 같은 것을 언급하였는데, 즉 인간을 건강이라는 면에서 분류하면 건강한 사람, 병적 상태(반건강인)의 사람, 병자 등 3종류로 나눌 수 있다. 그리고 자기치료기는 병적 상태에 있는 사람들의 고통을 해소시켜주는 효능이 있다는 의미이다.

건강인이란 글자 그대로 어딘가 나쁘다는 자각증상도 없으며 아침에는 상쾌하게 잠에서 깨고 하루의 피로도 자고나면 없어져 자신의 건강상태에 대해 불안을 느끼지 않는 사람들인데 중년 이하의 젊은 사람들에게 많다.

병자란 급성 또는 만성의 병을 가지고 의사의 치료를 받고 있는 사람들이다. 이 가운데는 자각증상의 사람도 있고 없는 사람도 있다.

병적상태의 사람들이란 어떤 자각증상이 있고 병에 걸린 것 같은 기분이 들고 그 때문에 일도 순탄하게 되어가지 않을 것 같은 느낌을 가진 사람들이다. 그러나 진찰을 받아보아도 특별한 병이 나타나지 않는 사람들 이다. 자각증상으로서는 어깨가 결린다, 잠을 잘못 잔다, 몸이 무겁다, 통변이 안 좋다는 등등이다.

이러한 경우에 정상자장을 응용한 치료기는 자각증상을 호전시키는데 효과가 있다. 교번자장을 인체에 작용시키는 교류자기치료기도 같은 효과를 발휘할 경우가 많다.

반건강(半健康)한 현대인에 효과

현재의 세계는 대단히 빠른 속도로 변하고 있다. 그 속에서 살고있는 인간은 항상 긴장이라는 비바람을 맞고 살며 또 외부로부터 압박이 오는 경우가 많다.

우리들의 주변을 둘러보면 사무상의 긴장, 인간관계와 생활환경에서 오는 긴장 등 여러 가지 있다. 이러한 일로 인해 몸의 여러 기능의 조화가 잘 잡히지 않고 균형이 흐트러지게 되는데 그것이 여러 가지 자각증상을 발생시키는 원인이 된다.

이러한 경우 의사의 진찰을 받아 어떤 병이 발견된 사람은 그에 따라 적절한 치료를 받으면 될 것이다. 그러나 자각증상은 있어도 병적인 소견이 없다고 진단받은 사람은 곤란하게 된다.

사람에 따라서는 병적 상태와 같은 증상이라도 의사에게 진찰을 받을 정도는 아니라는 사람도 있다.

이와 같이 반 건강인의 수는 대단히 많아도 의지할 곳이 없다. 그 때문에 민간약이나 민간치료기를 사용하게 되는 것이다.

이런 것이 자각증상을 좋게 하는데 도움이 되었다면 그것은 나름대로 존재가치가 된다. 여러 가지 민간약과 민간 요법은 이러한 의미로 존재하는 것 같다. 그렇다면 존재 가치가 있다고는 평가될 수 있을 것이다.

이와 같이 반 건강인의 자각증상을 개선하기 위해 교류자기치료기도 상당히 도움이 된다. 적응증으로써 약사법에는 장착부위의 결림을 고치고 혈행을 줄게 한다고 정해져 있다. 그러나 우리들이 환자치료에 사용할 경우에는 좀더 넓은 범위에 효과를 발휘한다고 생각해도 좋을 것이다. 즉 관절통, 요통, 전신의 이완, 자율신경실조증 등이 바로 그것이다.

병자는 의사의 치료와 병행해서 사용

그렇다면 먼저 분류한 병자가 사용했다면 어떻게 되느냐 하는 것이다. 교류자기치료기의 경우에는 사용상의 주의에 따르면 부작용은 없다. 또 이것을 사용했다고 해서 의사의 치료효과를 약화시키는 일이 없으므로 아무 지장이 없다. 다만, 자각증상은 호전되어도 병 그 자체가 나아진 것이 아니다. 자신은 좋아졌다고 하지만 의사의 치료는 계속되지 않으면 안 된다.

전에도 다음과 같은 동일한 질문을 두 사람으로부터 받았다. 두 사람 모두 신장의 기능이 저하(신장기능장애)되어 인공투석을 시행할 필요가 있었다. 그런데 친구의 권유를 받아 교류자기치료기 B형 5대의 세트를 사용하던 중 자각증상은 호전되었다. 두 사람이 호전되었다는 증상은 거의 공통이며, 소변이 잘 나온다, 얼굴 빛이 좋아졌다, 가끔 일어나던 메슥증도 없어졌다, 전신이 나른하던 것도 없어졌다, 등의 것이었다.

그렇기 때문에 자기로서 좋아졌다고 생각하였지만 주치의의 검사결과로는 혈액 중 노폐물(요소질소)의 수치가 낮아지지 않았으므로 인공투석을 해야 한다는 것이다. 그래서 나에게 인공투석을 하지 않고 해결할 수 있겠느냐고 질문하여 온 것이다. 나는 주치의의 말에 따라 치료를 받아야 한다는 취지로 답변했다.

이와 같은 예는 특별한 경우이지만 자각증상은 호전되었더라도 병 그자체는 반드시 치료되지 않을 수 있다.

따라서 병을 가지고 있는 사람들은 교류자기치료기를 사용해서 증상이 좋아졌을 경우라도 의사의 진찰을 중단해서는 안 된다.

그 중에는 병의 종류에 따라 증상이 좋아진 상태가 그대로 병상의 호전으로 이어지는 경우가 있다. 그러나 이러한 경우에도 만성 질환일 때에는 의사의 진단과 치료는 계속 받지 않으면 안 된다.

경험으로 보아 모든 병에 대하여 빠짐없이 검토하였다는 것은 아니지만 병상이 악화되었다는 예는 경험한 일이 없다. 오히려 의사의 치료를 받으면서 사용하여 증상이 좋아졌다는 예가 많다. 따라서 의사의 치료효과를 저하시키는 것이 아니라고 말할 수 있다.

사용상의 주의할 점 7가지

일반적으로 시판 중인 교류자기치료기를 사용해도 뚜렷한 부작용을 일으키는 것은 아니기 때문에 너무 걱정할 필요는 없다. 효과를 높이고 부작용이 생기지 않도록 주의 하는 것이 좋을 것이다. 여기에 대해 설명한다.

① 교류자기치료기의 적응증으로서 약사법상 허가된 것은 결림을 고치고 혈행을 좋게 한다는 사항이다. 적응증에 대해서 겨우 그 정도 뿐이냐고 실망할 수 있다. 그러나 사고방식에 따라 혈행을 좋게 한다는 것은 그자체로 광범위하다고 말할 수 있는 사항이다. 따라서 생각 여하에 따라서 결코 좁은 것이 아니라고 말할 수 있다.

적응증에 대해 구체적으로 설명한다.

어깨결림, 신체각부의 근육통, 요통, 관절통(무릎관절의 아픔, 어깨관절의 아픔 등)에 사용하여 효과를 얻는 경우가 많다. 이와같이 몸을 지탱하는 부분과 운동에 관여하는 부위의 동통(疼痛)에도 효과를 발휘한다.

그 밖에 말단의 혈행을 순조롭게 하는 것이 치료효과로 이어지므로 시도해 보는 것도 좋다. 예로서 고혈압, 당뇨병, 뇌순환장애 등의 질병을 가지고 있는 사람들이다.

반건강(병적상태)의 증상을 가지고 있는 사람이 사용하면 더욱 효과를 발휘하게 된다.

② 사용하기 시작하였을 때 최초 10분정도부터 부작용이 일어나지 않을 경우에는 매회 10분 정도씩 사용시간을 연장하고 1회 30분, 1일 2, 3회 정도의 사용을 한도로 하는 것이 좋다.

만약 부작용이 생겼을 때에는 시간을 줄여서 사용하면 차차로 익숙해지는 경우도 많다. 그때는 서서히 시간을 연장하는 것이 좋다.

아무리 해도 부작용이 없어지지 않을 경우에는 사용을 중지하는 것이 좋다. 그러나 이러한 일은 현재까지 경험한 일도 없고 들어본 바도 없다.

③ 교류자기치료기는 여러 가지 형태의 것이 있고 자속밀도도 가지 각색이다. 일반적으로 공통된 것은 치료기의 표면이 굳은 재료(플라스틱 등)로 되어 있는 것이 보통이다. 따라서 치료기를 인체에 부착시킬 때에는 부드러운 헝겊 등을 몸 사이에 대고 시행하도록 하는 것이 좋다. 굳은 외면

을 직접 인체에 강한 힘으로 꽉 누르는 것은 피해야 할 것이다.

치료기에 따라서는 비교적 긴 시간에 걸쳐 열을 내지 않는 것도 있으나 비교적 짧은 시간으로 발열할 수 있다. 이 경우 고열이 아니더라도 압박으로 혈액순환이 나빠진 국소에 열이 작용하게 되면 저온화상을 입을 수 있으므로 주의할 필요가 있다.

④ 교류자기치료기에는 일정시간만 전류가 흐르면 자동적으로 그치는 타임스위치가 달려 있으므로 이것을 반드시 이용하도록 하는 것이 중요하다. 그리고 교류로서의 전류가 흐르고 있으므로 긴 시간을 사용하면 다소간 발열하게 된다.

따라서 타임스위치 이외에 안전장치가 설비되어 있다. 필자가 치험을 시행한 장치에는 타임스위치를 포함하여 3중으로 안전장치가 달려 있기 때문에 안전성은 대단히 높다.

각 메이커의 물건에 따라 각각 다르기 때문에 그것을 잘 이해하고 사용하는 것이 좋다.

⑤ 교류자기치료기를 사용하여 증상이 호전되었을 경우에는 치료간격을 연장해도 좋다. 다시 더 좋아졌을 경우에는 치료를 한 번 쉬어도 좋다. 그러나 치료대상으로 하는 증상에는 만성적인 것이 많으므로 재차 같은 증상이 시작되었을 때는 빨리 사용하는 것이 좋다.

또, 피로감 등이 있기 때문에 항상 사용하면 몸의 상태가 좋고 그치면 더 나빠지는 경우에는 항상 사용하여도 좋다.

⑥ 교번자장을 인체에 작용시킬 때에는 금속과 정상자장

치료기는 인체로부터 떨어진 곳에 두는 것이 좋다. 이러한 것은 발열의 원인이 되거나 진동을 일으키는 근원이 될 가능성이 있기 때문이다. 다만 자기복대 등을 병용하여 자기 안마기로서 사용하고 싶을 때에는 적당히 사용하고 중단하는 것이 좋다.

⑦ 교류자기치료기는 현재 교류전자석 그 자체이므로 사용하고 있는 동안에는 자석시계나 자기카드 및 카세트 테이프 등은 가까이 두지 않도록 주의할 필요가 있다.

사용해서 안 되는 증상도 있다.

다음과 같은 사람들은 교류자기치료기를 사용하지 않는 것이 좋다.

(1) 심장 페스메카를 달고 있는 사람

이 장치는 맥박이 극단적으로 감소하면 혈액순환장애를 일으키는 환자에게 수술에 의해 부착하는 것이다. 보통은 흉부의 피부 밑에 전원장치를 메워끼고 도선을 심장 속까지 들여보내 전기적으로 심장에 자극을 주어 일정한 리듬으로 심장을 움직이게 하는 것이다.

이 장치의 전원부분은 자장에 의해 영향을 받으므로 페스메카를 사용하는 환자는 교류자기치료기를 사용하지 않는 것이 좋다. 메워 낀 전원부로부터 떨어진 장소, 즉, 무릎의 관절부에 사용하는 것은 지장이 없으나, 잘못해서 페스메카의 전원부에 작용시키는 일이 없다고 말할 수 없으므로 사용하지 않는 것이 좋다.

(2) 임신 중인 사람

자기치료기(정상자장을 응용한 것)도 임산부는 사용하지 않는 것이 좋다는 취지를 설명하였다. 같은 이유로 교류자기치료기에 대해서도 임산부는 사용하지 않는 것이 좋다.

(3) 신장이 나빠 인공 투석을 받는 사람

인공투석을 받는 사람이 교류자기치료기를 사용해도 그 효과를 저하 시키는 일은 없다. 그러나, 항상 고도의 인공적 조작을 받고 있기 때문에, 만약 어떤 변화가 있었을 경우에 그 원인이 무엇인가를 결정하기 곤란한 때가 많다. 따라서 사용하지 않는 것이 무난하다고 생각한다.

제 9 장
체험자가 말하는 교류자기치료기의 증상별 효과

필자는 자기치료건강법에서 정상자장치료기를 사용한 사람의 체험기를 싣고 그에 대한 사고방식을 소개하였다. 이번에는 변동자장치료기 중 교류자기치료기를 사용한 사람들의 체험담을 기재하고 그에 대한 나의 주석을 기술하여 본다.

사용한 사람들의 편지에는 주소 성명이 적혀져 있었으나 주소는 간략하게 하고 이름은 가명으로 하였다.

필자와 그리고 교류자기치료기 메이커 앞으로 보내온 편지 수는 많았지만 그 전부를 게재할 수 없으므로 일부의 것을 골라서 소개한다.

필자와 그리고 각 편지에 적혀 있는 효과가 상당히 많은 경우 그것이 기대할 만한 것인지, 넓은 의미의 적응증 가운데 포함시켜서도 좋은지 등을 이때까지의 치험경험에 비추어 주석해 본 것이다.

1. 위 및 십이지장 궤양에 대한 효과

▣ 위궤양 수술 후에 사용

저는 5개월 전에 위궤양의 수술을 받고 40일간 입원했습니다. 위를 2/3정도를 절제하고 퇴원 후는 식사를 하루에 6회 나누어 조금씩 먹었는데, 교류자기치료기를 권유받아 3대를 구입, 머리와 위와 발에 1일 3회 사용하고부터 1개월이 지나서는 보통으로 먹게 되었습니다. 다시 3개월째되던 때 진찰을 해보았더니 원상으로 되돌아가 있었습니다.

보통의 위와 같은 상태로 되었다면서 의사선생님이 대단히 이상하게 여기고 계십니다. 또, 이 치료로 치아를 두개나 빼냈는데 이를 뽑은 직후에 그 장소를 2대 사이에 끼고 사용하였더니 전혀 아프지도 않고 밥도 먹고 있습니다.

차성현 본궁평(53세)

▣ 십이지장 궤양의 쾌유로 효과 확실

저는 어렸을 때부터 몸이 허약하여 언제나 약을 먹고 있었습니다.

어른이 되어서도 의료기기 판매일로 차를 운전하였습니다. 고객인 상대방이 의사이기 때문에 십이지장궤양을 앓으면서 병원에 돌아다니고 있습니다.

아침에 토할 것 같기도 하고 설사증상이어서 약 없이는 근무하러 나갈 수 없는 상태였습니다.

형님 내외로부터 교류자기치료기를 권고받고 5대를 사용

하며 전신치료를 계속하였는데 아침에 이를 닦을 때면 언제나 토할 것 같은 기분이었던 것이 깨끗하게 없어지고 식욕도 생겼습니다. 또, 1주일 후의 아침, 검은색의 변을 보고 놀랐습니다. 그래서 병원에서 위의 투시검사를 해 보았더니 십이지장궤양이 나았다고 의사 선생님의 말씀이 계셔 반신반의하였으나 교류자기치료기의 효과를 확신하였습니다.

정강현 대야구웅(32세)

▣ 요통과 위궤양에 효과가 있었다.

요통이 있었으므로 교류자기치료기 두 대를 사용해, 허리 부분에 한 대, 배에 한 대를 앞 뒤로 사이에 두고 사용하였습니다. 그리고나서 요통은 3일 정도로 경쾌하게 되었으나, 그밖에 위궤양이라해서 병원에서 검사를 받고 약을 먹고 있었습니다. 증상으로는 때때로 위가 묵중하고 괴로움을 느낄 정도였습니다. 요통치료를 위해 교류자기치료기를 사용하고 있는 동안에 위의 상태도 좋아진 것 같은 기분이 들어 위 부분에도 사용하였습니다. 그런데 위의 묵중하고 괴롭던 증상이 일어나지 않게되고 식욕도 늘고 체중도 불었습니다. 의사선생님의 약도 먹고 있습니다. 상태가 매우 좋아진 것은 교류자기치료기의 덕분이라고 생각합니다.

천엽현 석산양자 (39세)

▣ 위궤양의 증상이 없어지다.

저는 약 1년 전부터 위궤양의 진단을 받고, 병원에 다니며 치료를 받았습니다. 그밖에 어깨결림이 심하여 교류자기 치료기를 사용하였습니다. 처음 한 대는 어깨부분에 사용하여 효과가 있었습니다. 그러나 샤와식으로 사용하는 쪽이 효과가 있다는 권고를 받아 차차 대수를 늘려서 4대로 했습니다. 그렇게 한즉 때때로 일어나던 위의 아픔은 일어나지 않게 되었습니다. 이 치료기가 위궤양에도 효과가 있다고 생각합니다. 그러나 의사의 치료는 반드시 받도록 권고를 받았기 때문에 그 일은 꼭 지키고 있습니다.

동경도 산전실(45세)

나의 주석

위와 십이지장의 궤양은 정신적이나 육체적인 스트레스로 인해 발생하는 경우가 많다. 그리고 위와 십이지장의 국소적인 순환장애를 일으키는 것이 원인이다. 따라서 교류자기 치료기를 사용하였을 경우에는 몸 전체의 혈행이 좋아지니까 동시에 궤양이 생겨난 장소의 혈액순환도 좋아지고 낫는 방향으로 도움이 된다. 그러나 이 경우도 의사의 진찰을 받고, 식사에도 주의하고 약도 먹으면서 사용해야 할 것이다.

나도 위궤양과 십이지장 궤양으로 입원한 환자에 대해서는 5기를 1식으로 한 교류자기치료기에 의한 치료를 하도록 한다. 그러나, 입원했을 경우에는 정신적 육체적인 안정, 식사요법과 약 먹는 일, 때로는 주사도 맞는 등 완벽한 치료를 시행하는 것이므로 교류자기치료가 어느 정도의 힘을 발휘하고 있느냐 하는 것은 잘 모른다. 그러나 상당히 도움이 되고 있다는 것을 확신한다.

위와 십이지장의 궤양은 각기 장소에 생기는 상처이다. 그런데 동물시험이기는 하나 동경여대의 연구로는 토끼를 사용한 시험결과, 피부의 상처가 교번자장을 작용시켜 빨리 낫는다는 결과가 발표되었다.

내장에 생기는 상처와 피부에 생기는 상처와는 근본적으로 다르다고 생각하지만 혈액순환이 잘 되면 낫는 것이 빠르다고 생각한다.

2. 변비에 대한 효과

▣ 만성적 변비증상이 좋아지다.

저는 뚜렷한 병은 없습니다. 그러나 항상 변비가 잘 됩니다. 작년 9월 20일에 갑자기 아파서 택시로 병원에 달려갔으나 참을 수 없어 뒹굴 정도였습니다.

진단결과 장폐색이라 하여 곧 입원하고 매일 검사와 주사를 반복하였습니다. 그때 아는 분이 교류자기치료기를 주었습니다.

이상한 물건을 가지고 왔구나 하고 생각했습니다. 아랫배에다 끼고 작동을 시키니까 배가 꾸룩꾸룩 소리가 나면서 이때까지 좀처럼 나오지 않던 가스가 나왔습니다. 또 변도 순조롭게 나오게 되어 아픔이 나았습니다. 거기다가 최근에는 요통이 있어 아내에게 항상 주물러 달라고 하던 것이 없어지고 변비도 정상화 되었습니다.

복정현 중산일미 (44세)

◾ 어깨결림과 변비에 효험이 있다.

나는 어릴 때부터 어깨가 결리고 변비증의 체질이었습니다. 설사약을 먹지 않으면 변이 좀처럼 나오지 않는 것입니다. 어깨결림에는 교류자기치료기가 효과가 있다는 말을 듣고, 처음에 한 대를 사용하였습니다. 그리고 변비에도 효과가 있다고하여 5대 1식을, 샤와식으로하여 사용하였습니다. 그 후는 변비도 완전히 없어졌습니다.

복도현 산본구자(37세)

◾ 몸 전체의 피로와 변비에 효험이 있다.

저는 몸 전체가 항상 피곤하고 변비 체질 입니다. 처음에는 한 대를 사용했습니다. 다른 사람의 권고를 받고 5대 1식으로 했습니다. 그 덕분으로 피로한 것도 줄었고 변비도 좋아져 통변도 정상적으로 자리잡히게 되었습니다.

천엽현 중산일부 (41세)

나의주석

교류자기치료기를 등 쪽에서 복부로 작용시키면 장의 운동이 활발해지고 장에서 발생하는 소리가 커지고 수도 많아진다. 이것은 치료기를 배쪽에 작용시켜도 마찬가지이다. 앞측과 뒤측에서 치료기를 사이에 두고 해도 같지만, 효과는 더욱 강하게 나타난다.

자기복대의 자석부분을 등쪽부터 교변자장을 작용시키는 자기안마기식의 방법을 취하면 효과는 더욱 높아진다. 자석이 등쪽과 배쪽에 들어있는 자기복대를 사용하면 효과는 더욱 강해진다. 이와 같은 효과가 나타나는 것은 복부의 자율신경계에 교번자장을 작용시키는 것과 더하여 진동효과가 생기기 때문이다.

변비에 대하여 언급해 두려고 한다. 보통 변비라고 하면 만성적이고 지속하는 경우를 말한다. 통변이 규칙적인 것이 못되고 간격도 길고 순조롭게 배설이 안 되는 경우이다. 배에 병이 생겼을 경우에는 별문제인데 병은 없는데도 습관적으로 통변이 잘 안되는 것을 상습성 변비라고 한다. 만성병자나 반건강인일지라도 이 증상으로 고생하는 사람이 많다.

변비는 보통 두 가지 종류로 나누어진다.

하나는 이완성변비라고 부르는데 이에 속하는 변비가 가장 많다. 소화흡수가 쉽고 가스가 남지 않는 식품을 먹는 습관, 운동부족, 통변억제 등에 의하여 일어나기 쉽다.

다른 하나는 긴장항진성의 변비이다. 신경과민의 사람에게 많다. 장(腸)벽의 근육 경련 때문에 변이 조그마한 덩어리가 되어 좀처럼 배설이 안 되는 경우이다.

변비의 예방 및 치료에는 여러 가지 방법이 있는데 변비 그 자체를 자세히 해설하는 것이 목적이 아니므로 깊게 언급하지 않겠다. 교번자장을 작용시키는 것도 하나의 대책이 되므로 말해두려고 한다. 식사에 대해서도 변비가 되지 않도록 주의하는 것이 필요하다.

3. 요통에 대한 효과

▣ 요통에 현저한 효과가 있다.

저는 명고옥에서 인쇄업을 하는 사람인데 15년간이나 요통을 앓고 있었습니다. 여러 가지 노력을 하여 모회사의 배두렁이를 사용했습니다. 아무래도 낫지 않습니다. 그런데 N씨의 권고를 받고 교류자기치료기를 사용한즉 그토록 심하던 요통이 거짓말처럼 없어졌다는 것이 신기합니다.

애지현 가등충부(78세)

▣ 요통이 좋아져 일할 수 있게 되었다.

저는 약 10년 전에 바이러스성 급성간염을 앓아 2개월간 입원치료를 받았습니다. 그 후 체력이 저하되어 종일 피로와 어깨결림, 그리고 요통으로 고생하였습니다. 그대로 부업을 하거나 분담 일자리에 나갔습니다. 그런데 분담 일터에서 냉방병에 걸려 그만둔 후에도 우반신의 마비, 요통으로 고생하였습니다. 그래서 우선 교류자기치료기를 한 대 사용하고 이튿날부터 세 대로 늘렸습니다. 전신치료에 효과가 있다고 전해 듣고 두 대를 추가하여 합계 5대에 의한 전신치료로 전환하였던 바 그 효과는 눈에 띄게 ·나타났습니다. 그때까지는 어깨, 허리, 발을 주물러 달라는 것이 일과였습니다. 그로부터 해방되어 최근에는 일터에서 돌아와서도 눕지도 않고 가사 일을 할 수 있게 되었습니다.

복도현 태전안자(48세)

▣ 요통이 낫고 몸 상태도 좋아졌다.

저는 10년째 만성간염으로 치료를 받고 있는데 아침에는 몸이 무겁고 저녁 때는 피로가 심하여 요통도 있고 일의 진행도 순조롭지 못합니다. 사업을 하고 있으나 부진한 상태가 계속되고 있습니다.

어떤 사람으로부터 교류자기치료기를 사용하여 볼 것을 권유받았으나 처음에는 우습게 알고 사용하지 않았습니다.

여러 가지 치료를 받아오고 있었는데 병세는 좀처럼 좋아지지 않았습니다. 그래서 생각을 달리하고 시험삼아 두 대를 사용하였습니다. 눈에 띄게 좋아졌습니다. 그래서 5대 1식을 한꺼번에 사용하기 시작했습니다. 몸의 상태가 더욱 좋아졌습니다.

정강현 실전합삼(50세)

나의 주석

교류자기치료기가 치료효과를 가장 뚜렷하게 나타내는 증상의 하나는 요통이다. 요통에는 여러 가지 아픈 종류가 있다. 먼저 이를 뿌드득거리는 아픔이라고 표현되는 것, 혹은 짓눌린 것 같은 아픔이 있다. 또 꼼짝 않고 있어도 아픈 경우, 누웠다 일어났다 할 때만 아픈 경우 및 걸을 때 아픈 경우 등이다. 다시 몸을 앞으로 굽혔을 때 아픔, 뒤로 제쳤을 때 아픔, 몸을 돌렸을 때 아픔 등의 구별도 있다.

또, 아픔을 일으키는 근원으로는 배골(背骨)과 그 부근의 조직에 원인이 있는 것, 복내장에서 일어나는 것 등이 있다.

비교적 건강한 사람으로 요통이 일어날 경우에는 전자에 속하는 것이 많다. 그리고 교류자기치료기는 이러한 경우에 위력을 발휘한다. 병원에서 요통을 가지고 있는 많은 사람들이 치료를 하고 있다. 사용하는 치료기로는 교류자기치료기와 빠루스 자장치료기의 두 가지가 있다.

현재까지의 치료결과로 보아 다음과 같은 결과를 얻고 있다.

(1) 물건을 들거나 할 때 갑자기 허리가 삐긋해 움직일 수 없는 아픔과 이를 뿌드득거리는 아픔에는 빠루스자장이 잘 낫는다. 만성적인 짓눌린 것 같은 아픔에는 교류자기치료기가 효험이 있다. 이를 뿌드득거리는 아픔에는 교류자기치료기는 효과가 없다는 것은 아니다. 구태여 비교한다면 그렇다는 것이다.

(2) 병원에서 치료할 경우에는 처음에 허리의 X선 검사와 그밖에 필요한 검사를 실시하고나서 시작한다. 이때까지 치료경험으로는 요골의 병변이 강한 경우에도 대단히 잘 낫는다. 골과 추간판에는 그다지 변화가 없는 경우, 즉 근육과 힘줄의 병 뿐이고, 어느 쪽이냐 하면 가볍다고 생각하는 경우에도 효과가 뚜렷하지 않는 경우이다.

(3) 교류자기치료기를 요통에 한 대만 사용해도 유효하지만 3~5대를 1식으로 해 전신적 샤와용법을 실시한 경우에 가장 효과적이다. 이것은 다른 병과 병적 상태를 치료할 경우도 그렇지만, 요통의 경우도 전신적 치료를 시행하는 것이 효과를 높이는 것이다. 요통에 대해 전신적 샤와를 실시할 경우에도 허리에는 중점적으로 작용시킬 필요가 있다.

환자치료기에는 5대의 치료기를 침대에 조립한 것을 사용하고 있다.

요통은 교류자기치료기가 가장 좋은 적응증의 하나이며 의사의 진단을 받고 그 지시에 따라 치료를 받을 필요가 있다. 그것은 생각지도 않던 중대한 원인으로 요통을 일으키는 경우는 없다고 말하지 못한다.

그다지 중대한 병변은 없고 원인치고는 별로 심각한 것이 못될 경우에 교류자기치료는 고통을 없애는 데는 좋은 방법이다.

4. 전신의 피로감과 고통에 대한 효과

▣ 부부 모두 건강을 되찾다.

저는 어깨결림이 심하고 눈이 피곤해서 고생하였습니다. 또 냉증으로 20분도 정좌하지 못하고 있었으나 교류자기치료기를 사용하면서부터 반나절 정도는 앉아 있어도 아프지 않고 저리지도 않게 되었습니다. 어깨결림으로 매월 지압을 하러 다녔으나, 지금은 필요 없게 되었습니다.

성격적으로 초조해지는 것이 없어지고 아무리 피곤해도 교류자기치료기가 있다고 생각하면 안심이 됩니다.

남편도 어깨결림이 있고 쉽게 피곤해 하는 상태로 건강진단에서도 두 번이나 요주의라는 결과가 나올 정도로 상당히 악화되었으나 10월의 검사는 정상화되었으며, 검사한 의사는 이상이 없는 것은 어찌된 영문이냐고 이상하게 물어볼 정도입니다.

　남편은 고류자기치료기가 없었던들 지금의 직장 근무는 엄두도 못냈을 것이라고 기뻐하고 있습니다. 부부 모두 건강을 되찾았으며 애용자로서 항상 감사하고 있습니다.

신내천현 석전룡자(53세)

▣ 건강에 자신이 생겼다.

　저는 몸이 약해 연중 약을 먹거나 침, 지압 등을 계속하고 있었습니다. 작년 정월에 현기증이 나서 1주일에 2회 침을 맞으러 다녔으나 별로 신통한 것이 없어 매일같이 불안했습니다. 3월말경 친구로부터 교류자기치료기를 소개받아 사용하고부터 현기증도 낫고 어깨결림과 목덜미의 아픔도 해소되었습니다. 그 외에 다리와 허리도 튼튼해져 계단을 오르는 데도 대단히 편해졌습니다. 또 시력도 많이 회복되어 안경 도수도 약한 것으로 바꾸었습니다.

　날마다 부처님께 공양드릴 때 무릎 앞에 교류자기치료기를 대면 관절의 아픔도 없고 편해졌습니다. 항상 고된 일정이지만 아무리 피곤해도 자기치료기가 있다고 생각하면 안심이 됩니다. 집에 돌아가 이것을 사용하는 것을 즐거움으로 삼고 있습니다.

　1일 1, 3회 사용하면서 피로를 없애고 가사를 돌보고 있습니다. 덕분으로 건강에 자신을 가지게 되었고 삶에 기쁨을 느끼고 있습니다.

동경도 령천량지 (63세)

▣ 중증의 류머티즘도 호전되었다.

작년 10월 남편이 중증 류머티즘과 합병증으로 입원하였습니다. 입원 중에는 날마다 조석으로 주사도 맞으며 약을 먹었으나 코끼리처럼 부어올라 가려운 곳도 스스로는 긁을 수 없는 상태여서 솔직한 말로 이제는 다 틀렸다는 생각을 하였습니다. 남편의 병이 조금이라도 좋아졌으면 하는 마음으로 교류자기치료기 두 대를 사서 병원에 가지고 가 사용하였습니다.

날마다 정성껏 사용하였더니 코끼리 발모양 같던 부기증이 나아져 정상으로 돌아왔습니다.

소개인으로부터 전신에 사용하면 더욱 좋아진다고 해서 병원에 있는 것보다 자택에서 간병하는 것이 빨리 낫는 것이 아닐까하고 퇴원시키려 했지만 친척과 병원 선생님이 퇴원을 반대하였습니다.

그러나 남편은 "집에 돌아가 죽고싶다"하고 저도 간곡히 말했기 때문에 조건부로 퇴원하여 집으로 돌아왔습니다. 움직이지도 못하는 남편을 고치려는 일념으로 6대와 1대의 자기교류침대를 구입하여 1일 4, 5회 사용하였는데 3개월 후에는 대단히 좋아졌습니다.

스스로 일어날 수 있고, 이를 닦을 수 있으며, 찻잔을 잡을 수 있습니다. 남편이 자기 홀로 모든 것을 할 수 있게 되었습니다. 지금은 걷는 연습을 하면서 11월에는 자동차 면허증을 갱신하러 간다며 외출할 준비를 하게 되었습니다.

애지현 산기후미(58세)

▣ 장해의 몸을 극복하다.

저는 어렸을 때부터 하반신 소아마비로 지팡이에 의지하면서 생활을 하고 있습니다.

혈행불량 때문에, 다리와 허리가 차거워 마치 얼음 같았고 두통과 어깨결림으로 항상 고생하였습니다.

아침에 일어날 때도 몸 상태가 좋지 않아 얼얼하였습니다.

그리고 정기적인 두통 때문에 토할 것 같고 그런 때에는 음식도 목으로 넘어가지 않았습니다. 이런 증세가 며칠동안 계속되어 일어날 수도 없었습니다.

또, 아내도 진행성관절류머티즘을 앓고 있어 심한 통증으로 견딜 수 없어 다리와 허리를 수술했습니다. 그 때문에 다리와 허리를 움직이지 못하여 앉지도 못하게 되었습니다.

그리고 또 손가락까지 마음대로 구부릴 수 없고 물건을 쥐는 것도 부자연스럽게 되었으며 특히 추울 때나 습기가 많은 날은 고통이 더 심해지는 상태였습니다.

그런데 우연히 작년 9월에 취직건으로 나에게 의논하러 온 사람이 교류자기치료를 가르쳐 주었습니다.

처음에는 반신반의하였으나 한 대는 사고, 또 한 대는 임대하여 사용하였는데 어깨결림이 편안해지고, 아내도 아픔이 가벼워졌다고 합니다. 이것은 확실히 효과가 있다는 것을 실감하고 곧 3대를 추가로 구입하였습니다.

낮에는 아내가 사용하고 밤에는 제가 사용하는데 매일 상쾌한 기분으로 일어나게 되었으며 자동차 운전을 해도 그다지 피로하지 않고 먼 곳까지 몰고 갈 수 있게 되었습니다.

사용전에는 장애의 몸이었기 때문에 불안이 앞서고 소극적이었으나 최근에는 건강에 자신을 가지게 되어 적극적으로 행동할 수 있게 되었습니다.

현재 아내도 추위가 심한 때와 장마철에도 아픔을 호소하는 일이 없고 굽혀지지 않던 다리와 허리가 잘 움직이게 되었습니다.

동경도 광해겸이(58세)

■ 10년간 앓아온 무릎관절통의 치유

제가 당뇨병이라고 진단을 받은 것은 10년 전의 일이며 지금까지 여러 가지 치료를 계속하였습니다. 그러나 좀처럼 좋아지지 않았습니다.

전신에 허탈감이 있고 위장 상태도 좋지 않아 병원에서 검사를 받았을 때에는 머리위로부터 뒷머리에 걸쳐 울리는 듯한 아픔을 느꼈습니다. 검사에서는 지나친 피로와 심신증의 경향이 있다는 진단이 나왔습니다. 일할 의욕도 없었습니다.

남편은 2년 전에 받은 추간판 헤루니아 수술 후유증이 계속되어 강한 요통과 어깨결림으로 고생하여 음식점을 경영하는 저희 부부에게 최악의 상태가 되었습니다.

그리고 저도 오른쪽 무릎관절통이 심하게 되어 앉을 수도 없고 걷기가 불편한 나날이었습니다. 산다는 회망조차 잃어버릴 정도였습니다.

매일 30분씩 전신에 교류자기치료를 받고부터 저는 약 2
주일 이후, 남편은 약 3주일 이후부터 일 할 수 있게 되었습니
다.

정강현 녹내양자 (53세)

▣ 지병인 관절 류머티즘 고통의 해소

저는 6년전부터 관절류머티즘의 지병 때문에 무릎을 굽히
지 못했습니다. 최근에는 발을 다쳐 이중으로 아픔을 겪고
있습니다.

교류자기치료기를 한 대 가지고 있었으므로 하루 몇 회씩
무릎에 대고 치료를 하였습니다. 한 대로는 별로 효과가 나
타나지 않았습니다.

아는 사람이 2대를 갖다 주었기 때문에 환부는 3대로 집
중 치료를 계속하였는데 아픔이 곧 없어지고, 놀라운 것은
6년간이나 구부릴 수 없었던 허리가 몇 회의 치료로 구부릴
수 있게 되고 정좌할 수 있게 되었습니다.

정강현 향정마리 (64세)

▣ 골절의 심한 통증의 해소

저의 처는 작년 7월에 자동차를 피하려다, 자전거와 함께
넘어져 오른손목을 골절 당했습니다. 심한 고통을 견딜 수
없어 곧 정형외과병원에서 치료를 받았습니다. 아픔이 심하
여 주야 2개월동안 대단한 고통을 겪었습니다.

1개월 남짓으로 골절은 대체로 좋아졌습니다. 2개월여 동

안 거의 손을 움직이지 않았기 때문에 아픔은 더욱 심하고 주사와 진통제 등의 상용이 거듭되어 식욕이 없어지고 수면도 충분치 못하여 노이로제 경향이 되었습니다.

그는 나에게 "이제 죽여주십시오" 하고 말한 적도 한 두 번이 아니었습니다.

내가 취사와 세탁을 맡기는 하였으나 저는 더 이상 도저히 해낼 수 없었고 아내의 슬픈 표정을 바라보면 제가 더 고통스러운 나날이었습니다.

이러한 때, 동창생 모이는 날이 가까워져 간사에게 전화로 사정을 말하고 결석한다고 말하였는데 "실은 어제 친구로부터 교류자기치료기를 한 대 구입했는데 부인에게 좋을는지 알 수 없으니 한 번 사용해 보라"는 말을 하고 이튿날 기계를 가지고 왔습니다.

저도 처음보는 기계이므로 의심하였습니다. 사용법을 들은 후, 아내는 곧 하오 1시부터 자기를 대고 밤에도 30분간 아픈 손목에 대고 잤는데 그날 밤은 아주 잘 잤습니다. 이튿날에는 아픔이 전혀 없어졌다고 말하며 오랜만에 아내의 웃는 얼굴을 볼 수 있었습니다.

그후 1일 3회 치료로 1주일째 되는 날은 거의 정상화되어 집안일을 할 수 있게 되었습니다.

장기현 송미보부 48세

나의 주석

이러한 편지에 실려있는 내용은 전신적인 피로감이라든지 수족에 발생하는 아픔에 대한 효과 등이다. 이 두 가지 증상은 동시에 일어난다고 말할 수 없지만 함께 쓴 편지가 많아서 정리해 본다.

피로감은 여러 가지 원인 때문에 일어나므로 원인이 무엇인지를 의사의 진찰로 안 다음 원인요법을 받을 필요가 있다. 다만 의사의 치료를 받으면서 교류자기치료기를 사용하면 자각증상은 호전되는 경우가 많다.

병원에서 실시하는 치료에는 확실히 증상이 호전된다는 것을 경험하고 있다. 그리고 추가하여 임상검사를 실시하는 것인데 원인이 된 병이 무엇이든 그것이 만성병인 이상 악화된 예는 본 적이 없으며 급성병은 치료대상으로 하지 않는다.

다음은 수족의 아픔인데 국소라면 한대를 사용해도 좋고 두대를 사용해도 좋다.

전신적 류머티즘성질환으로 아픔이 심해 쩔쩔매는 경우에는 3~5일간 샤와식의 사용법이 좋다. 류머티즘성의 아픔에는 병원에서 실시하는 방법인데 5대를 사용해 치료 효과를 올리고 있다.

이러한 편지에 실린 예는 즉각적으로 효과가 나타난 경우로서 대단히 순조롭게 잘된 경우이다. 이러한 병상의 모든 것이 편지에 있는 것처럼 형편이 좋게 잘 된다고 말할 수 없다. 유효율이 100%까지는 나와 있지 않으므로 생각한 대로 효과가 나타나지 않았다고 말하는 사람도 있을 것이다.

그러나 생각하지 않았던 뜻밖의 효과를 발휘하는 일도 있으므로 한번 시험하여 볼 가치가 있다. 이 경우도 당연히 의사의 치료를 받으면서 해야 할 것이다.

그렇다면 한번 시험해 보려면 어떻게 하면 좋으냐에 대해서는 본 장의 끝에 기술한다.

5. 치과 영역에서도 사용된다.

▣ 치아의 치료도 효과를 인정한다.

작년 가을 이를 치료하기 위해 치과의원에 다녀왔는데 이를 한꺼번에 네 개나 뽑았습니다.

남편과 함께 상점을 보고 있으므로 당분간 나가지 못하게 되면 곤란하다는 생각을 했습니다. 집에 돌아와 곧 이를 뺀 곳에 자기치료기를 댔더니 전혀 아프지가 않고 2일 정도 잇몸만 부어 있었습니다. 그러나 일하는 데는 아무지장이 없고 상점에도 쉬지않고 나갈 수 있었습니다.

치과의사도 "잇몸의 결과도 대단히 좋고 빛깔도 깨끗하군요"하여 자기의 효과를 확신할 수 있었습니다.

동경도 석전능자 (54세)

나의주석

나는 내과의사이므로 치과의 일은 모르지만 위와 같은 편지와 위 및 십이지장궤양 기타 편지로 보아 치과 영역에서도 치료효과를 발휘하는 것으로 생각한다.

이에 대한 치과의사의 발표가 있었으므로 여기에 소개한다.

동경에서 치과의원을 운영하는 의사에게 교번자장을 치과 임상에 응용할 수 있도록 부탁하였다.

치과의사는 이를 치료하는 환자에게 교류자기치료기에 의한 자장을 작용시켰다.

방법으로는 치료의자의 머리부분에 치료기를 놓거나 치료 후 따로 준비한 침구의 머리에 치료기를 대놓거나 안면을 두 대 사이에 두면서 치료를 하였다.

치료의 대상으로 아픈 부위의 발작과 이를 뺀다음 통증 치료 중의 급성발작과 이뿌리의 염증 등이었다. 치료한 환자 수는 39명이며 대부분의 환자에게 1회 20분씩의 치료를 하였다.

그리고 경쾌한 자를 유효, 3회 치료로 약간 경쾌한 자를 약간 유효로 하고 전혀 변화가 없었던 자를 무효로 다음과 같은 결과가 보고되었다.

즉 저효 6명(15%) 유효19(48.7%) 약간 유효 1명(2.6%) 무효 13명(33.3%)이라는 결과가 나왔다. 저효와 유효 수의 합계는 25명(64.1%)으로 되었으며 이것을 유효율로 하면 대략 반수 이상에는 효과를 발휘한 것이다.

이 수치를 신뢰계수 95%에서 유효율의 신뢰구간으로 표시하면 48.6%~79.6%가 나온다.

이 치료로 인해 악화된 예는 없으므로 치료 후 사용하는 것은 아무 지장이 없다. 이 경우도 치과의 치료를 받으면서 실시하여야 한다.

6. 난치병에 대한 효과

메이커 앞으로 여러 종류의 서신을 받아 보았는데 난치성이라고 불리우는 병에 효과가 있었다는 소식을 몇 가지 받아 보았다. 낫기 어려운 병인데 과연 매회 이와 같은 효과가 나타나는 것인지 알 수 없다. 우선 서신내용을 여기에 소개하고 의견을 기술한다.

▣ 고통받던 파킨슨병에서 해방

저는 약을 좋아하여 항상 여러 가지를 먹고 있었습니다. 그런데 15년전부터 바른쪽 다리가 떨려오더니 얼마 후에 손도 떨리기 시작하여 이제는 몸 전체에 퍼져 있습니다.

걸을 때도 똑바로 걸을 수 없어 본인의 의사와는 다른 방향으로 가다가 앞으로 푹 꼬꾸라지면서 구르기도 하였습니다.

이것이 파킨슨 병으로 안 것은 5년전입니다. 그때부터 매일 국립대학병원에 다니며 약을 먹었습니다.

또 클로레라가 체질개선에 좋다고 하여 수십만원을 쓸 만큼 계속 먹었으며 그밖에 이것저것 모든 수단을 다해 보았으나 조금도 좋아지지 않았고 거기다가 위와 간장마저 나빠졌고 귀도 들리지 않게 되었습니다.

마침 그때 샤와교류자기의 치료기를 알게 되었습니다. 이것을 사용하면 좋다고 하였으나 처음에는 반신반의했지만 깜짝 놀라게 되었습니다. 이때까지 아무리 똑바로 걸으려고 해도 몸만 앞으로 나갈 뿐 발이 따르지 않고 무리해서 나가려고 하면 뜀박질이 되어 푹 꼬꾸라졌는데 곧바로 걸을 수 있게 된 것입니다. 이것이 도움이 되었다고 생각하니 참으로 마음이 기쁩니다.

천엽현 야원술자(63세)

■ 어린애의 네프로제가 고쳐지다.

저의 자녀에 대한 체험입니다. 1981 10월, 초등학교 3학년 때 몸의 상태가 나빠 병원에서 검사를 받아보니 네프로제라는 진단이 나왔습니다. 4개월간 입원치료를 하였지만 결과는 좋지 않았고 상태는 변함이 없었습니다.

곧, 선생님의 지시에 따라 가정요양을 하면서 병원에 다녔습니다. 학교를 1년에 3분의 1 정도밖에 갈 수 없었습니다.

하루라도 빨리 치료하여 학교에 가지 않으면 안되기 때문에 병원에 열심히 다니는 한편 사람들로부터 좋다고 하는 것은 무엇이든 시험해 보았으나 기대하는 것 만큼 효과는 없었습니다.

작년 7월에 어떤 사람의 권유를 받고 체험센터에 가서 교류자기치료기를 소개받았습니다.

처음 두 대를 사서 자택에서 치료하면서, 여름방학동안 매일같이 체험센터에 다니면서 자기를 사용하였습니다.

9월이 되어 학교에 가기 시작하였는데 10월이 지나 또 넘어져 누워만 있는 상태가 되었고 소변량은 하루에 차잔으로 한잔 정도밖에 나오지 않았습니다.

나는 교류자기치료기의 자기샤와요법이 세포를 소생시켜 자연치유력을 강화하는 데 제일 좋은 것이 아닌가 생각하고 있습니다. 세 대를 추가 구입하여 영양제와 병용해서 매일 낮에 20분씩 1일 5회로 10일간 사용하여 보니 병상은 조금 좋아지고, 오줌도 잘 나오게 되었습니다.

10월말 병원에서 검사한 결과, 좋다고하여 11월부터는 오래간만에 건강한 몸으로 등교할 수 있게 되었습니다.

현재에는 감기 한번 걸리지 않는 튼튼한 몸이 되어 교류자기치료기의 덕분으로 알고 있습니다.

정강현 중산양자(38세)

■ 뇌혈전으로 반신불수의 몸이 운동할 수 있게 되었다.

나는 1960년에 고혈압으로 처음 입원한 이래 몸이 좋지 않아 입, 퇴원의 연속이었습니다.

1981년에는 뇌혈전이 되어 약 3개월간 입원하였습니다. 퇴원 후에도 약에 의지하고 또, 몸에 좋다고 하여 클로레라 등을 사용했으나 다시 재발되어 언어장애로 변하여 좌측반신불수가 되었습니다.

그리고 위궤양으로 위를 3분의 2나 절제하는 수술을 받았습니다.

1개월 후에 퇴원하였는데 자택요양을 하고 있을 때 친구로부터 자기침구를 권유받고 구입하여 사용했는데 처음에는 기대한 만큼 효과를 얻지 못하고 병상은 변함이 없었습니다.

저는 전기공학을 전공하였고 갑종 전기공사 면허를 가지고 있습니다. 더 효과가 있는 강력한 교류자기치료기의 이야기를 듣고, 제가 찾고 있었던 것이 바로 이 치료기구나 생각하고 곧 두 대를 구입하였습니다.

사용하기 시작하여 2주일 정도되니까 언어장애도 가벼워지고 물건을 잡는 것도 좋아졌습니다.

반년이 지난 현재로는 언어장애는 완전히 없어지고 손금이 오그라들던 것도 완치되어 힘있게 물건을 잡을 수 있게 되었습니다. 전신도 가벼워졌고 덕분으로 게이트볼도 즐겁게 할 수 있게 되었습니다.

정강현 강전실 60세

■ 스몬병에도 효과

저는 77세로 그림을 그리며 긴 세월 대학교수로 일해왔습니다. 15년전에 스몬병에 걸려 한 때는 발바닥으로부터 무릎 위까지 완전히 마비되어 집안에서는 지팡이를 짚고 겨우 걸을 정도였습니다.

그러나 치료를 빨리 받기 시작한 결과인지 2개월 후에는 지팡이를 짚으면서 대학강의에도 나갈 수 있게 되었습니다. 증상이 일진일퇴하는 동안 전신이 약해지고 15년간이나 고통을 받아왔습니다.

그리고 치료를 계속하였는데 1985년 봄이 되면서 재차 악화될 조짐이 나타났습니다. 현기증은 더욱 심해지고 그것이 점점 악화되었습니다. 이러한 상태로 고생하고 있던 중 장녀의 권유로 7월 2일부터 교류자기샤와요법을 하게 되었습니다. 매일 치료를 계속하여 약 1개월쯤 지나니까 발의 마비증세는 거의 완치되었다 할 정도로 좋은 상태가 되었으나 무릎관절 부근이 아직 조금 남아 있습니다.

수년 동안에 여름만 되면 몸이 대단히 약해지고 무엇을 할 의욕도 잃고 누워있는 시간이 많았습니다. 그러나 금년 여름에는 귀찮아 하지도 않고 일을 가볍고 적극적으로 척척 잘 해내게 되었으며 희망찬 삶을 살 수 있게 되었습니다.

애지현 고산민부(77세)

더구나 이 편지에는 몇 월 몇 일에 어떤 변화가 있었다는 것도 날마다 자세히 기재되어 있었다. 그러나 이것을 전부 싣게 되면 너무 장문이 되므로 생략하기로 한다.

나의 주석

여기에 실린 병은 어느 것이나 좀처럼 낫기 어렵고 좋은 상태로 되기가 힘이 드는 것 뿐이다. 그리고 편지 내용과 같은 일이 어느 정도의 비율로 일어나는지 자기샤와를 작용시킨 것과 인과관계가 있는지는 실제로 잘 모른다.

또 다시 이 밖에도 기상천외한 효과가 있었다는 편지도 받았으나 여기에 대해서는 더 검토할 필요가 있다고 생각하였기 때문에 이번에는 실리지 않았다.

여기에 실린 그와 같은 효과는 확실히 있었던 일이므로 다른 치료로 전혀 좋아지지 않을 경우에는 한번 시험해 보아도 좋을 줄 안다. 교류자기샤와 요법은 단시간으로부터 시작하여 조심스럽게 계속하면 특별히 나쁜 영향은 없으며 다른 약물요법의 효과를 감소시키지는 않는다.

필자도 일반치료에서는 이 이상의 호전을 바랄 수 없다고 생각되는 환자에게는 교류자기샤와요법을 실시하고 있는데 효과를 올리는 경우가 많다.

그러나, 일반 민간치료로서 이 치료를 할 경우에도 반드시 의사의 진단과 치료를 받으면서 실시하고 설사 좋아졌다고 생각되더라도 의사와 손을 떼지 않도록 주의할 필요가 있다.

7. 체험센터와 교류자기치료기의 효과

나는 어디에서나 여러가지 병에 대하여 교류자기치료기를 시험해 보는 것이 좋다고 생각한다. 그러나 의사의 진료를 무시해서는 안 된다고 말해왔다. 반 건강상태의 사람들은 보조적으로 사용해야 할 것이다. 그런데 한 마디로 이 치료를 일단 시험해 본다고 말하더라도 상대가 기구이기 때문에 사들이지 않으면 안될 것이고, 말하는 것은 쉽지만 실천은 어렵게 될 것이다. 특히 결림과 아픔에 대해서도 유효율은 100%가 아니면 70%전후가 된다.

따라서 만약 구입했다 하면 100명 중 30명은 치료되지 않는 물건을 구입했다는 꼴이 된다. 약이라면 그다지 비싸지 않고 약국에서 구입해도 낫지 않았다고 말하면 "전번 것은 몸에 맞지 않았는지도 모르니까, 이번에는 이것을 먹어 보세요"라고 간단히 끝난다 그러나 기구의 경우는 그렇게 되지 않는다. 낫지도 않는 것을 팔았다는 꼴이 된다.

자기침구를 사용한 사람으로부터 나에게 전화가 걸려왔는데 그 내용인즉 "후생대신의 이름으로 허가가 되었고 선생님도 자기효과가 있다고 주장하고 있으므로 구입해서 사용해 보았으나 효과가 없었다. 어째서 효과가 없느냐"하는 것이었다.

이것은 질문이라기 보다는 호통에 가까운 표현이었다. 세상에는 아주 단순한 생각을 하는 사람도 있다고 생각하는데…. 이 치료기는 비교적 가격이 높은 것 같다. 여러 가지 문답을 하여 보았으나 결국 100% 낫는다는 것은 아니었으므로 낫지 않는 사람도 있다는 것은 하는 수 없으며 구입한 곳에서 의논해 보기 바란다는 것으로 결말을 내렸다.

어떤 곳에서 강연을 하였을 때 판매를 하는 사람으로 부터 "이 사람은 자기치료가 맞는지" 미리 시험하는 방법은 없겠느냐는 질문을 받았다. 아마도 질문한 사람은 자기치료기(침구)를 판매하고 기대하였던 효과를 얻을 수 없었던 것을 여러 번 경험해 본 사람이었다.

결론을 말하면 이것은 무리한 일이다. 약이라도 이것은 사람에게 낫는지 안 낫는지를 사전에 정확하게 알 수 없다. 다만 진단한 결과 얻은 병상과 그 약의 적응증과를 비교하여 아마도 나을 것이라고 생각하여 약을 선택하는 것이다. 낫는 사람도 있기 때문에 경과를 보아 가면서 알맞게 약을 바꾸어 가는 것이다.

그러나 알레르기성 반응을 일으킬 가능성이 있거나 중대

한 부작용을 일으킬지 모를 약의 경우에는 나쁜 영향을 일으키지나 않을까 여부를 테스트하는 방법은 있다.

그러면 본제로 돌아가자. 내가 임상치험을 실시한 교류자기치료기에서는 다음과 같은 방법을 취하고 있다. 즉 각 지역에 체험센터를 설치해 둔다.

다른 사람으로부터 권유를 받았다거나 할 경우, 자기에게 효과가 있는지를 이 체험센터를 통해서 시험해 본다. 몇 회씩 다니면서 시험을 해 보면 낫는 반응을 알게 된다.

몇 회인가 다녀 보아도 효과가 없어 보이면 그대로 중지하는 것도 좋은 일이다. 만약 조금이라도 효과가 있음직 하여 자택에서 시험해 볼 생각이면 임대치료기를 일정기간 사용하여 본다.

그리고 만성병의 경우는 일단은 좋아지더라도 증상이 심하기 때문에 그에 대비해 장기간에 걸쳐 자신의 것으로 사용하고 싶을 때에는 구입하는 것이 좋다.

이상과 같은 방식을 취하고 있기 때문에 일이 순조롭게 진행되는 것 같다.

이러한 것을 내가 기술할 필요는 없겠지만 일단 시험해 본다는 것이고 또 질문을 받은 적이 있기 때문에 대책을 세우는 것이 방법의 하나라고 생각하였다.

사용자의 앙케이트로 효과 실증

자신이 임상치험을 실시한 교류자기치료기에 대해서 제조가 허가된 이래 사용자를 대상으로 앙케이트 조사를 한 결과를 소개하려고 한다.

이 조사는 항상 하고 있으므로 대단히 그 수가 많지만 일정기간을 단락지어 그 동안에 받은 앙케이트 705건에 대하여 분석하여 보았다. 먼저 효과의 정도에 대한 회답은 다음 표에 있다.

또, 어떤 증상에 사용하느냐는 그 다음 표에 나타나 있다. 이 치료기기는 반드시 한 대만 사용한 것은 아니고, 여러 대를 동시에 사용할 경우도 있다. 그래서 몇 대의 치료기를 동시에 사용했느냐에 대해서도 도표에 있다.

이러한 표에 나타낸 방법에 의해, 사람들은 여러 가지 증상에 사용하는 것을 알 수 있다. 도표에 기록된 기타 가운데는 회답이 기입되어 있지 않은 것도 있었지만 여기에 나타난 여러 가지 병과 병적상태에 사용해 유효하였다는 편지가 이 가운데 포함되어 있다.

교류자기치료에 대해서도 "대단히 잘 낫다"와 "낫다"를 합친 것은 넓은 의미의 유효로 한다면 그것은 476예가 되며 전체의 67.5%가 된다. 이것을 신뢰계수 95%에서 신뢰구간으로 계산한다면 유효율은 64.0%~71.0%가 된다.

이 경우도 우리들이 해본 치험결과에 나타난 유효율과 설문결과에서 보여준 유효율을 비교하여 본다.

치험자료에서의 유효율로서는 우리들이 해본 것과 화합(和合)박사 등이 해본 치험결과를 채택하였다. 이 경우에도 효과의 판정기준이 각각 다르며 또 치험예에서는 의사가 판정하고 있지만 앙케이트에서는 사용자가 기록한다.

[표7] 효과의 정도는

	수(예)	백분율%
(A) 대단히 잘 낫다	175	24.8
(B) 낫다	301	42.7
(C) 조금 낫다	159	22.6
(D) 낫지 않았다	13	1.8
(E) 기타(불명을 포함)	57	8.1
계	705	100

[표8] 어떤 증상에 사용 했는가

	수(예)	백분율%
(A) 어깨결림	378	21.1
(B) 목덜미의 결림, 아픔	259	14.5
(C) 등의 결림, 아픔	153	8.6
(D) 허리의 아픔	290	16.2
(E) 관절의 굳어짐, 아픔	140	7.8
(F) 손, 발의 굳어짐, 당기는 느낌, 아픔	133	7.4
(G) 발의 굳어짐, 아픔	177	9.9
(H) 기타(무응답 포함)	258	14.5
계	1788	100

[표9] 사용한 치료기의 수

대(臺)	수	백분율(%)
1	150	21.3
2	217	30.8
3	63	8.9
4	43	6.1
5	82	11.6
6이상	53	7.5
응답없음	97	13.8
계	705	100

따라서 평균치에서 벗어날 것으로 생각되지만 수가 많기 때문에 개인차는 없어질지 모른다. 그러므로 이러한 것을 비교해 보아 의미가 있는지의 여부와 또 경우에 따라서는 중복되거나 엇갈리는 것이 아닌가 하고 걱정하였다.

[도표 27] 교류자기치료기의 유효율비교
신뢰계수 9.5%에서의 신뢰구간

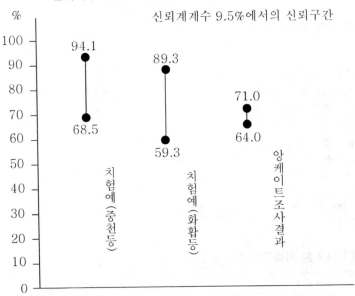

이것은 자기침구에 대하여 실시하였을 때와 같다. 그 결과는 도표에 있는데 도표를 보면 완전히 엇갈리지 않고 약간의 공통부분을 가지고 중복되어 있다. 그리고 그 공통 부분이라 함은 68.1~71.0%로 되어 있다.

충분한 중복을 나타내지 않는 것은 치험예에서 대상으로

한 증상이 어깨결림이지만, 앙케이트에서는 도표와 같이, 다른 여러 가지 증상에 사용하기 때문인지도 모를 일이다.

결과를 보면 이때까지 말한 변동자장치료기의 유효율은 70% 전후임을 뒷받침해 주는 것이다.

시용의 편의도 있다.

체험센터라는 과장된 것이 아니더라도 치료기 그 자체를 어느 기간 동안 시험적으로 사용하여 사용방법을 취하는 경우도 있다.

제 10장
자기치료 및 자기의 의학적 응용은 이후 어떻게 진전될 것인가?

1. 제3세대의 자기치료

자기치료는 정상자장치료기로부터 출발한 것인데 그후 변동자장을 치료에 응용하는 데까지 발전해 왔다.

이것을 전자공학과 어떤 종류의 약(항생물질)에서 잘 일컬어 오듯이 세대별로 나누어 생각하여 보았다. 예로서 반도체 등에서는 트랜지스터 IC 다음이 LSI, 초LSI라는 식으로 진전되어 왔으며 각각 세대별로 나누어 제1세대, 제2세대, 제3세대 및 제4세대라고 부르고 있다. 이후에도 제5세대의 것이 나타날지 모른다고 한다.

이와 똑같이 약의 세계에서는 어떤 종류의 항생물질이 줄기차게 진보하고 있는데 이것도 연구가 진척됨에 따라 제1세대 및 제2세대 제3세대 라고 구별하고 있다. 이러한 약도 이후는 더 세대를 거듭하면서 진보하여 갈 것이다.

여기에 논술한 것과 같은 기록으로 자기치료에 대해서도

세대라는 생각을 도입하여 구별하여 본다.

정상자장을 응용한 치료기가 처음에 널리 정착되어 오늘날에 이르고 있으므로 이것을 제1세대 치료기라고 생각한다.

다음이 교류자기치료기인데 역사는 오래이지만 정상자장 치료기만큼 보급되지 않았다. 그러나 앞으로는 더 보급되어 갈 것이라고 생각된다. 그리고 현재에도 발전단계에 있다고 생각되기 때문에 제2세대의 치료기라고 생각한다. 교류자기 치료기의 경우는 자장의 강도 주파수와 인체에 작용하는 곳의 넓이 등에 대해 앞으로 연구가 집중 될 것이기 때문에 장래의 발전 가능성이 충분히 기대된다.

제3세대로서 구별한 것은 빠루스자장치료기이다. 이에 속하는 치료기로서는 현재 시험 중에 있는데 그 밖에는 미국 C.A.L 바셋트라는 사람이 개발한 치료기가 일본에도 있다.

이것은 난치성 골절의 치료용으로 사용되고 있으며 이 밖에도 고안 중에 있는 것이 몇 개 있다.

변동자장 가운데에는 회전자장과 이동자장 등이 있다. 그리고 반도체와 약에서도 볼 수 있듯이 제3세대의 것이 이룩된다면 제1세대의 것은 전혀 불필요한 것이냐 하면 그것은 그렇지가 않다. 예로서 반도체의 세계에서도 IC가 이룩되면 트랜지스터는 전혀 불필요한 것이 되느냐 하면 그렇지가 않다. 트랜지스터는 그것으로서 좋은 장점이 있기 때문에 그 특징을 살려 지금도 사용하고 있다.

항생물질의 경우에도 똑같이 말할 수 있는데 이와 마찬가지로 자기치료기의 제1세대~제3세대의 것에 대하여 제3세대의 것이 출현된다고 하여 제1세대의 것은 전혀 불필요하게 되는 것이 아니다.

금후 교류자기치료기와 빠루스자장치료기의 장치가 훌륭하게 되어간다고 할 때 가정용으로는 덜 적합할 것이다. 오로지 병원, 의원 등에서 사용하게 될지 모른다. 그 경우 병원에서 치료를 받으며 보조적으로 자기의 밴드를 항상 두르는 방법도 있을 것이다.

다시 말하면 제1 제2 및 제3세대의 치료기를 병용하는 것과 같은 치료가 시행될 가능성이 있다.

또 교번자장치료기와 정상자장치료기를 동시에 사용하는 치료방법도 있다. 예로서 요통의 치료를 실시할 경우 자석이 등에 닿도록 자기복대를 두르고 그 뒤로부터는 교류자기치료기를 닿게 하는 방법도 있다.

이와 같이 하면 교번자장 및 정상자장이 인체에 작용하는 것은 물론이지만 그밖에 상쾌한 진동이 전달되어 치료결과를 높일 수 있을 것으로 생각한다. 병원에서 이와 같은 치료를 실시하고 있으나 이것을 자기안마기라고 부른다.

이 치료는 사람에 따라서는 습관성의 변비에도 유효하게 작용한다.

빠루스자장치료란 무엇인가?

빠루스자장이란 2, 3초에 1회 N극 또는 S극의 방향으로 단 시간 자장이 발생하는 것을 말한다.

이와 같은 자장을 만들자면 교류를 직류로 고쳐서 그것을 일정 리듬으로 방전시켜 순간적으로 어느 강도의 자장을 발생시키는 방법을 취하고 있다.

빠루스자장의 치료효과와 그 작용에 대한 연구는 몇 가지 발표되어 있으나 자장의 파형, 강도, 리듬 등이 다르고 각기 특징을 가지고 있다.

우리들은 빠루스 자장을 발생시키는 빠루스자장치료기를 만들어 치험을 실시하고 있다. 이것은 이미 학회에서도 몇 회에 걸쳐 발표된 바가 있었다.

현재 장치를 만들어 치험을 시행하고 있지만 아직 치료기로서의 허가를 얻지 못하고 있다.

지금으로서는 어느 정도 자속밀도의 것이 가장 유효한가 또 빠루스 자장의 파형은 어떤 것이 좋은가 등의 연구를 실시하고 있다.

빠루스자장치료의 특징으로는 요통과 관절통에는 상당히 높은 유효율로 작용하고 있으며 비교적 양호성이 있다. 더구나 부작용과 불쾌한 작용은 없다.

빠루스상의 자장을 발생시키는 방법으로는 다른 여러 가지가 있다고 생각되며 변동자장치료의 하나로써 사용되게 될 것이다.

그러나 현재로서는 방법을 검토하고 치험을 실시하는 단계에 있다. 일반인이 치료를 받을 단계에 와있지 않으므로 자세한 점에 대해서는 생략한다.

자장은 사람의 오감(五感)으로 감지할 수 있다.

자장이란 일반적으로 공간에 발생하는 현상이라고 말해도

좋다. 정상자장의 경우 강하더라도 인체에 아무런 해를 주지 않는다. 그 속에 손을 넣어도 아무 감각도 받지 않으며 또 자석을 인체에 접근시켜도 아무런 감각을 주는 일이 없다.

이러한 일로 해서 인체와 자기와는 전혀 무관계한 현상이라고 생각할지도 모른다. 그렇다면 자장은 어떤 방법을 강구하더라도 인체의 5감을 통해 감지할 수 없는 것일까 하는 것에 대하여 검토하여 보기로 하자.

확실히 정상자장은 인체의 5감에 의해 감지할 수 없으나 변동자장의 형태가 되면 어느 정도 이상의 강도라면 시각이나 지각에 의해서도 감지할 수 있다.

자기광시(磁氣光視)라는 불가사의한 현상

시각에 의해 자장을 감지할 수 있다는 점에 대해서 설명한다. 변동자장을 시각에 의해 감지하는 현상을 "자기광시"라고 하는데 그 방법은 다음과 같다.

사람 머리의 관자놀이 자리에 봉상(棒狀)의 전자석을 대고 교번자장과 빠루스자장을 작용시키면 청백색의 빛이 보이는 현상이다. 이것은 M.A.달손-빠루가 발견한 현상이다. 인체에서 좌우 어느 쪽에서나 보이는데 우측에 대면 우안에 좌측에 대면 좌안에 빛을 볼 수 있으므로, 요컨대 변동을 작용시킨 쪽에서 보이게 된다.

[도표 28] 자기광시라함은

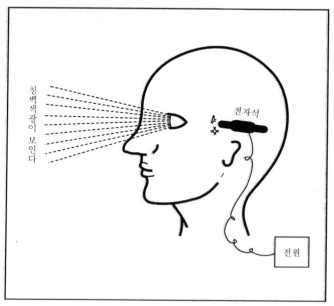

청백색광이 보인다

전자석

전원

작용시키는 자속밀도는 200가우스 이상이면 보인다고 하는데 교변자장의 경우에는 20~30헬스 정도 주파수의 경우에 가장 잘 보이고 주파수를 이보다 크게 하거나 또 적게 해도 어렵게 된다.

교변자장 대신 빠루스자장을 발생시켜도 빛을 볼 수 있는데 이 경우에도 200가우스 이상의 자장을 작용시키면 보인다.

이 현상이 발견된 것은 19세기말경이었기 때문에 매우 오래된 일이지만 현재에도 왜 이러한 일이 일어나는지 또 자장이 어디에서 작용하기 때문에 일어나는가 하는 문제는 연구대상이 되고 있다.

즉, 강막에 작용하기 때문에 이런 일이 일어나는 것일까 혹은 시신경이나 뇌에 직접 작용하기 때문에 이러한 현상이 일어나는 것일까 하는 문제이다. 현재로는 관자놀이 자리에 작용시켰을 경우에 가장 잘 보이고 그곳에서 벗어나면 보이지 않게 되기 때문에 강막의 작용때문이 아니냐고 하는 것이 가장 유력한 생각인 것 같다.

빠루스자장에 의한 지각신경의 자극

다음에 빠루스자장을 작용시키면 지각에 의해서도 감지할 수 있다는데 대해 기술하여 본다.

빠루스자장을 작용시키는 장소는 전완부로서 일반적으로 의사가 맥을 집는 장소(효골동파)보다 상방(팔꿈치 쪽에 접근한 곳) 약 10cm이며 팔안쪽 중앙의 장소이다.

그 장소에 빠루스자장을 작용시키면 엄지손가락의 뿌리근육이 있는 곳(손바닥쪽)에 찌르르 하는 감각을 받는다. 이것은 빠루스자장을 작용시킬 때마다 발생한다. 사람에 따라 느끼는 강도가 다르기는 하지만 강하게 느끼는 사람의 경우는 놀라서 엉겁결에 손을 움츠리는 일도 있다.

이 장소에는 정중(正中)신경이 통하고 있으며 이 신경 말단이 엄지손가락의 복(腹) 부분에 분포되어 있기 때문에 이러한 현상이 일어난다. 이 경우도 자기광시와 마찬가지로 갑자기 변동하는 빠루스자장이 작용함으로써 그 장소에 전기적 변화를 일으켜 이것이 신경을 자극하기 때문이다. 그러나 전기적 변동을 중개로 하는 것이 아니고, 자장의 변화 그 자체가 자극이 되는지도 모른다. 이 일에 대해서는 현재 명백하지 않다.

몸의 표면 가까운 곳에 있는 신경이 되면, 정중신경이 아니더라도 다른 신경에 빠루스자장을 작용시켜 같은 일이 일어나도록 해 놓았을 것이다. 그러나 현재 정중신경에 작용시켰을 경우에만 일어날 뿐이다.

자기라는 현상도 이것을 변동자장의 모양으로 하여 어떤 조건 밑에서 시험한다면 사람의 5감 중 시각 및 지각에 의해 감지할 수 있다.

지각을 자극하는 빠루스자장을 어떤 파형이던 좋은 것이 아니고 특수파형과 자속밀도를 필요로 한다.

[도표 29] 빠루스 자장에 의한 지각신경의 자극

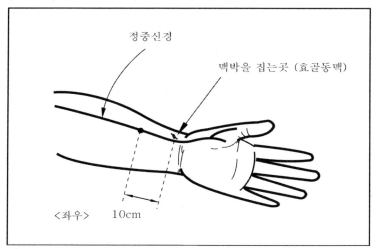

2. 각종 진단에도 사용하게 된 자기

앞에서도 자장치료의 응용에 대해 기술하였다. 그런데 자장은 의학 영역에서도 치료뿐 아니라 다른 면에서도 응용되고 있다. 그리고 앞으로 그 응용은 더 넓혀 갈 것이다. 그래서 현재 실시하는 자기의 의학적 이용에 대한 중요한 것을 몇가지 기술하여 본다.

핵자기 공명 (NMR) 단층장치

현재 단층장치로서는 X선을 사용해 머리를 둥글게 절단한 모양을 보고 진단하는 일은 일상 실시하고 있는 것이다. 즉, X선 CT장치라고 하는 것인데 독자 가운데에도 이 검사를 받은 분이 있을 것이다.

그런데 핵자기공명(NMR)단층장치는 한 마디로 X선 대신 자장을 사용하는 것이다. 다시 말하면 인체를 커다란 정상자장(구배를 가지고 있어 균일하지 않다)가운데에 넣고 이 자력선에 직각 방향에서부터 고주파의 전자장을 작용시켜 여기에서 나오는 신호를 컴퓨터로 처리하여 인체의 둥근 절단상을 만들어 내는 것이다.

X선 CT에서는 X선의 흡수상태의 차가 상으로 나타나는 것인데 핵자기공명 단층에서는 수소의 원자핵(후로톤)이 많은가 적은가, 다시 말하면 인체의 조직내에 수분이 많은가 적은가의 차가 대조가 되어 상이 나타나는 것이다. 따라서 섬유분이 많은 조직과 세포분이 많은 조직과는 물의 함유량이 다르므로 분명히 나뉘어져 그려내는 것이다. 또, 정상조

직과 악성 조직과는(종류도 다르지만) 물의 함유량이 다르므로 어느 부위에 어느 크기의 악성종양이 있는지를 알게 되는 것이라고 한다.

이 장치는 구미에서는 이미 제품으로 나와 일반의 임상진단에서 사용되고 있는데 일본에서도 시작단계를 지나 실용화될 장치가 만들어지고 있다.

이것으로 그려진 사진을 보면 대단히 선명한 인체의 윤절상을 손에 잡히듯이 알게 되어 장차 병진단을 위해서는 대단히 중요한 장치가 될 것이다.

심자도(心磁圖) 및 뇌자도(腦磁圖)

동물이나 인체에도 그렇지만 심장이 움직이고 뇌가 작동하고 있으면 그 장소에 전기적인 변화가 일어난다. 이 전기적인 변화(기전력의 변동)를 기록해 진단에 이용하는 것이 심전도와 뇌파이다. 그런데 여기에서 전류가 일어나고 있으며 이 전류는 매우 적은 것이지만 전류가 있는 곳에서는 그 주변에 자장이 생긴다는 원칙에 의해 심장과 뇌의 주변에는 자장이 생긴다. 이것이 전류의 변화에 따라 변동하는데 이 자장의 변동을 기록해 진단에 도움이 되도록 하는 것이 심자도와 뇌자도이다.

이때 생기는 자장의 변화는 매우 적은 것이며 100만분의 1~1억분의 1가우스 정도이다. 따라서 보통 방법으로는 포착할 수 없다.

그래서 SQUID라는 장치를 사용하여 기록한다. SQUID란

자장의 변화를 감지하는 선단부를 절대 영도(영하 270℃)
가까이까지 액체헬리움으로 냉각하는 것이다. 복잡한 회로
를 거쳐 기록하는 것인데 매우 적은 자장의 변화까지 검출
할 수 있으므로 그것을 이용하여 심자도를 기록하고 진단에
사용한다. 이 방법도 서양에서 먼저 사용되어 왔으며 지금
일본에서도 연구가 실시되고 있다.

폐자도(肺磁圖)

이것은 동경전기대에서 시작한 것인데 목적은 폐속에 흡
입된 먼지와 철분 등을 검출하고 폐의 기능을 조사하려는
것이다.

그것을 위해서는 사람의 가슴을 사이에 두고 앞뒤에서 균
일한 400가우스 정도 자장을 작용시킨다. 그리고 이 자장을
제거했을 때 몸속의 먼지와 철분에 남아 있는 자장(잔류자
장)을 측정하는 것이다. 그러나 액체헬륨 등을 사용할 필요
가 없으므로 조작은 간단하다. 이때 자장의 측정에는 후라
구스케트형자속계라는 것을 사용하는데 100만분의 1가우스
까지 측정이 가능하다.

이상 논술한 바와 같이 의학의 영역에서는 치료를 포함하
여 진단에도 각종 자장은 대단히 많이 사용되고 있으며 그
범위를 확대하려 하고 있다.

미지의 세계로 돌진하다.

이 연구를 진행시키기 위해 지금까지 적지 않은 고난의

길을 걸어 왔다. 그리고 고민도 많았다. 그러한 때에 센트·
제루지의 말에 격려되면서 연구를 진행시킬 수 있었는데 센
트·제루지는 비타민C의 구조를 확정하고 1937년도 노벨상
을 수상한 생화학자이다.

센트·제루지는 그의 저서 생체와 에너지 서문에서 다음
과 같은 글을 싣고 있다. 나는 이 말을 써서 벽에 붙이기도
하고 책상 위에 놓아두기도 하면서 문자대로 좌우명으로 삼
았으며 또 마음의 의지처로도 생각하고 있다.

"과오를 피하기 위한 오직 하나의 안전한 길은 아무것도
하지 않거나 새로운 것을 피하는 것이다. 그러나 그것은 모
든 종류의 과오 중에서 가장 큰 과오일 수 있다."

과학에서는 과오없이 새로운 길을 개척할 수 있는 선택된
사람들은 대단히 드물고 필자도 그러한 인간은 못된다.

미지의 세계는 불확실한 발판밖에 주어지지 않으므로 그
미지의 세계로 돌진하려는 사람은 설사 자기가 과오를 범했
더라도 그것은 오히려 명예로운 길이라고 생각할 수밖에 없
다.

센트·제루지도 이와 같은 사람이었는데 하물며 우리들은
어떠하겠는가하는 것을 마음의 의지로 삼고 연구를 진행시
켜 왔다.

본서가 일반인에게 뿐만 아니라 의학을 전문하는 학자들
에게도 참고가 될 수 있다면 다행한 일이라 하겠다.

편역자 : 이병권
· 성균관대학교 졸업
· 동국대 대학원 졸업
· 혜전대 교수
· 중앙대 신방대학원, 대구카톨릭대, 한서대, 신구대 출강
〈논문 · 저서〉
· 여성건강 키포인트
· 인센티브(Incentive) 임금제도에 대한 연구
· 프랑스 모국어 보호법 연구
· 민족의 햇불(100권 중 84권을 집필)
· 국방 법전

자기(磁氣)치료 건강법

초판 인쇄   2002년   2월   5일
초판 발행   2002년   2월   15일
재판 발행   2014년   12월   10일

지은이 | 中川泰一
옮긴이 | 이 병 권
펴낸이 | 김 용 성
펴낸곳 | 지성문화사
등 록 | 제 5-14호 (1976.10.21)
주 소 | 서울시 동대문구 신설동 117-8 예일빌딩
전 화 | (02) 2233-5554 / 2236-0654
팩 스 | (02) 2236-0655, 2953